Robert Haas

Die Dr. Haas LEISTUNGS DIÄT

für Sport, Beruf und Fitness

Rezepte von Hilarie Porter

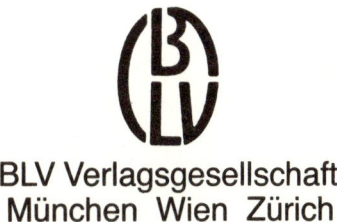

BLV Verlagsgesellschaft
München Wien Zürich

CIP-Kurztitelaufnahme der Deutschen Bibliothek

Haas, Robert:
Die Doktor-Haas-Leistungsdiät für Sport, Beruf
und Fitness/Robert Haas. Rezepte von Hilarie Porter.
[Übers.: Nanda Fischer]. – München; Wien; Zürich:
BLV Verlagsgesellschaft, 1985. –
Einheitssacht.: Eat to win <dt.>
ISBN 3-405-13063-8

**Diese wie jede andere Diät sollte
unter ärztlicher Aufsicht erfolgen.**

Titel der amerikanischen Originalausgabe:
›Eat to win‹
© 1983 Dr. Robert Haas
erschienen bei Rawson Associates, New York

© der deutschsprachigen Ausgabe:
1985 BLV Verlagsgesellschaft mbH, München

Übersetzung: Nanda Fischer
Redaktion: Edith Kiel

Satz: typodata GmbH, München
Druck und Bindung: May + Co Darmstadt

Printed in Germany · ISBN 3-405-13063-8

Inhalt

Vorwort

Ich habe das Geheimnis entdeckt, wie man Höchstleistungen und Ausdauer in Training und Wettkampf erreicht: Die derzeit permanent anhaltende Energie und das Stehvermögen, die mir während der vergangenen Saison geholfen haben, verdanke ich dem einzigartigen und revolutionären Ernährungsplan, welchem ich mich verschrieben habe.

Als ich professionell Tennis zu spielen begann, habe ich wie alle anderen Tennisspieler gegessen, ohne viel darüber nachzudenken, daß Nahrung und Nahrungsergänzungen meine Leistung oder Ausdauer steigern könnten. Die meisten von uns wußten nichts von dem relativ neuen und hochspezialisierten Wissenschaftsbereich der Sporternährung. Wir aßen das, was wir für eine abwechslungsreiche Diät hielten, und dabei wählten wir Nahrungsmittel aus den vier verschiedenen Bereichen. Einige der Sportler, zu denen auch ich gehörte, nahmen gelegentlich zusätzlich Vitamin- und Mineralstoffpräparate, ohne wirklich zu wissen, ob sie überhaupt oder welchen Effekt sie hatten. Es gab keine Experten, die uns hätten helfen können, die richtigen Nahrungsmittel oder Nahrungszusätze auszuwählen. Mein gesunder Menschenverstand sagte mir zwar, daß Diät und Ernährung einen wesentlichen Anteil daran haben, wie ich mich fühle und was für eine Leistung ich bringe, aber mir fehlten Zeit und Kenntnisse, um den Effekt der Ernährung auf Leistung und Ausdauer auf wissenschaftlicher Grundlage beurteilen zu können. Dann stieß ich auf Robert Haas.

Von seiner Zusammenarbeit mit anderen Tennisspielern und Hochleistungssportlern hatte ich schon gehört, aber ich lernte ihn erst persönlich kennen, nachdem ich eine Toxoplasmose hatte – eine seltene Infektionskrankheit, die fast alle Organe und Muskeln des Körpers befällt und schädigt. Ich hatte gerade im Viertelfinale der US-Open 1982 verloren, in einem Turnier, das mir viel bedeutete, aber in Wirklichkeit kämpfte ich gegen einen unsichtbaren Feind, der stärker war als jeder, dem ich jemals auf dem Tennisplatz gegenübergestanden hatte. Die Toxoplasmose hatte mir meine Kraft und mein Stehvermögen genommen; ich konnte kaum eine Treppe hochsteigen, ohne mich nicht schwach und erschöpft zu fühlen. Von diesem

Augenblick an begann ich, eng mit Dr. Haas zusammenzuarbeiten, gerade als es für mich am notwendigsten war, mein verlorengegangenes Stehvermögen, meine Energie und meine Kraft wiederzuerlangen. Heute habe ich sogar meine eigenen hochgesteckten Erwartungen in mein sportliches Leistungsvermögen, meine Ausdauer und meine Gesundheit übertroffen, nachdem ich den Ernährungsplan für Spitzenleistung von Dr. Haas befolge.

Grundsätzlich empfehle ich nichts, wenn ich nicht der Überzeugung bin, daß es wirklich das Beste von allem ist – angefangen bei Tennisschlägern über Tennisschuhe bis zu meinem eigenen Spitzenleistungsprogramm. Ich glaube, daß die Haas-Leistungsdiät auch Ihnen helfen kann, Ihre optimale Leistung in jedem Bereich zu erbringen – vom Tennisspielen bis zum Maschinenschreiben! Höchste Energie, Widerstandskraft, Ausdauer, Kraft und eine gute Gesundheit sind die Grundlagen jeder Leistung in allen Lebensbereichen.

Kaum einer der professionellen Sportler weiß, wie und was er essen soll, um Höchstleistungen zu erzielen. Viele Freunde von mir, die andere Sportarten als Tennis betreiben, wissen immer noch nicht, daß es die Ernährung ist, die ihre Leistung bestimmt. Athleten, die in ihrer Sportart ganz oben stehen, könnten noch besser sein, als sie derzeit sind, wenn sie dieser revolutionären Leistungsdiät vertrauen würden, die ich durchführe. Die meisten Amateur- und Freizeitsportler könnten ihr Stehvermögen und ihre Kraft sowie ihre Gesamtleistung enorm verbessern, wenn sie die sportspezifischen Ernährungsprogramme übernehmen würden, die Dr. Haas vorschlägt.

Ich empfehle allen körperlich aktiven Menschen – angefangen beim Freizeitsportler bis hin zum künftigen Olympia-Champion im Zehnkampf –, sich die neuen und wichtigen Informationen zum Thema Ernährung in diesem Buch genau anzuschauen, ehe sie noch einen Happen ihrer Lieblingsspeise zu sich nehmen. Als Amerikanerin hoffe ich, daß unsere Sportler Dr. Haas' Ratschläge ernst nehmen und seinen Ernährungsplan in ihre Trainingsvorbereitungen auf Olympische Spiele und andere Sportwettkämpfe übernehmen werden. Im übrigen profitiert jeder körperlich aktive Mensch von diesem Programm.

Amerika erlebt derzeit eine Revolution in den Bereichen Fitness und Gesundheit, die meiner Meinung nach schließlich dazu führen wird, daß wir im Hochleistungssport eine dominierende Stellung einnehmen werden. Daneben wird diese Entwicklung allen Amerikanern helfen, optimale Gesundheit und Fitness zu erlangen. Dr. Haas,

Nancy Lieberman – meine persönliche Betreuerin – und ich sowie eine Gruppe professioneller Sportler gehören zu den Ersten dieser Sporternährungs-, Gesundheits- und Fitness-Revolution. In gewissem Sinne sind wir Pioniere in diesem Bereich, der meiner Meinung nach Sportgeschichte machen wird.

Ich selbst beabsichtige, ein Kapitel Sportgeschichte zu schreiben, indem ich Tennisturniere gewinnen werde, auch wenn ich schon weit über das Alter hinaus bin, in welchem die meisten Spieler mit dem Profitennis aufhören. Durch die Haas-Leistungsdiät fühle ich mich jünger (vor kurzem hat eine Laboruntersuchung ergeben, daß mein Blut in der Zusammensetzung dem einer Zehnjährigen ähnelt), und ich sehe keinen Grund, daß ich mich in zehn Jahren nicht genauso fühle. Tatsächlich zeigen neueste Forschungen im Ernährungsbereich, daß die Diät und die Nahrungsergänzungen, die in diesem Buch empfohlen werden, eine gute, wissenschaftlich abgesicherte Basis darstellen, um den Alterungsprozeß hinauszuschieben, der schließlich alle Sportlerkarrieren beendet.

Mir ist es leichtgefallen, die Haas-Leistungsdiät daheim oder unterwegs durchzuführen. Ich kann meine Lieblingsmahlzeit im Restaurant 12 000 Meilen von zu Hause entfernt einnehmen oder die köstlichen von Dr. Haas entwickelten Rezepte in meiner eigenen Küche ausprobieren – die gleichen, die Sie im Rezeptteil dieses Buches finden. Leute, die mich aus meiner gewichtigeren Zeit kennen, staunen, wenn sie sehen, wie ich Berge von Teigwaren, Kartoffeln, Reis und Brot vertilge und trotzdem mein Körperfett extrem niedrig (10 %) halten kann. (Der Durchschnittswert für Körperfett liegt bei Amerikanerinnen zwischen 22 und 28 %.)

Wenn Sie erst einmal die Haas-Leistungsdiät übernommen haben, dann werden Sie sicher meinen Enthusiasmus für diesen einzigartigen und effektiven Ernährungsplan teilen. Sie werden herausfinden, wie ich es geschafft habe, neue Höhen meiner Kraft, meines Stehvermögens und meiner Ausdauer zu erreichen. Jetzt genieße ich die Nahrungsmittel, die ich sonst gemieden habe – Nahrungsmittel, die auch Sie genießen können, während Sie im Beruf oder auf dem Tennisplatz Ihre Kraft und Ausdauer auf neue Leistungshöhen bringen.

Guten Appetit!

Martina Navratilova

Einführung

Während Sie diesen Satz lesen, findet eine Weltrevolution statt. Ich spreche von der Sporternährung, die derzeit eine revolutionäre Veränderung erfährt. Mit dem Erwerb dieses Buches haben Sie sich auf die richtige Seite gestellt, nämlich auf die der Gewinner.

Genau damit beschäftigt sich die Sporternährungs-Revolution – mit den Gewinnern. *Eat to win*[1] ist das offizielle Manifest dieser Revolution, und Sie sind jetzt Mitglied einer Gruppe der fortschrittlichsten Athleten, die gelernt haben, sich so zu ernähren, daß sie gewinnen. Für Champions wie Martina Navratilova, Gene und Sandy Mayer, Stan Smith, Nancy Lieberman und alle anderen Weltklasse-Athleten, die sich meinem revolutionären Team angeschlossen haben, ist *Eat to win* bereits eine Art Bibel für Spitzenleistungs-Ernährung. Ich begrüße Sie in diesem Team und möchte im folgenden darlegen, was ich tun werde, um Ihnen zu helfen, Ihre persönliche Bestleistung zu erlangen.

Zuerst zeige ich Ihnen, wie Sie Ihre Ausdauer, Ihre Energie und Ihre sportliche Gesamtleistung in einen Spitzenleistungsbereich bringen, der weit über dem liegt, was Sie zu erreichen hoffen konnten, als Sie noch der traditionellen, stark proteinhaltigen Steak-und-Ei-Diät anhingen, die von anerkannten Autoritäten, Trainern, Betreuern und Mannschaftsärzten empfohlen wurde.

Als zweites werde ich Sie darüber informieren, wie Sie länger jung bleiben und den normalen Alterungsprozeß verlangsamen können, der einmal jede Sportlerkarriere beendet. Sie werden auch lernen, wie Sie Ihr Blut verjüngen können – ein Ergebnis, das Ihr Arzt durch eine einfache Laboruntersuchung leicht erkennen und auswerten kann.

Des weiteren werde ich meinen einzigartigen sportspezifischen Ernährungsplan erläutern, der Ihnen zeigen wird, wie Sie die Sensation der Spitzenleistung im Beruf, auf dem Spielfeld oder sogar im Schlafzimmer erfahren können. Ich werde Ihnen auch erklären, weshalb Martina Navratilova derzeit die Beste im Damentennis ist und wohl auch bleiben wird, weshalb Nancy Lieberman eine der

---

[1] *Eat to win:* Buchtitel der amerikanischen Ausgabe = Iß (richtig) und gewinne.

erfolgreichsten Basketballspielerinnen der Welt ist, wie die DiDo-nato-Zwillinge einen Langstreckenrekord nach dem anderen im Schwimmen brechen, wie Gene Mayer, nachdem er im Profitennis auf der Turnierleiter von Nummer 148 auf Platz 4 geklettert ist, seine Ausdauer auf Spitzenhöhe hält, weshalb die berühmten Triathlon-kämpferinnen Sylviane und Patricia Puntous in diesem physisch herausfordernden Wettbewerb dominieren und weshalb Stan Smith und Fred Stolle noch das Stehvermögen haben, gegen viel Jüngere zu gewinnen.

Abschließend werde ich Ihnen erklären, wie die Spitzensportler *mit Hilfe der Chemie gewinnen* – auf sichere und legale Art –, ohne Medikamente oder andere gefährliche Mittel, die letztlich Sieger zu Verlierern machen.

Als ich meine revolutionäre Sporternährungs-Kampagne vor unge-fähr einem Jahrzehnt begann, nahmen nur wenige Athleten Notiz davon. Damals glaubten die meisten Profisportler, mit denen ich sprach, daß eine bestimmte Diät und Nahrungsergänzungs- bzw. -zusatzstoffe nur wenig dazu beitragen könnten, ihre Ausdauer und ihre Gesamtleistung im Wettkampf zu steigern. Sie behaupteten, daß dies nicht möglich sei. Das hat mich nur noch mehr gereizt, es zu beweisen, und es ist mir gelungen.

Meine revolutionären Forschungsergebnisse, die ich aus der Zusam-menarbeit mit professionellen und Amateursportlern gewonnen habe, zeigen, daß *jeder* – unabhängig von Alter, Geschlecht oder Leistungsvermögen – aus den Erkenntnissen der Ernährungsfor-schung, über die Sie in den folgenden Kapiteln erfahren werden, Nutzen ziehen kann. Als Berater für Ernährungsfragen auf interna-tionaler Ebene bin ich um die Welt gereist, habe Mitglieder der *Association of Tennis Professionals* beraten, das *US Ski-Team*, das *US Davis Cup Team*, die *Professional Tennis Association* der USA, die *Women's Tennis Association*, den *Japanischen Tennis-Bund* und andere Sportorganisationen. Profisportler, die meinem Ernährungs-plan gefolgt sind, haben Weltrekorde erzielt und Weltmeisterschaf-ten gewonnen.

Freizeitsportler – sogar solche mit einem Herzleiden, mit Diabetes, hohem Blutdruck und Arthritis – haben ihre Schnelligkeit, Kraft, Ausdauer sowie ihr physisches Befinden verbessert und konnten so ernste Gesundheitsprobleme überwinden und lokale Sportwett-kämpfe gewinnen. Solche Krankheiten bedeuten heute keineswegs mehr ein Leben ohne Aktivität.

Meine Leistungsdiät wird auch für Sie funktionieren, denn sie beruht auf Ihrer persönlichen chemischen Blutzusammensetzung und Ihren sportspezifischen Anforderungen. Ich werde Ihnen dabei helfen, einen speziellen Spitzenleistungs-Ernährungsplan zusammenzustellen, der Ihren Stoffwechselbedingungen angepaßt ist – genauso wie ich es für Martina Navratilova und die anderen Weltklasse-Athleten meines Spitzenleistungsteams getan habe.

Eat to win: Diese Sporternährungsbibel gibt schon heute allen aktiven Menschen die Sportdiät der Zukunft an die Hand. Wenn Sie die folgenden Seiten lesen, werden Sie feststellen, daß mein Sporternährungs-Programm nicht den Mittelweg zwischen einer Modeerscheinung und traditioneller Diätetik beschreibt, den die meisten Sportler, Trainer und Betreuer fälschlicherweise empfehlen. Der rechte Weg in diesem Bereich ist neu; obwohl wissenschaftlich fundiert, haben ihn bisher nur die von mir beratenen Spitzenathleten beschritten. *Eat to win – Iß richtig und gewinne* wird bei allen jenen Erfolg haben, die diesem Weg folgen.

Der Autor

1 Sporternährung, wie ich sie verstehe

Erinnern Sie sich einmal an Ihr bestes Spiel, an einen jener seltenen Tage, an dem einfach alles gelang. Da waren Sie in Ihrer optimalen Form, voller Energie, Stehvermögen und Ausdauer. Ich möchte Ihnen zeigen, wie Sie die Qualität Ihres aktiven Lebens nachhaltig steigern können, so daß Sie in Ihrer bevorzugten Sportart, bei Ihrer Arbeit und in Ihrem Alltag Ihr Bestes geben können. Sporternährung, wie ich sie verstehe, enthält die Geheimnisse der eigenen Höchstleistung. Sie können sich buchstäblich *zum Sieg essen.*

Die Ernährungsratschläge, die Jimmy Connors halfen, wieder an die Spitze der Weltklassespieler zurückzukehren, die DiDonato-Zwillinge einen Langstreckenrekord nach dem anderen im Schwimmen brechen ließ, Nancy Lieberman für ihre Basketball-Meisterschaftsspiele in Form brachten, Sylviane und Patricia Puntous die Kraft gaben, Triathlon nach Triathlon zu gewinnen, und derzeit Martina Navratilova unangefochten die Nummer eins in der Welt im Damen-Tennis sein lassen, werden auch für Sie funktionieren. Ich zeige Ihnen, wie Sie sich in Form bringen, was Sie essen sollen, um zu gewinnen, und wie Sie sich ernähren sollten, um weiterhin auf der Straße der Sieger zu bleiben – noch lange, nachdem die meisten Profisportler ihre aktive Laufbahn beendet haben.

Welches ist Ihr Lieblingssport? Joggen Sie, fahren Sie Rad, laufen Sie Ski, schwimmen Sie, spielen Sie Tennis, Squash oder Racket Ball, arbeiten Sie mit Gewichten oder Konditionsgeräten oder haben Sie Spaß an Aerobicgymnastik? Alle diese Sportarten und Aktivitäten erfordern ein unterschiedliches Maß an Stehvermögen, Ausdauer und Kraft, und dementsprechend ist für jeden Athleten eine unterschiedliche Ernährung erforderlich. Ich habe für fast alle bekannten Sportarten ganz spezielle individuelle Pläne entwickelt, um Ihnen zu helfen, Ihr optimales Leistungsniveau in allen Ihren Aktivitäten erreichen zu können.

Obwohl ich in letzter Zeit hauptsächlich mit Weltklasse-Athleten gearbeitet habe, berate ich auch Freizeitsportler und Menschen, die länger und vor allem *gesünder* leben wollen. 1981 wurde die Haas-Diät von der *American Heart Association* in Chicago (Amerikanische Herz-Gesellschaft) getestet und für sicher und gut befunden.

Bei der Lektüre werden Sie bald selbst feststellen, daß das Haas-Programm leicht zu befolgen ist. Es gibt keine exotischen Nahrungsmittel, Sie können so gut wie alles in Ihrem Supermarkt oder bei Ihrem Lebensmittelhändler kaufen. Sie werden Tips für verschiedene Kochtechniken und leichte, köstliche, unter Wettbewerbsbedingungen getestete Rezepte vorfinden, die Profisportlern geholfen haben, mit der richtigen Ernährung zu gewinnen; genausogut können Sie aber meinen Diätplan befolgen, wenn Sie auswärts essen – sogar in Schnellrestaurants. Schließlich befinden sich Profisportler häufig um den halben Erdball vom heimischen Herd entfernt und müssen auch mal mit einer Mahlzeit im nächsten Restaurant vorliebnehmen.

Ehe ich in die Details gehe, wie und weshalb die Leistungsdiät funktioniert und wie der Plan für Sie aussehen sollte, werden Sie in vielen Dingen, die Sie über Sport und Ernährung gelernt haben, umdenken müssen.

Vergessen Sie die »ausgewogene« Diät

Seit Jahren haben Ernährungswissenschaftler eine ausgewogene Ernährung aus den vier Grundnährstoffen[1] für alle jene empfohlen, die sich mit körperlicher Fitness befassen. Die normale Ernährung ist dagegen überhaupt nicht ausgewogen; sie enthält zuviel Eiweiß und Fett und zuwenig Kohlenhydrate. Spitzenleistungen können Sie aber nur dann erreichen, wenn Sie die Anteile an Eiweiß, Fett und Kohlenhydraten in Ihren Mahlzeiten und Zwischenmahlzeiten radikal ändern. In den folgenden Kapiteln werden Sie sehen, wie leicht das ist.

Vergessen Sie, was Sie über hochenergiehaltige Nahrungsmittel gehört haben

Hochleistungssportler brauchen viel Steaks und Eier, stimmt's? Falsch! Sogar der zweimalige Wimbledon-Sieger Jimmy Connors war überrascht, als ich ihm mitteilte, daß Eiweiß seinem Körper nur wenig Energie während seiner siegreichen Wimbledon-Spiele zuge-

---

[1] Die Grund- oder Hauptnährstoffe sind Kohlenhydrate, Fett, Eiweiß (Protein) sowie Wasser. Ebenso lebenswichtig sind daneben die Mikronährstoffe (Vitamine, Mineralstoffe und Spurenelemente).

führt habe. Lassen Sie sich nicht von den stark eiweiß- und fetthaltigen Diätplänen täuschen, die während der letzten hundert Jahre immer wieder Mode waren. Sie können Ihren Energiespeicher um das Dreifache und mehr erhöhen, wenn Sie meinem Ernährungsplan für Spitzenleistung folgen. Sie werden lernen, genügend Eiweiß zu sich zu nehmen, ohne dann Kohlenhydrate wie die Polysaccharide (z. B. Kartoffeln und Spaghetti) zu opfern, die eine Schlüsselstellung im Energieplan für Fitness und Gesundheit auf höchster Ebene einnehmen.

(*Anmerkung d. Red.*: Da es in diesem Buch vor allem um die Kohlenhydrate geht, einem der Grundnährstoffe, sollen sie hier zum besseren Verständnis kurz erläutert werden.

Kohlenhydrate sind aus Kohlenstoff, Wasserstoff und Sauerstoff aufgebaut, wobei letztere meist im gleichen Verhältnis wie im Wasser (Hydrat) enthalten sind. Der Name Kohlenhydrat bedeutet somit Hydrat des Kohlenstoffs. Je nach Anzahl der Zuckerbausteine unterscheidet man drei Gruppen:

1. »Monosaccharide« [Einfachzucker]: Neben Traubenzucker [Glucose] gehören dazu Fruchtzucker [Fructose] – beides enthalten in Obst und Honig – sowie Schleimzucker [Galaktose] – enthalten in Milch und Agar-Agar.

2. »Disaccharide« [Doppelzucker]: Sie entstehen durch die Zusammenlagerung von zwei Einfachzuckern. Wichtig für die menschliche Ernährung sind Rohr- und Rübenzucker [Saccharose], Malzzucker [Maltose] und Milchzucker [Lactose].

3. »Polysaccharide« [Vielfachzucker]: Sie bestehen aus sehr vielen Molekülen Einfachzucker, die in Form langer Ketten aneinandergereiht sind. *Stärke* ist das wichtigste pflanzliche Kohlenhydrat und hat die Struktur kleiner Körnchen. Jedes einzelne Körnchen besteht aus zwei Substanzen, die beide als Grundbaustein Traubenzucker aufweisen. *Glykogen* ist die Speicherform der Kohlenhydrate im menschlichen Organismus und besteht aus 5000 Traubenzuckerresten. *Inulin* ist das Polysaccharid des Fruchtzuckers; es kommt hauptsächlich in Wurzelknollen von Topinambur vor. Aus Topinamburknollen wird reiner Fruchtzucker gewonnen. Inulin und Fruchtzucker haben für die Ernährung von Diabetikern eine besondere Bedeutung.

Weiteres über die richtige Zusammensetzung der Nahrung erfahren Sie in Kapitel 13.)

Vergessen Sie, was man Ihnen über zusätzliche Vitamin- und Mineralstoffpräparate gesagt hat

Die meisten Trainer, Betreuer und sogar Profisportler wissen nur sehr wenig darüber, wie man Ausdauer und sportliche Gesamtleistung durch die richtige Anwendung von Vitamin- und Mineralstoffpräparaten sowie Nahrungskonzentraten steigern kann. Der wissenschaftlich abgesicherte, effektive Gebrauch vieler dieser leistungssteigernden Substanzen ist ein neuer und wichtiger Zweig in der Sporternährungsforschung.

Als ich Ernährungswissenschaft studierte, hat mein damaliger Professor noch behauptet, daß die zusätzliche Einnahme von Vitaminen und Mineralstoffen sowie anderer in der Natur vorkommender Nährstoffverbindungen die sportliche Leistung und Ausdauer nicht verbessern könnte. Meine Untersuchung im Zusammenhang mit einer Nahrungsanreicherung bei Weltklasse-Athleten hat gezeigt, daß körperlich aktive Personen ihr Stehvermögen, ihre sportliche Leistung und ihre Gesundheit über eine wissenschaftlich kontrollierte Zufuhr von Zusatzstoffen und Nahrungskonzentraten *sehr wohl* verbessern können.

Neueste ernährungswissenschaftliche Untersuchungen haben gezeigt, daß körperlich aktive Personen bestimmte Mengen ganz bestimmter Nährstoffe benötigen, die sie mit einer normalen Diät allein nicht aufnehmen können. Frauen, insbesondere körperlich aktive Frauen, haben einen ganz spezifischen Nährstoffbedarf, was lange übersehen worden ist. Mehr darüber werden Sie in Kapitel 9 lesen.

Vergessen Sie, was man Ihnen im Zusammenhang mit dem Abnehmen gesagt hat

Ich werde Ihnen zeigen, wie man Körperfett am effektivsten verbrennt, ohne jedoch die Muskelmasse zu verringern. Tatsächlich werden Sie dabei schneller kräftiger, gleichzeitig aber auch schlanker. Weltklasseschwimmer, Tennisspieler und Sportler der verschiedensten Disziplinen, die meinen Ernährungsplan befolgen, um überflüssiges und ihre Leistung beeinträchtigendes Körperfett loszuwerden, merken, daß sich auch ihre Schnelligkeit und ihre Kraft erstaunlich verbessern, noch während sie dieses Programm ausführen. Wenn Sie die Zusammensetzung der hier vorgestellten Leistungsdiät erfahren, dann werden Sie entdecken, daß Sie beim Essen von wohlschmeckender Nahrung, wie Kartoffeln, Spaghetti, Reis und Brot,

Superkräfte und einen Superkörper entwickeln können. Wahrscheinlich hat man Ihnen gesagt, daß alle diese Nahrungsmittel dick machen, stimmt's? Falsch!

Vergessen Sie, was man Ihnen über Diät und Gesundheit gesagt hat

Essen ist mehr als bloße Versorgung. Es kann sowohl Genuß als auch Nahrung sein, aber es kann auch gefährlich sein. Nahrungsstoffe, wie Fett und Cholesterin, können Arterien verstopfen, den Blutdruck erhöhen und den Körper frühzeitig altern lassen. Andere Chemikalien in der Nahrung können unseren ungeborenen Kindern schaden und sogar zur Entstehung einiger Krebsarten beitragen. Wie kann etwas so Lebensnotwendiges wie das Essen so schädlich sein?

Als mich die *Chicago Heart Association* einlud, um ihr Mitarbeiterteam darin zu schulen, meinen Diätplan bei einer Gruppe von Freiwilligen mit einem hohen Risikofaktor für Herz- und Gefäßerkrankungen (Herzinfarkt und Schlaganfall) anzuwenden, nahm ich an einer siebenjährigen landesweiten Untersuchung teil, die zum Ziel hatte, die Quote der Herz- und Gefäßerkrankungen bei Männern mittleren Alters zu senken. Die Untersuchung, die unter dem Namen »MR FIT« lief (eine Abkürzung für *Multiple Risk Factor Intervention Trail*)[1], wurde an zwölf Forschungsinstituten im ganzen Land durchgeführt. Ein MR-FIT-Forschungszentrum in Chicago, geleitet von Dr. David M. Berkson, untersuchte diese mit hohem Herzinfarktrisiko behafteten Männer, die schon seit sechs Jahren regelmäßig in medizinischen und Ernährungsfragen betreut worden waren, ehe sie meinem Diätplan folgten. Dr. Berkson, der auch Leiter der kardiologischen Abteilung des St. Joseph's Hospitals in Chicago ist, berichtete, daß Patienten, die freiwillig meinem Ernährungsplan gefolgt waren, ihren Cholesterinspiegel schon nach 28 Tagen um 20 % gesenkt hatten. Ein Mann erreichte sogar eine 50 %ige Senkung seines Cholesterinspiegels. Die allgemeine Gewichtsabnahme war ähnlich eindrucksvoll.

Dieser Test des Haas-Ernährungsprogramms an einer kleinen Gruppe von Männern mit hohem Herzinfarkt- und Schlaganfallrisiko ergab Gewichtsabnahmen und Senkungen des Cholesterinspiegels in einem Umfang, die mit den meisten Diätplänen gewöhnlich nicht erreicht werden.

[1] Studie über die Entdeckung der vielfältigen Risikofaktoren.

Ein Umdenken in der Sporternährung ist längst überfällig

Nichts ist deprimierender als zuzuschauen, wie Weltklasse- und Freizeitsportler schwitzen, sich plagen und die hohen Belastungen des Trainings durchhalten, um dann doch auf Grund von schlechter Ernährungsberatung und daraus resultierenden ungesunden Diätregeln die erwartete sportliche Leistung nicht bringen zu können. Wenn es zur Ernährung kommt, sind die meisten Athleten selbst ihre schlimmsten Feinde. Nicht ihre Gegner besiegen sie, und auch die Uhr schlägt sie nicht – sie schlagen sich selbst an ihrem eigenen Eßtisch.

Tennis-Champion Martina Navratilova weiß nur zu gut, daß eine schlechte Diät schlechte Leistung bedeuten kann. Mit rund 22 Pfund und einigen Torten mehr hat Martina gegen Gegnerinnen verloren, die nicht einmal in ihrer Spielklasse waren. Ihre Ausdauer und ihre Leistung waren unberechenbar. Die talentierteste Tennisspielerin aller Zeiten erlitt von Zeit zu Zeit unerklärliche Niederlagen, nur weil sie ihre sportliche Leistungsfähigkeit und Ausdauer durch schlechte Ernährungsgewohnheiten beeinträchtigte. Es war Martinas außergewöhnliches Talent mit Messer und Gabel, das sie so manches Match verlieren ließ, nicht Mangel an Fertigkeit mit dem Tennisschläger.

Aber die Zeiten sind vorbei. Heute betreue ich Martina mit den fortschrittlichsten und wissenschaftlich begründeten Methoden, damit sie Spitzenleistungen erzielen kann: durch die Anwendung einer hochentwickelten Blutanalyse, modernster Computertechnologie und durch die Zusammenarbeit mit Athleten der verschiedensten Sportarten und Leistungsstärken. Martina steht an der Spitze ihrer Sportart und wird dort auch über Jahre hinweg bleiben, weil sie heute diejenige Athletin ist, die am besten auf *wissenschaftlicher Grundlage* trainiert und ernährt ist. Diese ernährungswissenschaftlichen und medizinischen Tests und Messungen liefern mir Daten, die mir dazu dienen, ihre sportliche Leistungsfähigkeit über die spezielle Sporternährungswissenschaft zu steigern.

Die Haas-Leistungsdiät ist flexibel

Es gibt kein bestimmtes Rezept, das für jeden paßt. Der Ratschlag, den ich Nancy Lieberman, dem Star der amerikanischen Basketball-Nationalmannschaft, im Hinblick auf ihre Ernährung gegeben habe, unterscheidet sich stark von demjenigen, den ich für den Weltklasse-Tennisspieler Gene Mayer ausgearbeitet habe. Beide haben unterschiedliche Anforderungen an die Ernährung (insbesondere wegen des Geschlechtsunterschieds und der unterschiedlichen Sportart, die sie betreiben); unterschiedliche chemische Prozesse laufen in ihrem Körper ab, und sie unterscheiden sich auch in dem, was sie gerne essen. Ja, persönlicher Geschmack wird bei dieser Diät berücksichtigt. Sie müssen nicht Nahrungsmittel zu sich nehmen, die Sie nicht mögen, denn es gibt viele alternative Möglichkeiten.

Die Haas-Leistungsdiät umfaßt drei Stufen – eine davon ist die richtige für Sie

Jeder erfolgreiche Ernährungs- und Diätplan muß individuell ausgearbeitet sein und darf nicht verallgemeinert werden. Sie werden entdecken, wie leicht sich mein Programm auf Ihren individuellen Bedarf und Ihre Geschmacksrichtung zuschneidern läßt.

Arbeiten Sie in jedem Fall mit Ihrem Arzt zusammen

Wenn es darum geht, einen auf Sie persönlich zugeschnittenen Diät- und Trainingsplan zu entwickeln, so kann Ihr Arzt Ihr bester Betreuer sein. Obwohl der Bereich der Ernährungswissenschaft im Medizinstudium unglücklicherweise immer noch vernachlässigt wird, kennt Ihr Arzt Ihren Gesundheitszustand am besten und ist am ehesten befähigt zu beurteilen, was Sie im Hinblick auf Ernährung und körperliche Aktivität unternehmen sollten und was nicht.

Die Analyse Ihrer Blutwerte ist der Gesundheitspaß Ihres Körpers

Ich empfehle Ihnen, daß Sie zusammen mit Ihrem Arzt Ihren Fortschritt, den Sie mit meinem Spitzenleistungsprogramm machen, durch eine komplikationslose Laboruntersuchung überprüfen (Ärzte nennen das im allgemeinen einen Check-up, einschließlich des HDL[1]-Cholesterins). Dieser Test, der die Konzentration eines Dut-

---

[1] HDL = high-density lipoprotein: Lipoprotein von hoher Dichte. (Siehe hierzu auch Seite 36.)

zends von Substanzen im Blut bestimmt, ist ein Spiegel Ihrer physischen Gesundheit. Er bietet auch eine Möglichkeit festzustellen, auf welcher Stufe Sie Ihre neue Diät beginnen sollten. Der Test, der vor Ihrem Einstieg in das Programm und vier Wochen danach durchgeführt werden sollte, hilft Ihnen zudem dabei, Ihren Fortschritt bezüglich Ihrer persönlichen Spitzenleistung festzustellen.

In Kapitel 4 habe ich einen zusätzlichen Abschnitt eingefügt, der es Ihnen ermöglicht, Ihre Laborwerte selbst zu interpretieren. Selbst wenn Sie in der Schule in Chemie eine Null waren, werden Sie diesmal, wenn es wirklich darauf ankommt, leicht eine Eins in diesem Fach verdienen.

Wichtige Erkenntnisse am Rande

Zu meiner Überraschung (und zu meiner Freude) habe ich entdeckt, daß mein Ernährungsprogramm Ihnen in mehr als einem Bereich Nutzen bringen kann. Viele Männer und Frauen berichten über eine aufregende Verbesserung in ihrem Sexualleben. Es paßt alles zusammen: Spitzenleistung im Sexualbereich wie auch Spitzenleistung in Sport und Beruf erfordern optimale Fitness und Gesundheit – erzeugt durch richtige Ernährung.

Betten sind auch zum Schlafen da. Trotz Anspannung im Beruf und anderer Sorgen, die selbst den Ruhigsten unter uns Schlaflosigkeit bescheren, berichten die Anhänger der Haas-Leistungsdiät übereinstimmend über stark verbesserte Schlafgewohnheiten: Sie scheinen tiefer und erholsamer zu schlafen – dabei verkürzt sich ihre Gesamtschlafzeit. Das kann für den Arbeitstag, selbst in großen Streßsituationen, mehr Energie und klareres Denken zur Folge haben.

Verbessern Sie Ihren aktiven Lebensbereich noch heute

Die Haas-Leistungsdiät bietet eine neue Möglichkeit, so zu essen, daß sie zu Ihrer *individuellen* Kondition, zu Ihrem Geschmack und zu Ihrer Lieblingssportart oder anderen Aktivitäten paßt. Das kann zu einer lebenslangen Verbindung von Gesundheit, Energie und dem Gewinnen in allen Bereichen Ihres aktiven Lebens führen.

2 Wie ich den Schlüssel zur Spitzenleistungs-Ernährung entdeckt habe

Ursprünglich habe ich dieses Spitzenleistungsprogramm entwickelt, um mein eigenes Leben zu retten. Das klingt ziemlich dramatisch, aber es ist die schlichte Wahrheit. Ich war recht sportlich im College; Gewichtheben war ein wesentlicher Teil meines gesamten Fitness-Programms, aber ich bin auch gelaufen und habe Tennis gespielt. Bei einer Größe von 1.80 Meter wog ich etwa 86 kg und der größte Teil davon waren Muskeln. Nach meinem Examen erhielt ich den Musterungsbefehl zum Wehrdienst. Bei der ärztlichen Untersuchung teilte man mir mit, ich müßte, um mein Leben zu retten, meinen körperlichen Zustand verändern. Die Ärzte sagten mir, daß ich einen extrem hohen Blutdruck (170 zu 110) hätte, was für einen Zwanzigjährigen ungewöhnlich hoch und sehr gefährlich sei.

Mein eigener Arzt stellte fest, daß auch mein Cholesterinspiegel gefährlich hoch sei. Erhöhter Blutdruck und ein zu hoher Cholesterinspiegel waren zwei Anzeichen dafür, daß ich ziemlich herzinfarkt- und schlaganfallgefährdet war und das schon im zarten Alter von 20. Weiter meinte er, daß ich für mein restliches Leben ein oder mehrere Medikamente täglich einnehmen müßte, um diese Risikofaktoren unter Kontrolle zu bekommen. Die Medikamente, die den Blutdruck und den Cholesterinspiegel senken helfen, haben aber alle Nebenwirkungen. Manche davon scheinen sogar unangenehmer zu sein als die Leiden, die sie verhindern sollen. So suchte ich nach einer Alternative und überlegte, was ich mit mir angestellt haben konnte, um ein solch ungewöhnlich hohes Krankheitsrisiko in solch jungen Jahren bei mir verursacht zu haben. Der Instinkt trieb mich zur örtlichen Buchhandlung. Die Anhänger der natürlichen Ernährung, stark eiweißhaltiger Kost und fernöstlicher Ernährungsweise schienen recht interessant zu sein, aber mein Grundlagenwissen in Chemie ließ mich vermuten, daß ihre Empfehlungen oft an der Wissenschaft vorbeigingen.

Es wurde mir immer klarer, daß eine bestimmte Ernährungsweise die einzige pharmafreie Alternative sein konnte, um meine gesundheitlichen Probleme in den Griff zu bekommen – und daß ich sehr viel über Chemie, Biochemie, Biologie, Physiologie und selbst über Pharmakologie lernen mußte (über Arzneimittel also, Dinge, die ich zu vermeiden suchte), ehe ich die Beziehung zwischen Ernährung und Gesundheit erforschen konnte.

Wieder im College, versuchte ich, mir die wissenschaftlichen Grundlagen in den Fächern anzueignen, die ich zu meinem Überleben brauchte. Traurigerweise lernte ich bis zu meinem Examen eigentlich nichts über Ernährung. Die meisten Professoren für Ernährungswissenschaft, mit denen ich in Kontakt kam, kannten weder die Rolle von Cholesterin im Hinblick auf ein Herzleiden, noch die Bedeutung von Umweltfaktoren und Nahrung bei der Entstehung einiger Krebserkrankungen und auch nicht die Rolle einiger freier Radikale[1] bei der Zerstörung gesunden Körpergewebes während des Alterungsprozesses.

Wie so viele Forscher, begann ich mich als Versuchskaninchen zu benutzen, indem ich Laborwerte aufzeichnete über die Veränderung der chemischen Zusammensetzung des Blutes als Folge von unterschiedlicher Diät und nach der Einnahme von Nahrungskonzentraten und Ergänzungsstoffen. Die komplexen Wechselbeziehungen zwischen den chemischen Substanzen der Diät und des Körpers wurden in einem Computer gespeichert.

Wie durch ein Wunder sank mein Blutdruck auf die unteren Normalwerte (110 zu 60), ebenso mein Cholesterinspiegel (125), ohne daß ich mich von einer allzu strengen und wenig schmackhaften Diät beherrschen lassen mußte. Mein Körper pendelte sich auf ein Idealgewicht von 63 kg ein. Eifrig nahm ich den Langstreckenlauf wieder auf, denn meine Ausdauerfähigkeit steigerte sich weit über meine höchsten Erwartungen hinaus. Etwas Einzigartiges und Wichtiges war entdeckt.

Zusammen mit einer Gruppe von Ärzten eröffnete ich in einem regionalen medizinischen Zentrum in Florida eine Praxis für klinische Ernährung, und heute bin ich Ernährungsberater mit einer Privatpraxis.

Vor einigen Jahren begannen einige der bekanntesten Tennisspieler der Welt, meinen Rat zu suchen, und seither habe ich ständig Tennisprofis betreut. Jimmy Connors, Stan Smith, Harold Salomon, Gene und Sandy Mayer, Fred Stolle und Martina Navratilova sind nur einige der Weltklasse-Athleten, mit denen ich arbeite. Tennis ist eine Sportart, die aeroben *und* anaeroben Stoffwechsel erfordert, und Tennisspieler brauchen einen Ernährungsplan, der ihnen sowohl Ausdauer als auch explosive Energie garantiert. Diese Kombination

---

[1] Freie Radikale: Siehe hierzu das Kapitel 10.

ist für das Spitzenleistungsprogramm ein noch härterer Prüfstein als die Anforderungen von Sportarten, die eine kurzfristige Maximalkraft erfordern, wie z. B. das Gewichtheben.

Die Haas-Leistungsdiät wird derzeit von mehr Tennisspielern angewendet als irgendein anderer Ernährungsplan. Dies ist in der Tat wohl das erstemal in der Geschichte des Sports, daß eine ganze Gruppe von Profis in dieser Sportart den Ernährungsanweisungen eines einzelnen Wissenschaftlers gefolgt ist. Das Spitzenleistungsprogramm hat sich für Skiläufer wie Viki Fleckenstein (Mitglied des amerikanischen Olympiateams), für Schwimmer wie James und Jonathan DiDonato (beide Inhaber des Weltrekords im Ausdauerschwimmen), für Sylviane und Patricia Puntous (US- und kanadische Triathlon-Champions) und für Spitzenbasketballspieler wie Nancy Lieberman als genauso erfolgreich erwiesen wie für eine Schar von Amateursportlern in den verschiedensten Sportarten.

Doch genug davon – jetzt möchte ich mit Ihnen arbeiten.

3 Die falsche Ernährung

Jeder, der sich viel mit Sport beschäftigt, hat zahlreiche gute Ratschläge über die Ernährung von Sportlern gehört. Testen Sie einmal, welchen der folgenden Aussagen Sie zustimmen können:

	Richtig	*Falsch*
☐ Sportler brauchen zusätzlich Eiweiß, um Kraft und Ausdauer zu verbessern.	———	———
☐ Sie müssen Salztabletten nehmen, wenn Sie bei heißem Wetter trainieren oder einen Wettkampf haben.	———	———
☐ Die im Handel erhältlichen Sportgetränke verbessern die Ausdauer, weil sie schneller als Wasser ins Blut gelangen.	———	———
☐ Kontrolliertes Fasten verbessert die Ausdauer.	———	———
☐ Sie sollten nach dem Wettkampf Bier trinken, um die verlorene Flüssigkeit zu ersetzen.	———	———
☐ Sie müssen 3500 kcal/14 700 kJ verbrennen, um ein Pfund Körpergewicht zu verlieren.	———	———
☐ Die beste Möglichkeit, Unterzucker (Hypoglykämie) entgegenzuwirken, ist, stark eiweißhaltige Nahrung zu sich zu nehmen, wie Käse, Erdnußbutter und Eier.	———	———

Alle diese »heiligen Kühe der Sporternährung« sind gegenstandslos, und ich werde Ihnen erklären, weshalb.

Der Eiweißmythos

Der Mythos, daß Athleten zusätzlich Eiweiß brauchen, reicht bis zu den Anfängen der Geschichtsschreibung zurück. Schon die alten Griechen, die Sport zur Kunst erhoben hatten, verfügten über Betreuer und Diätetiker für ihre Sportler. Schriftstücke mit entsprechenden Anweisungen sind erhalten: Man esse Antilopenfleisch, um schnell zu laufen; Ziegenfleisch, um hoch zu springen; und um Kraft zu gewinnen, solle ein Ringer das Fleisch eines Stiers verzehren.

Über solche Ratschläge können wir heute nur lachen, aber wodurch unterscheidet sich eine solche Diät von der Steak-und-Ei-Diät, auf der meine Trainer in Schule und College bestanden? Eiweiß ist der Grundbaustein unseres Körpers, aber körperlich aktiven Leuten bietet es eine nur unzureichende Quelle für kurzfristige Energie. Viele Athleten, selbst Profisportler, nehmen pro Tag 4 bis 8 mal soviel Eiweiß zu sich, wie sie wirklich benötigen.

Sie brauchen nur 40 − 80 g Eiweiß pro Tag. Das ist die Hälfte bis ein Fünftel von der Menge, die Sie wahrscheinlich derzeit zu sich nehmen. Das ist eigentlich nicht so überraschend, wenn Sie sich klarmachen, daß eine 180-g-Dose Thunfisch (in Wasser) 45 g Eiweiß enthält; das sind nahezu 100 % Ihres täglichen Eiweißbedarfs!

Jetzt lassen Sie uns sehen, was passiert, wenn Sie zuviel Protein zu sich nehmen (mehr, als Ihr Körper täglich verbrauchen kann).

Ehe Eiweiß im Blut aufgenommen werden kann, spalten Enzyme und Säuren es in seine Bestandteile auf, nämlich in Aminosäuren und kurze Ketten von Aminosäuren: Peptide. Der Körper benutzt diese kleinen Eiweißbausteine für verschiedene Funktionen, einschließlich der Aufrechterhaltung und Reparatur von Zellen und Gewebe, der Neubildung von weiteren Enzymen, die helfen, mehr Eiweiß zu verdauen und so das Immunsystem intakt halten, sowie neues Gewebe überall, wo und wann der Körper es braucht, zu bilden, und zu vielen weiteren lebenserhaltenden Prozessen. Das Eiweiß, das übrig ist, wenn der Körper seine »Haushaltsführung« beendet hat, wird in Fett und Zucker umgewandelt und dann in verschiedenen Teilen des Körpers gespeichert. In anderen Worten: Ein Übermaß an Eiweiß schafft mehr Fettgewebe, aber keine stärkeren Muskeln.

Der Eiweißstoffwechsel setzt giftige Abfallstoffe frei (wie z. B. Ammoniak), welche zum Endprodukt des Eiweißstoffwechsels − Harnstoff − beitragen, einer ebenfalls giftigen Substanz. Wenn Sie mehr Eiweiß essen, als Ihr Körper braucht (mehr als 40 − 80 g pro Tag), müssen Ihre Leber und Ihre Nieren härter arbeiten, um diese potentiellen Gifte unschädlich zu machen oder auszuscheiden.

Da der Körper mehr Urin bildet, um das zusätzliche Ammoniak als Harnstoff auszuscheiden, gehen lebenswichtige Mineralstoffe wie Kalium, Calcium und Magnesium mit den Abfallprodukten verloren, wenn der Körper entwässert wird. Kalium steuert die Muskeltemperatur, die Durchblutung und die Reizübertragungen; Calcium vermittelt feste Knochen und angemessene Muskelfunktionen; Magnesium reguliert die Muskelkontraktion und die Umwandlung von Kohlenhydraten in Energie. Zuviel Eiweiß in der Nahrung (in den meisten Fällen mehr als 80 g pro Tag) kann eindeutig nachweisbar die sportliche Leistung und Ausdauer infolge einer *Dehydratation* und des *Verlustes von wesentlichen Elektrolyten* beeinträchtigen.

Der Salzmythos

Natrium ist der in der größten Menge vorkommende Elektrolyt im Blut. Jeder aktive Mensch braucht ungefähr ½ Gramm täglich[1]. Ihr Körper erhält wahrscheinlich weit mehr über die Nahrung, die Sie zu sich nehmen, ohne daß Sie nur einmal nach dem Salzstreuer greifen müssen. Der Durchschnittsbürger nimmt etwa zehnmal soviel (und mehr) zu sich, wie er braucht (jedoch nicht mit der Haas-Leistungsdiät).

Professionelle Trainer, Betreuer und Mannschaftsärzte, die es besser wissen sollten, den Athleten aber immer noch raten, Salztabletten vor, während und nach dem Wettkampf zu schlucken, bringen damit mehr Athleten zu Fall als deren Gegner.

Salztabletten (die Natriumchlorid, Kaliumchlorid und andere Substanzen enthalten können, die man normalerweise mit dem Schweiß nur in sehr kleinen Mengen verliert) sind genau das, was schwitzende Athleten *am wenigsten* brauchen. Profisportler und alle, die regelmäßig Sport betreiben, verlieren mit dem Schweiß beim Training sehr wenig Natrium und noch weniger Kalium. Ihr Körper ist es gewohnt, eine gesunde Menge an Salzen zu speichern, die den Anforderungen körperlicher Aktivität entspricht. Was körperlich aktive Menschen durch Transpiration verlieren und wirklich ersetzen müssen, ist *Wasser*. Wenn ein schwitzender Sportler Salztabletten schluckt, können zwei schädliche Dinge geschehen: Um die hohe Salzkonzentration im Magen zu verringern, wird der belasteten Muskulatur Flüssig-

---

[1] *Anmerkung d. Red.:* Zum Vergleich: Nach neuesten deutschen Erkenntnissen liegt der tägliche Bedarf des Menschen bei 1,6−2,4 g Natrium bzw. 4,6 g Kochsalz.

keit entzogen – also dort, wo sie am meisten gebraucht wird; das gleiche geschieht in anderen Körperregionen. Diese innere Dehydratation (Austrocknung) führt dann zu einer gefährlich hohen Salzkonzentration im Blut, was Nierenerkrankungen erzeugen kann.

Der Sportgetränke-Mythos

Als ein verantwortungsvoller und Unternehmensgeist zeigender Nierenphysiologe ursprünglich ein Getränk für Sportler erfand, das er nach einem Universitäts-Fußballteam benannte, enthielt dieses Getränk Saccharin (künstlicher Süßstoff), Glucose, Salze und Wasser. Die Mischung sollte schneller als Wasser in den Kreislauf gelangen, um die Athleten rasch mit Energie zu versorgen.

Sorgfältig kontrollierte wissenschaftliche Studien in den USA haben genau das Gegenteil bewiesen. Das bekannteste Sportgetränk dieses Landes und alle seine Imitationen gelangen in Wirklichkeit *viel langsamer ins Blut* als reines Wasser.

Das *American College of Sports Medicine* (Amerikanisches College für Sportmedizin) gab kürzlich diesen zucker- und salzdurchsetzten Sportgetränken für ihre Bedeutung, als Flüssigkeits- und Salzersatzgetränk für körperlich aktive Menschen zu dienen, eine schwache Benotung. Die meisten Athleten, die ich befragt habe, glauben allerdings immer noch, daß ihnen diese Sportgetränke einen Vorteil verschaffen.

Sie können einen Vorteil gegenüber solchen falsch beratenen Athleten haben, wenn Sie bei dem bleiben, was alle körperlich aktiven Menschen brauchen: Wasser, Wasser und nochmals Wasser.

Der Fastenmythos

Fasten mag in manchen Religionen als Ritual seinen Platz einnehmen, aber es beeinträchtigt die sportliche Leistung und Ausdauer. Fasten spielt in der modernen Sporternährung keine rational begründbare Rolle.

Viele Athleten glauben heutzutage immer noch, daß der Körper irgendwie von Giften gereinigt wird, wenn sie vor dem Wettkampf keine feste Nahrung zu sich nehmen. *Nichts ist weiter von der Wahrheit entfernt.*

Das Fasten nimmt den Athleten die Ausdauerfähigkeit, da das Fehlen der Nahrung die normale Energiespeicherung (in Form von Glykogen, dem Speicher-Kohlenhydrat) und den Energiestoffwechsel selbst unterbricht. Dieser Energiestoffwechsel erfordert eine ausgewogene Nahrung aus Eiweiß, Fett und Kohlenhydraten, die ihrerseits Elektrolyte und Vitamine zur Verfügung stellt. Wenn Sie mehr als 12 – 24 Stunden fasten, beginnt Ihr Körper, »sich selbst zu essen«, und Sie verlieren wichtiges Muskelgewebe, Glykogen, Vitamine und Mineralstoffe.

Lassen Sie sich nicht von Behauptungen irgendwelcher Sportstars irreführen. Fasten ist für Leistungssportler unnötig und gefährlich. Champions können sich damit sogar selbst schlagen.

Der Biermythos

Vor einigen Jahren hat ein bekannter Läufer, Schriftsteller und Arzt empfohlen, daß Sportler nach dem Wettkampf Bier trinken, um die verlorene Flüssigkeit zu ersetzen. Unglücklicherweise wurde damit bestätigt, was viele Sportler schon geglaubt hatten. Vom Fußballfeld über den Baseball- bis zum Tennisplatz kippten Sportler nach dem Wettkampf Bier hinunter. Aber alle verfügbaren wissenschaftlichen Aussagen – genug, um eine kleine Bibliothek damit zu füllen – zeigen, daß Bier und alle anderen alkoholischen Getränke der Ausdauerleistungsfähigkeit des Sportlers schaden. »Aber«, wird der Sportler sagen, »ich brauche die Mineralstoffe und Kohlenhydrate im Bier. Außerdem bleibt der Alkohol nicht im Körper, ich schwitze ihn aus und spiele ohne irgendwelche negativen Nebenwirkungen weiter.«

Das ist wirklich 100 %ig falsch. Alkohol ist eine Substanz, die Wasser entzieht. Er blockiert die Ausschüttung des antidiuretischen Hormons, kurz ADH, das dazu beiträgt, den Wasserverlust im Urin zu regulieren. Je weniger dieses Hormon von der Hypophyse freigesetzt wird, um so mehr Wasser geht verloren. Und wie wir schon im Zusammenhang mit Wasserverlust bei zu großer Eiweißaufnahme gesehen haben, gehen zusammen mit dem Wasser auch wichtige Mineralstoffe verloren, welche die Muskeln für eine Spitzenleistung brauchen.

Alkohol erfordert eine höhere Zufuhr von Vitaminen (besonders Thiamin, das Vitamin B_1, welches eine Schlüsselstellung im Energiestoffwechsel einnimmt) und hat einen direkten schädlichen Einfluß auf viele Organe, einschließlich der Leber und der Nieren.

Um den Flüssigkeitsverlust nach anstrengender körperlicher Tätigkeit auszugleichen, trinken Sie, was heute ebenso gilt wie früher: Wasser, kaltes, klares Wasser.

Der 3500-Kalorien-Mythos

Als ich noch Student war, lehrten meine Professoren, daß man 3500 Kalorien zu sich nehmen muß, um ein Pfund zuzunehmen. (Ernährungswissenschaftler bezeichnen das, was wir einfach Kalorien nennen, mit dem wissenschaftlich korrekten Namen Kilokalorien.) Logischerweise müßte dann jeder, der ein Pfund abnehmen wollte, entweder 3500 kcal (14 700 kJ) verbrennen oder seine Nahrungsaufnahme um eben diese Kalorienmenge einschränken. Doch als ich diese »Regel« in der Realität getestet habe, hat sie überhaupt nicht gestimmt. Manche Menschen können selbst bei einer so niedrigen Kalorienaufnahme von nur 1200 pro Tag kaum eine bemerkenswerte Menge an Gewicht verlieren; manche nehmen selbst bei 3000 kcal pro Tag nicht zu.

Dieses Problem hat mich so sehr interessiert, daß ich die biomedizinische Literatur über Gewichtsabnahme systematisch und gründlich durchsucht habe. Als ich die verstreuten Informationen zusammenfügte, die ich aus Hunderten von Untersuchungen zum Thema Gewichtsreduktion gewonnen hatte, fand ich, daß die Antwort in der Komplexität der Enzym- und Hormonsysteme lag, die unsere Stoffwechselprozesse regulieren. Diese Abläufe bestimmen, wieviel Nahrung wir als Energie verbrennen und wieviel wir als Fett ablagern. Einige von uns können mehr als doppelt soviel essen wie andere, die gleichen Geschlechts, Alters und gleichen Gewichts sind, und trotzdem kein Pfund zunehmen. Andere scheinen alles, was sie essen, in Fett umzuwandeln. Einige fettleibige Menschen haben vielleicht ein geschwächtes oder abnormes Kontrollsystem und müssen deswegen weniger essen und mehr trainieren, um ihr Idealgewicht halten zu können. Für den einen können 3500 kcal bedeuten, daß er sein Gewicht aufrecht erhält, für den anderen, daß er zunimmt. (In Kapitel 13 werde ich näher auf die faszinierenden Stoffwechselprozesse im menschlichen Körper eingehen.)

Denken Sie stets daran, daß zu große Mengen Eiweiß, Fett, Kohlenhydrate und Alkohol Energie liefern, die der Körper in Fett umwandeln kann. Ferner sollten Sie wissen, daß Kohlenhydrate in der Nahrung der einzige *saubere Brennstoff* sind. Wenn Ihr Körper Kohlenhydrate verbrennt, entsteht Kohlendioxid, das Sie mit jedem Atemzug zusammen mit Wasser ausatmen. Bei der Fett- und Eiweißverbrennung entstehen dagegen giftige Abfallprodukte. Deshalb kann eine Diät, die mit Fett und Eiweiß überladen ist und zuwenig Kohlenhydrate enthält (letztere helfen auch dabei, einige der toxischen Abfallprodukte des Eiweiß- und Fettstoffwechsels niedrig zu halten), Sie schwerfällig machen und Ihre körperliche Leistungsfähigkeit herabsetzen. Wenn Sie zu- oder abnehmen wollen, ist das, *was* Sie essen, genauso wichtig wie die *Mengen,* die Sie zu sich nehmen. Kilokalorien zählen natürlich; aber einige Menschen verbrennen sie infolge ihres besonderen Stoffwechselsystems effektiver als andere. Das ist der Grund, weshalb das bloße Kalorienzählen bei der Nahrungsaufnahme eine ziemlich frustrierende Erfahrung sein kann. Sehr viel hängt davon ab, wie Ihr eigener Körper diese Kalorien handhabt.

Der Unterzucker-Mythos

Unter bestimmten Umständen kann Training Ihren Blutzuckerspiegel so stark senken, daß Sie sich wie in einem Schwebezustand, schwindelig oder müde fühlen. Athleten nennen das Überschnappen; dieser Zustand tritt ein, wenn die Zuckerkonzentration in Ihrem Blut unter einen kritischen Wert absinkt (im allgemeinen unter 50 mg/100 ml Blut). Ihr Gehirn, das hauptsächlich von Zucker abhängig ist, um Spitzenleistung zu bringen, macht nicht mit, wenn es nicht angemessen versorgt wird.

Athleten, die die Haas-Leistungsdiät befolgen, haben dieses Problem selten, wenn überhaupt. Nahezu jede Nahrungszufuhr kann diesen Zustand der plötzlich auftretenden Müdigkeit oder des Schwebe- und Schwindelgefühls sofort beheben. Aber Ihr Ziel sollte nicht sein, Hypoglykämie zu *beheben,* sondern ihr *vorzubeugen.*

Glücklicherweise kann diese Art des zu niedrigen Blutzuckerspiegels in nur einer Woche behoben werden, aber nicht, wenn man große Mengen eiweißreicher Nahrung zu sich nimmt, wie Käse und Erdnußbutter (was fälschlicherweise von Ernährungswissenschaftlern und Diätfachleuten über Jahre hinweg empfohlen wurde). Stark eiweißhaltige Stoffe sind gewöhnlich stark fetthaltige Nahrungsmittel; das zuckerhungrige Gehirn braucht aber keine der beiden.

Als sehr wirkungsvoll gegen einen niedrigen Blutzuckerspiegel auf Grund körperlicher Anstrengung gilt die als Polysaccharide (Vielfachzucker, d. h. vor allem stärkehaltige Lebensmittel) bekannte Nahrungsmittelgruppe: Reis (brauner Reis[1] wird in der Haas-Lei-

---

[1] Brauner Reis: Vollkorn- oder Naturreis, von dem nur die Strohhülse entfernt ist. Die im Handel gebräuchlichste Bezeichnung dafür ist Naturreis. Er ist reich an Eiweiß, Mineralstoffen und Vitaminen der B-Gruppe.

stungsdiät bevorzugt verwendet), Teigwaren, Getreidekörner und Frühstücksflocken (wie Weizen- und Haferflocken), aus vollwertigem Mehl hergestellte Brote, Bohnen, Erbsen, fast jede Art von Gemüse und frisches Obst. Dies sind nur einige der Nahrungsmittel, die das Blut in einer Spitzenleistungszeit mit Zucker versorgen – nicht zu schnell und nicht zu langsam.

Die Versorgung Ihrer Muskulatur

Energie und Ausdauer sind die Schlüsselbegriffe für Spitzenleistungen, und das bedeutet, daß Ihre Muskeln mit höchster Effektivität arbeiten sollten.

Um ihre Arbeit zu verrichten, müssen Ihre Muskeln Fett, Eiweiß (Aminosäuren) und Kohlenhydrate in Energie umwandeln. Einfach ausgedrückt tun sie das, indem sie Glykogen (das Energiekohlenhydrat) mit Sauerstoff und Fett verbinden – sie verbrennen Glykogen nahezu wörtlich (nachdem es in seine einzelnen Traubenzuckermoleküle = Glucose aufgespalten worden ist). Glykogen wird vorwiegend im Muskel gespeichert (einiges auch in der Leber), genauso wie Essen im Kühlschrank, so daß es zur Verfügung steht, wenn man es braucht.

Was passiert, wenn Ihre Muskeln kein Glykogen zur Verfügung haben? Jeder Marathonläufer kann es Ihnen sagen: Es kommt zum toten Punkt, dem sog. »Hungerast«, jenem schmerzhaften, durch Glykogenmangel ausgelösten Zustand. Die Muskeln beginnen zu brennen, sie ermüden, und schließlich setzen Krämpfe ein, die alle körperliche Aktivität stoppen. Marathonläufer haben noch viel Eiweiß und Fett in ihrem Körper. Aber wenn sie kein Glykogen mehr zur Verfügung haben, können sie ihre Rennschuhe an den Nagel hängen.

Nun wissen Sie, weshalb Glykogen (Kohlenhydrate) für aktive Muskeln viel wichtiger ist als Eiweiß und Fett. *Athleten haben immer zuerst Glykogenmangel, lange bevor sie ihre Fett- oder Eiweißvorräte verbraucht haben.*

Die Nahrung, die Sie zu sich nehmen, bestimmt, wieviel Glykogen Ihre Muskeln speichern können. Die typische fett- und eiweißreiche, aber kohlenhydratarme Sportdiät (eben jene Steak-und-Ei-Diät, die mir meine gesundheitlichen Probleme verschaffte) versorgt den Körper mit genügend Glykogen für eine Stunde maximaler körperlicher Belastung. Eine durchschnittliche »gemischte Kost« stellt eine ausreichende Menge an Glykogen für ungefähr 90 Minuten maximaler Belastung zur Verfügung. Eine kohlenhydratreiche Diät (ähnlich, aber nicht so effektiv wie das Haas-Spitzenleistungsprogramm) sorgt für einen Vorrat, der volle zwei Stunden maximaler Belastung garantiert, weil sie es erlaubt, daß eine große Menge Glykogen im Muskel gespeichert wird. Die Haas-Leistungsdiät geht weit über alle anderen Arten der Sporternährung hinaus, weil es sich hier um *mehr als eine bloße Diät* handelt: *Es ist ein Gesamtprogramm,* das spezielle Nahrungskonzentrate und Ergänzungsstoffe einschließt, die Stehvermögen, Kraft und Energie, Ausdauer und sportliche Leistungssteigerung bewirken.

Welche Nahrung versorgt Ihre Muskeln am besten mit Brennstoff?

Eiweiß? Eiweiß spielt nur eine kleine Rolle bei der Energieversorgung Ihrer Muskeln. Zusätzliches Eiweiß kann im Körper nicht gespeichert werden. Es wird in Fett und Zucker umgewandelt, Stoffe, die beide gespeichert werden können, aber es stellt keine sofort verfügbare Energiequelle dar. Eiweiß ist wesentlich für Wachstum, Wartung, Regeneration und Schutz des Körpers, aber Sie sollten nicht zuviel davon essen, wenn Sie gewinnen wollen.

Fett? Der Körper braucht nur eine kleine Menge an Fett (ungefähr 2 − 4 g an Linolsäure[1]), die Sie mit einer großen Schüssel Hafergrütze zu sich nehmen können. Spitzenleistungen in den verschiedenen Sportarten und körperlichen Aktivitäten erfordern, daß Sie unterschiedliche Fettmengen zusätzlich zu den 2 − 4 g Linolsäure pro Tag zu sich nehmen. Zuviel Fett kann aber genauso wie zuviel Eiweiß die Ausdauer herabsetzen, indem es den Kohlenhydratstoffwechsel behindert (was zu einer schlechten Speicherung von Glykogen im Muskel führt) und die Sauerstoffmenge, die das Blut den arbeitenden Muskeln zuführt, vermindert.
Eine gewisse Menge an Fett kann und sollte während der körperlichen Tätigkeit verbrannt werden, weil damit auf das gespeicherte Glykogen erst zurückgegriffen werden muß, wenn es später wirklich in der physisch anforderungsreichen Phase eines Straßenrennens oder eines Tennismatches gebraucht wird. »Fett in der Flamme der

---

[1] *Anmerkung d. Red.:* Zum Vergleich: Die Deutsche Gesellschaft für Ernährung gibt als täglichen Bedarf 5−10 g Linolsäure an.

Kohlenhydrate verbrennen« heißt der Satz, mit dem Biochemiker den effektivsten und ökonomischsten Vorgang beschreiben, bei dem der Körper Energie freisetzt.

Muskeln können nur eine relativ kleine Menge Fett speichern; der Rest wird um die inneren Organe zur Isolation und Polsterung und unter der Haut gespeichert (das ist das Fett, welches uns dick aussehen läßt). Wenn Sie die Fettaufnahme auf die Menge beschränken, die ich für Ihre sportspezifische Diät (wie ich sie in Kapitel 11 angegeben habe) oder für die drei Stufen der Haas-Leistungsdiät empfehle (Kapitel 5), dann versorgen Sie Ihren Körper mit der Brennstoffmischung, die er braucht, um optimal zu funktionieren.

Kohlenhydrate? Sie haben richtig getippt: Kohlenhydrate sind die besten Nährstoffe für Spitzenleistungen, weil sie die einzige sauber verbrennbare und jederzeit verfügbare Quelle für Blutzucker sind. Polysaccharide (Vielfachzucker), wie Naturreis und Teigwaren, sind für professionelle Sportler, die ihren Lebensunterhalt mit Siegen bestreiten müssen, ihr Gewicht in Gold wert. Ebensoviel wert sind sie für Amateure und Freizeitsportler, die sich in ihrer Spezialsportart hervortun wollen.

Nachdem wir jetzt alle heiligen Kühe der Sporternährung geschlachtet haben, sind Sie in der Lage, den ersten Schritt in Ihrem Spitzenleistungsprogramm zu machen.

4 Die chemische Zusammen-setzung Ihres Blutes: das Geheimnis der Spitzenleistung

Jeder Spitzensportler, den ich betreue, lernt auf der Grundlage seiner eigenen Blutwertanalyse »richtig zu essen« und damit zu gewinnen. Obwohl meine Diät auf Ernährungsprinzipien aufbaut, die für jeden gelten, nehme ich bei der Zusammenstellung der Diätpläne für Spitzensportler, wie Martina Navratilova, individuelle Änderungen vor, die ihnen gegenüber ihren Gegnern im Wettkampf das kleine Quentchen an Überlegenheit verschaffen, welches zum Sieg notwendig ist. Das gleiche kann ich für Sie tun.

Die chemische Zusammensetzung Ihres Blutes ist so einzigartig wie Ihre Fingerabdrücke. Obwohl ich Ihre Diät nicht selbst zusammenstellen kann, ist es möglich, meine Ernährungsratschläge auf der Grundlage Ihrer Blutzusammensetzung zu individualisieren. Danach können Sie sich so ernähren wie jene Sportler, denen ich geholfen habe, zu Siegern zu werden.

Meine Diät setzt sich aus drei Stufen zusammen, und Ihren jeweiligen Blutwerten entsprechend ist immer nur eine für Sie die richtige. Um herauszufinden, auf welcher Stufe Sie Ihre Diät beginnen können, sollten Sie eine – gar nicht teure und leicht durchzuführende – Laboruntersuchung machen lassen; diese Untersuchung nennt man auch *chemische Blutanalyse* oder *Blutprofil.* Ihr Arzt kann das für Sie machen, das Gesundheitsamt oder ebenso das Krankenhaus. Es kostet Sie weniger als 10 Minuten Zeit, und die Resultate können schnellstens ausgewertet werden.

Sie sollten 12 Stunden vor der Blutentnahme nichts mehr zu sich nehmen, außer Wasser. Das ist wirklich nicht schwierig. Essen Sie nach dem Abendbrot nichts mehr und lassen Sie die Laboruntersuchung morgens vor dem Frühstück machen. Nur nüchtern ergibt eine Blutanalyse ein exaktes Ergebnis. Sorgen Sie dafür, daß Ihr Arzt, falls er die Untersuchung nicht selbst vorgenommen hat, eine Kopie des Ergebnisses erhält.

Ihre Blutanalyse läßt auch eine Risikoeinstufung für ernährungsbedingte Krankheiten zu. Die Auswertung ist somit eine äußerst einfache und außergewöhnlich gute Kontrolle im Hinblick auf Krankheiten wie Diabetes, Gicht, Leber-, Nieren- und Herzerkrankungen (natürlich können diese Gesundheitsprobleme auch völlig unabhängig von der Ernährung entstehen). Zusätzlich zeigt sie, ob eine Veranlagung zu diesen Krankheiten besteht. Jedermann, ob jung oder alt, sollte wenigstens einmal im Jahr seine Blutwerte feststellen lassen.

Blutwerte, auf die es ankommt

Ihr persönlicher Laborbogen besteht aus Dutzenden von Blutwerten, die alle zusammengenommen Ihr »Blutprofil« ergeben. Aber nur fünf davon sind wichtig, um festzustellen, welche Stufe des Haas-Programms die richtige für Sie ist. Wenn sich Ihre Blutzusammensetzung ändert (was Sie in nachfolgenden Tests feststellen werden), rücken Sie jeweils eine Stufe voran, bis Sie die letzte, die *Spitzenleistungsstufe* erreicht haben (Stufe 3). Die drei Stufen entsprechen dem Normalbereich der Laborwerte des Menschen, so daß Sie leicht die Ihnen angemessene Eingangsstufe finden können. Hier die fünf wichtigsten Werte:

☐ Gesamtcholesterin
☐ HDL (high-density lipoprotein) -Cholesterin[1]
☐ Triglyceride (Blutfette)
☐ Glucose (Blutzucker)
☐ Harnsäure

Diese fünf Werte werden Sie im Auge behalten, wenn Sie im Haas-Programm von einer Stufe zur anderen fortschreiten – und Sie werden merken, wie schnell und gründlich sich diese lebenswichtigen Werte verbessern werden.

Cholesterin ist in Nahrungsmitteln mit tierischem Ursprung enthalten. Es wird aber auch vom Körper selbst hergestellt und zwar aus allem, was wir essen. Eine bestimmte Menge davon ist lebensnotwendig: kein Cholesterin, keine Sexualhormone; aber zuviel Cholesterin im Blut kann ernsthafte Gesundheitsprobleme verursachen.
Da unser Körper zu 70 % aus Wasser besteht, muß er Cholesterin (das fettlöslich ist und sich deshalb nicht gut mit Blut mischt) in wasserlösliche »Eiweißbehälter«, den Lipoproteinen, einpacken. Es gibt vier Basis-Lipoproteine, die Cholesterin transportieren, aber

---

[1] HDL (high-density lipoprotein)-Cholesterin: Eine Klasse von Trägereiweißstoffen; das sog. »gute Cholesterin«.

eigentlich brauchen Sie nur eines davon zu kennen: *HDL (high-density Lipoprotein).* Viele Wissenschaftler glauben heute, daß das Risiko eines Herzinfarkts um so geringer ist, je höher Ihr HDL-Wert liegt. Im Gegensatz zum Gesamtcholesterin, das in allen vier »Eiweißbehältern« enthalten ist, ist ein hoher HDL-Wert gesund und wünschenswert. Je mehr von Ihrem Gesamtcholesterin in Ihren HDL-Eiweißbehältern gesammelt wird, um so weniger Cholesterin kann Ihre Arterien verstopfen. Deswegen sollten Sie, um einen Herzinfarkt zu vermeiden, Ihre HDL-Cholesterinwerte hoch und das Gesamtcholesterin niedrig halten.

Triglyceride (Blutfette): Diese Fette finden sich in den Nahrungs-mitteln wie auch in unserem Körper. Wir speichern Triglyceride am Bauch, an den Oberschenkeln und an anderen Stellen, die sich runden, wenn wir im nichtmuskulären Bereich an Gewicht zuneh-men. Der Triglyceridspiegel sagt viel über die Nahrung aus, die Sie zu sich nehmen, und darüber, wie gut Ihr Körper diese Nahrung ver-arbeitet.

Außergewöhnlich hohe Triglyceridwerte entziehen Ihren Muskeln lebenswichtigen Sauerstoff, und das bedeutet weniger Stehvermögen und Ausdauer. Erhöhte Triglyceridwerte können, genauso wie erhöhte Cholesterinwerte, Ihr Infarktrisiko vergrößern. Mein Pro-gramm ist so zusammengestellt, daß Ihr Triglyceridspiegel *dauerhaft* gesenkt wird.

Glucose (Blutzucker): Wir haben schon über die wichtige Rolle des Blutzuckers bei hoher körperlicher Belastung gesprochen. Ihr Blut-zucker bestimmt Ihren Energiezustand, besonders während körperli-cher Anstrengung und Streß. Aus Gründen, die man sich noch nicht völlig erklären kann, vermag ein niedriger Blutzuckerspiegel sogar Ihre Emotionen zu beeinflussen, so daß Sie reizbar und leicht aus der Fassung zu bringen sind.

Sinkt der Blutzuckerwert unter den normalen Nüchternwert (im allgemeinen unter 50 mg/100 ml Blut), entsteht eine Hypoglykämie (Unterzucker). Ich erwähnte es bereits: Zucker ist der bevorzugte Nährstoff Ihres Gehirns, und da das Gehirn den Zucker nicht spei-chern kann wie die Muskeln, »verhungert« es buchstäblich bei Unter-zucker. Eine schwache sportliche Leistung, ja sogar Bewußtlosigkeit können als Folge auftreten.

Ist andererseits der Blutzuckerspiegel zu hoch, fangen die Nieren an, einen Teil des überschüssigen Zuckers über den Urin auszuscheiden. Das kann das erste Anzeichen von Diabetes mellitus sein. (Viele potentielle Erkrankungen dieser Art können leicht festgestellt und möglicherweise verhindert weden, wenn Sie diese einfachen Laborwerte erstellen lassen, die ich empfehle.) Nochmals die gute Nachricht: Mein Programm kann Ihnen helfen, optimale Blutzuckerwerte zu erreichen und beizubehalten.

Harnsäure: Diese giftige Substanz wird vom Körper selbst in kleinen Mengen aus Verbindungen hergestellt, die man *Purine* nennt. Sie kommen z. B. in Fleisch, Fisch und Erbsen vor. Normalerweise tragen die Nieren ziemlich gut dazu bei, überflüssige Harnsäure auszuscheiden. Hier muß der Kontrolle Ihrer Blutwerte jedoch größte Aufmerksamkeit geschenkt werden, denn erhöht sich die Harnsäure im Blut auf mehr als 6,5 mg/100 ml Blut, können Salze der Harnsäure (Natriumurat) in den Gelenken abgelagert werden und zu Schwellungen, Entzündungen, Schmerzen und Deformierung führen. Man nennt diese Form der Arthritis Gicht. Zuviel Harnsäure kann auch Nierensteine verursachen, eine ziemlich schmerzhafte Angelegenheit. Eine Vorsichtsmaßnahme: Wenn Sie abnehmen wollen – mit irgendeiner Diät oder durch ein Bewegungstraining –, sollten Sie vorher mit Ihrem Arzt sprechen, weil Gewichtsabnahme vorübergehend zu höheren Harnsäurewerten im Blut führen kann. Glücklicherweise kann man diesen vorübergehenden Anstieg von Harnsäure mit Medikamenten wie z. B. Allopurinol (Ihr Arzt wird Ihnen das richtige verschreiben) senken, so daß Sie ohne Gesundheitsrisiko abnehmen können, wie Sie es wünschen. Und noch eine gute Nachricht: Mein Programm hat dazu beigetragen, die Harnsäurewerte im Blut bei vielen Athleten zu senken, bei denen sie anfangs relativ hoch lagen.

Ihre Werte entscheiden darüber, auf welcher Stufe Sie beginnen

Viele Menschen, die sich täglich nur mäßig bewegen und ein wenig Übergewicht haben, werden wahrscheinlich Werte aufzeigen, auf Grund derer sie auf Stufe 1 der Diät beginnen sollten. Diejenigen, die ein regelmäßiges sportliches Trainingsprogramm absolvieren und nichts dagegen hätten, ein paar Pfunde zu verlieren, um wirklich fit zu sein, werden Werte vorweisen können, die sie auf Stufe 2 einordnen. Profisportler, die hart trainieren und sich mit Überlegung ernähren, können ein Blutbild haben, das zu Stufe 3 meiner Diät paßt.

Ihr Ziel ist immer Stufe 3, die Spitzenleistungsstufe. Sie werden erstaunt sein, wie schnell Sie dieses Ziel erreichen können. Nach einem Monat sollten Sie eine weitere Blutanalyse anfertigen lassen, und dann können Sie diese Werte mit den Ausgangswerten vergleichen. Selbst wenn Sie Ihren Fortschritt nicht auf diese Weise messen wollen (was ich allerdings *sehr* empfehle), können Sie die Ergebnisse auf Ihrer Badezimmerwaage oder in Ihrer Lieblingssportart feststellen.

Das Haas'sche Diätprogramm bedeutet für Ihren Arzt neue revolutionäre Richtlinien. Ihr Arzt wird die Werte Ihrer Blutanalyse (bitten Sie ihn um eine Kopie) mit den Normalwerten vergleichen, die derzeit von der biomedizinischen Gesellschaft akzeptiert sind. Das kann ein Problem sein. Der Normalbereich der fünf wichtigen Werte, der Ihr statistisches Risiko für ernährungsbedingte Krankheiten bestimmt (und auch die Eintrittsstufe in das Haas-Programm), ist gemäß meiner Untersuchung als veraltet und als unvereinbar mit optimaler Gesundheit und sportlicher Leistung anzusehen. Und zwar deswegen: Als normaler Bereich für den Cholesterinspiegel werden meist Werte zwischen 150 und 250 angegeben (lassen wir die »mg/100 ml«, welche den Zahlen folgen, für unsere Zwecke unberücksichtigt). Dieser »normale« Bereich jedoch ist *abnorm hoch* für Bevölkerungsgruppen, in denen die Herzinfarktrate niedrig ist, viel niedriger als z. B. in den USA.

Die normalen HDL-Cholesterinwerte (das »gute Cholesterin«) sind 55 für Frauen und 45 für Männer. Derzeit meinen aber Mediziner übereinstimmend, daß höhere Werte besser seien – je höher der Wert, um so geringer das Herzinfarktrisiko. Trotzdem gibt es Bevölkerungsgruppen mit HDL-Cholesterinwerten unter 30, die allem Anschein nach eine sehr niedrige Herzinfarktrate aufweisen. Der Grund: Ihr Gesamtcholesterin (HDL ist nur ein Bestandteil davon) ist sehr niedrig, niedriger als die untere Grenze des Normalbereichs (150) für USA-Bürger.

Der Normalbereich bei Blutzucker (Glucose) wird mit 65 – 120 angegeben. Dieser Spielraum ist aber viel zu groß. Athleten, die ich berate – Profis und Amateure gleichermaßen –, halten ihre Blutzuckerwerte in fast allen Fällen unter 90. Ich glaube, daß ein Wert über 100 für körperlich aktive Menschen, die eine optimale Gesundheit und Spitzenleistung anstreben, nicht wünschenswert ist.

Die allgemein akzeptierte Schwankungsbreite für Triglyceride (Blutfette) kommt mit 20 – 150 ein bißchen dichter an die von mir für Spitzenleistungen ermittelten Werte von 20–120 heran.

Der Normalbereich für Harnsäure (ein toxisches Abfallprodukt des Stoffwechsels) liegt zwischen 2,0 und 6,4 bei Frauen sowie 2,1 und 7,8 bei Männern. Obwohl Frauen viel weniger anfällig für Gicht sind als Männer, empfehle ich, daß jeder, der auf gute Gesundheit und Spitzenleistungen Wert legt, seinen Harnsäurewert unter 6 halten sollte. Achtung: Hartes Training direkt vor der Blutabnahme kann normalerweise den Harnsäurewert im Blut erhöhen. Deswegen sollten Sie unmittelbar vorher möglichst nicht trainieren.

Die Haas-Diät wird Ihre Blutzusammensetzung in nur 4 Wochen verbessern. Folgendes wird dabei passieren: Wenn Sie die richtigen Nahrungsmittel in der richtigen Kombination essen, werden die Stoffwechselprozesse im Körper optimal ablaufen. Ihr Blut wird sozusagen *jünger.*

Als Sie geboren wurden, entsprach Ihr HDL-Cholesterin ungefähr Ihrem LDL-Cholesterin[1]. Als Sie 18 Jahre alt waren, war Ihr LDL-Cholesterin ungefähr 3 − 5mal höher als Ihr HDL-Wert. Im Alter von 45 Jahren haben viele Menschen LDL-Cholesterinwerte, die 7 bis 10mal größer sind als ihr HDL. Diese Situation ist nicht gesund.

Die wachsende Rate von LDL-Cholesterin im Verhältnis zu HDL-Cholesterin hängt mit dem Alterungsprozeß zusammen. Ich habe beobachtet, daß mein Programm die bekannten Risikofaktoren von Herz- und Gefäßerkrankungen sowie anderen ernährungsbedingten Krankheiten verringert. Erst wenn Sie einen Spitzengesundheitszustand erreicht haben, können Sie Spitzenleistungen bringen.

Nun lassen Sie uns aber zur Praxis kommen und sehen, wie Sie sich »zum Sieg essen« können.

---

[1] LDL = low-density lipoprotein: Lipoprotein von geringer Dichte.

5 Die drei Stufen der Haas-Leistungsdiät

Das Haas-Spitzenleistungsprogramm unterscheidet sich von allen anderen bekannten fettarmen und kohlenhydratreichen Diätformen in zwei wesentlichen Punkten: Erstens bestraft es nicht Ihre Geschmacksnerven (eine ganze Menge Schummeln ist erlaubt), und zweitens ist es auf wissenschaftlicher Grundlage der chemischen Zusammensetzung Ihres Blutes angepaßt, um Ihre sportliche Leistung zu maximieren. Jede Stufe des Haas-Spitzenleistungsprogramms sorgt für den rechten Grad an wissenschaftlich kontrolliertem »Schummeln« und versorgt Sie mit bestimmten energiesteigernden Nahrungsergänzungen bzw. -anreicherungen.

Weltklasse-Athleten, die zwischen vier und acht Stunden täglich trainieren, stellen hohe Anforderungen an ihren Körper. Um den Vitamin- und Mineralstoffverlust auszugleichen, müßten diese Athleten so viel Nahrung zu sich nehmen, daß sie zu dick würden, um noch Spitzenleistungen erbringen zu können.

Wie steht's mit Ihnen als Amateursportler? Ich bin überzeugt, daß Sie bei Einhaltung meines Diätplans durch die vitamin- und mineralstoffreichen Nahrungsmittel, welche ich empfehle, dafür sorgen, einige sehr wichtige Nährstoffe zu erhalten, die eine gewöhnliche Diät häufig vernachlässigt: Selen, Chrom, Mangan (Spurenelemente) und Pantothensäure (Vitamin) sind nur einige dieser wichtigen Nährstoffe. Wie Sie sehen werden, können über das Normale hinausgehende Anforderungen im Sport und bei anderen körperlichen Anstrengungen zur Folge haben, daß Sie diese verlorengegangenen Nährstoffe durch Einnehmen bestimmter Nahrungskonzentrate und -ergänzungen *ersetzen* müssen, was ich später näher beschreiben werde.

Wichtige Anmerkung im Zusammenhang mit Fetten und Ölen, ehe Sie Ihr neues Programm beginnen

Die meisten Amerikaner sind sich inzwischen durch die Empfehlung der nationalen Gesundheitsorganisationen (wie z. B. der *American Heart Association*) bewußt, daß man die Zufuhr von gesättigten

Fettsäuren (die hauptsächlich in tierischen Produkten vorkommen) einschränken und statt dessen möglichst ungesättigte Fettsäuren (Öle aus pflanzlichen Stoffen) zu sich nehmen sollte. Manche Leute nehmen diesen Rat extrem ernst und raten, überhaupt keine zusätzlichen Fette und Öle (gesättigt oder ungesättigt) in unserer täglichen Nahrung zu verwenden. Vielleich erleichtert es Sie zu hören, daß es inmitten dieser Kampagne gegen die Fette ein Fett gibt, das freundlicherweise sogar das Risiko eines Herzinfarkts oder eines Schlaganfalls verringert: Es heißt *Eikosapentaensäure*. Da der Name schwierig zu behalten ist, möchte ich ihn einfach mit EPS abkürzen.

Neuere Ergebnisse in der Ernährungsforschung konnten zeigen, daß EPS in der Tat den Cholesterin- und den Triglyceridspiegel herabsetzt, was in beiden Fällen dazu beiträgt, das Risiko von Herzinfarkt oder Schlaganfall zu verkleinern. EPS ist eine hochungesättigte Fettsäure, und die besten Quellen hierfür scheinen Lachs und Makrelen zu sein. Wer diese Fischsorten nicht essen möchte, kann zumindest in den USA in vielen Reformhäusern EPS-Kapseln oder -Öl finden. Die meisten wissenschaftlichen Untersuchungen, in denen EPS verwendet wurde, um den Cholesterin- und den Triglyceridspiegel zu senken, haben EPS-Präparate allein oder in Kombination mit Fisch benutzt und eine positive Wirkung erzielt. EPS-Präparate könnten insbesondere demjenigen nützen, der keinen Lachs oder keine Makrelen mag oder Vegetarier ist.

Ihr neues Ernährungsprogramm wird innerhalb der folgenden idealen Kombination von Nahrungsmitteln liegen:

Nahrungsmittel	täglicher Kalorienbedarf
☐ Polysaccharide (Vielfachzucker) *Stärke*	60 – 80 %
☐ Monosaccharide (Einfachzucker) *Zucker*	5 – 10 %
☐ Protein (Eiweiß) *tierisch und pflanzlich*	10 – 15 %
☐ Fette *tierisch und pflanzlich*	5 – 20 %

Wenn Sie von der 1. oder 2. Stufe zur Spitzenleistungsstufe 3 fortschreiten, werden Sie feststellen, daß der Prozentsatz an Monosacchariden (Zucker), Eiweiß und Fetten *zunimmt,* obwohl die Polysaccharide (Stärke) stets den *größten Teil* Ihres täglichen Bedarfs an Nahrung ausmachen. Bei der Haas-Leistungsdiät werden die Polysaccharide zu Ihrer *bevorzugten Nahrung.*

(*Anmerkung d. Red.*: Bevor Sie sich mit den einzelnen Nahrungsmitteln und Portionen auf den drei Stufen des Haas-Programms beschäftigen, scheinen einige Erläuterungen angebracht:

1. In Amerika weicht die Einteilung der Fettstufen bei bestimmten Nahrungsmitteln von der hier üblichen etwas ab (s. auch Seite 164). Während der von Dr. Haas verwendete Hüttenkäse nur 1−2 % Fett hat, enthält körniger Frischkäse (z. B. Hüttenkäse) bei uns zwischen 4 und 5 % Fett. Zu Ihrer Information im folgenden ein kurzer Überblick über andere Milchprodukte und deren hier handelsüblichen Fettstufen: Fettarmer Joghurt 1,5−1,8 %, Magermilchjoghurt 0,3 %, fettarme Milch 1,5 %, Magermilch [entrahmte Milch] 0,3 %, fettarme [teilentrahmte] Kondensmilch 4 %. Die in den Rezepten angegebenen Nährwerte beziehen sich auf die amerikanischen Originalrezepte.

2. Zum Süßen eignet sich als Zuckeraustauschstoff Fruchtzucker [Fructose] oder künstlicher Süßstoff. Letzteren gibt es auch in flüssiger Form. Zum Süßen von Getränken und Speisen empfiehlt sich »Canderel«, ein Süßstoff, der aus zwei Aminosäuren hergestellt wird; allerdings eignet er sich *nicht* zum Kochen und Backen.

3. In den folgenden Angaben über erlaubte bzw. empfohlene Nahrungsmittel werden Sie feststellen, daß sich – auf Grund der geographischen Lage und der klimatischen Verhältnisse – auf dem amerikanischen Speisezettel viel öfter als bei uns Meeresfrüchte wie Hummer, Krebse oder Muscheln finden. Auch tropische Früchte wie Papaya sind keine Seltenheit. Wir haben die Angaben hierzu unverändert übernommen, auch wenn wir uns bewußt darüber sind, daß wohl das eine oder andere Mal auf einem deutschen Speisezettel variiert werden muß.

4. Wichtig ist auch der Hinweis auf das amerikanische Maß *Tasse*. 1 Tasse = 235 ml [knapp ¼ Liter]. Siehe hierzu Seite 162.

5. Verwendete Abkürzungen: TL = Teelöffel, EL = Eßlöffel.)

Stufe 1: Der Ernährungsplan, der Sie in Form bringt

Dies ist die Stufe des Haas-Programms, die ich entworfen habe, um Sie in Topform zu bringen. Obendrein, sozusagen als Zugabe, werden Sie feststellen, daß Sie mühelos jene Extrapfunde verlieren, die Sie im Wettkampf langsamer gemacht haben.

Wurden folgende Werte bei Ihrer Blutanalyse festgestellt, dann sollten Sie die Diät mit Stufe 1 beginnen:

Stufe 1: In Form kommen		
Gesamtcholesterin		200 oder mehr
HDL-Cholesterin		30 oder weniger
Triglyceride		150 oder mehr
Glucose		100 oder mehr
Harnsäure	Frauen	6 oder mehr
	Männer	7 oder mehr

Wenn nur einer Ihrer Werte den hier angegebenen Zahlen entspricht, sollten Sie die Diät auf dieser Stufe beginnen.

Ich habe die Nahrungsmittel, die Sie auf allen drei Stufen zu sich nehmen können, in drei Gruppen eingeteilt:

☐ Primäre Nahrungsmittel.
☐ Sekundäre Nahrungsmittel.
☐ Ergänzende Nahrungsmittel.

Primäre Nahrungsmittel sind solche, die Sie mit dem größten Anteil Ihrer täglichen Kalorien versorgen. Das sind stärkehaltige Nahrungsmittel – wie Kartoffeln, Brot, Teigwaren – und Vollkornprodukte – wie Reis, Haferflocken, Weizenschrot –, die die Grundlage für Spitzenleistungen schaffen.

Sekundäre Nahrungsmittel versorgen Sie mit einem großen Teil Ihres Eiweißbedarfs. Sie werden sie in ausreichender Menge zu sich nehmen, um hochwertige Leistungen im Sport bringen zu können.

Ergänzende Nahrungsmittel können Sie (in den empfohlenen Mengen) als Teil Ihrer Mahlzeiten oder als Zwischenmahlzeiten genießen. Sobald Sie die nächsthöhere Stufe in Ihrem Diätplan erreichen, werden Sie mehr ergänzende Nahrungsmittel und Getränke vorfinden.

Stufe 1: Primäre Nahrungsmittel _____

Diese oder gleichwertige Nahrungsmittel sollten Sie täglich zu sich nehmen (s. auch den 28-Tage-Menüplan im folgenden Kapitel):

☐ *2 große Kartoffeln:* Gebacken, gekocht oder gedünstet.

☐ *Garnierung nach Wahl:* Butterflocken (Butterersatz); 2 EL fettarmer körniger Frischkäse; 2 EL fettarmer Joghurt; 1 TL Speckchips (sojabohnenartig); 1 EL Schnittlauch; Pfeffer, Paprika, Kräutersalz.

(Anmerkung d. Red.: Butterflocken [amerikanisch: *Butter Buds*] sind ein künstliches, hierzulande nicht erhältliches Produkt. Sie verleihen der Speise einen buttrigen Geschmack, und Dr. Haas verwendet sie zu gebackenen Kartoffeln [z. B. Folienkartoffeln], gedünstetem Gemüse, Fisch u. ä. Wir haben sie im folgenden stets durch *1 TL Margarine* [= 5 g] ersetzt. Während die vom Autor verwendeten Butterflocken einen außerordentlich niedrigen Fettwert aufweisen, haben

zum Vergleich:

5 g Margarine	4,0 g Fett	**5 g Butter**	4,2 g Fett
	– Cholesterin		12,0 mg Cholesterin
	35,7 kcal/149,6 kJ		36,8 kcal/154,1 kJ

Da der Autor größten Wert darauf legt, bei seiner Leistungsdiät den Fettkonsum so niedrig wie möglich zu halten, sollten Sie in jedem Fall auf Stufe 1 auf diese Zutat verzichten. Durch das Hinzugeben von Margarine [oder Butter] ändern sich die Nährwertangaben entsprechend.

Bei den angegebenen Speckchips verhält es sich ähnlich [amerikanisch: *bacon bits* oder *chips*]. Sie dienen lediglich der Geschmacksverbesserung. Da es unseres Wissens Vergleichbares hier nicht gibt, haben wir sie jeweils durch *Geröstete Zwiebeln* ersetzt, die Sie – falls gewünscht – verwenden können. Diese sind als Fertigprodukt im Handel erhältlich. Hier gilt jedoch das gleiche wie oben: Geröstete Zwiebeln enthalten Fett und sollten deshalb auf Stufe 1 der Diät in jedem Fall vermieden werden. Auch ihre Verwendung ändert leicht die Nährwertangaben.)

☐ *Getreideprodukte:* Alle vollwertigen Frühstücksflocken, die ohne Zucker und Salz hergestellt sind, einschließlich Weizenschrot, Haferflocken und Naturreis.

☐ *Spaghetti* (vorzugsweise Vollkorn-, Spinat- oder Artischockenspaghetti). Dazu einfache Tomatensauce oder Tomatensauce mit jeder Art von in Scheiben geschnittenem Gemüse wie Champignons, Paprikaschoten, Zwiebeln usw. Bis zu 1½ Tassen gekochte Spaghetti pro Tag mit einer ¾ Tasse Sauce. Als Beigabe zur Wahl 2 TL geriebener Parmesankäse oder Pecorinokäse (harter italienischer Schafskäse).

Stufe 1: Sekundäre Nahrungsmittel _____

☐ *Körniger Frischkäse* (fettarm, 1−2 %): Bis zu 1 Tasse.

☐ *Joghurt* (natur, fettarm, 1−2 %): Bis zu 1 Tasse.

☐ *Hülsenfrüchte* (gekochte Bohnen, Erbsen, Linsen):
Bis zu 1 Tasse.

☐ *Eiweiß vom Ei* (kein Eigelb): Bis zu vier.

☐ *Hühnchen, Truthahn, Fisch* (wählen Sie möglichst Lachs oder Makrele: gekocht oder ohne Butter gebraten; oder Hummer: gekocht, gedünstet oder gebraten): Bis zu 1 Pfund **pro Woche**.

Stufe 1: Ergänzende Nahrungsmittel _____
Diese Nahrungsmittel können Sie täglich essen, ganz wie Sie mögen:

☐ *Gemüse* (roh oder gedünstet): Unbegrenzt mit folgenden Ausnahmen: Avocados, Palmherzen, Samen und Nüsse, Oliven.

☐ *Saucen für Salate oder gekochtes Gemüse:* Jede im Handel erhältliche Salatsauce, die kein Öl und kein Eigelb enthält (auch wenn ihnen meist etwas Salz oder Zucker beigemengt ist); fettarmer körniger Frischkäse oder Joghurt (je 1 EL); oder meine Salatsauce: den Salat leicht mit Zitronensaft oder Essig besprenkeln, 1 TL geriebener Parmesan- oder Pecorinokäse und evtl. Fruchtzucker oder Süßstoff hinzufügen.

☐ *Frisches Obst:* Bis zu 2 Früchten pro Tag zusätzlich zu einer Frucht, die mit den Frühstücksflocken gegessen wird. Erlaubt sind alle bekannten Obstsorten.

☐ *Geriebener Hartkäse* (Parmesan oder Pecorino): Bis zu 3 TL pro Tag für Salate, Gemüse usw.

Stufe 1: Zwischenmahlzeiten _____

☐ *Popcorn* (wenn möglich mit Heißluft und ohne Öl hergestellt):
Bis zu 3 Tassen.

☐ *Ungesalzene Brezeln:* Bis zu 60 g.

☐ *Braune Reiscrackers oder andere Vollkorncrackers:* Bis zu 4 Stück (ca. 60 g).

☐ *Ungesüßtes Apfelmus:* Bis zu 1 Tasse.

Diese Grundnahrungsmittel habe ich gewählt, um sicherzugehen, daß Sie auf dieser ersten Stufe für Ihren Stoffwechsel- und Nährstoffbedarf regelmäßig die richtige Mischung an Polysacchariden, Monosacchariden (beides Kohlenhydrate), Eiweiß, Fett, Cholesterin und Natrium erhalten. *Nach nur einem Monat auf Stufe 1* werden Sie eine enorme Verbesserung der wesentlichen Faktoren in Ihrem Blut feststellen, und Sie werden überflüssiges Fett verloren haben, falls Sie übergewichtig sind.

Ich habe viele einfache Rezepte für köstliche Gerichte entwickelt, die Sie auf jeder Stufe der Haas-Leistungsdiät genießen können. Profis und Amateursportler haben diese Rezepte im Trainingslager getestet. In jedem Rezept wird außerdem angegeben, wieviel Kalorien/ Joule und welche Mengen an Kohlenhydraten, Eiweiß, Fett, Cholesterin und Natrium pro Portion enthalten sind.

In Kapitel 6 werden Sie einen 28-Tage-Menüplan für zu Hause vorfinden; aber selbst wenn Sie mehr auswärts als daheim essen, wird es ein leichtes für Sie sein, meine Empfehlungen für die Ernährung unterwegs zu befolgen (siehe hierzu Kapitel 7).

Stufe 2: Der Ernährungsplan, der Sie in Form hält

Nachdem Sie 28 Tage lang dem Ernährungsprogramm von Stufe 1 gefolgt sind, werden Sie wahrscheinlich bereit sein für Stufe 2 (durch eine zweite Blutuntersuchung wird das festgestellt). Sie werden überflüssiges Körperfett verloren haben, Sie werden bemerken, daß sich Ihre sportliche Leistung und Ihre Ausdauer verbessert haben, und Sie werden sich über mehr Energie und Stehvermögen sowohl im Wettkampf als auch im täglichen Leben freuen können.

Stufe 2 wurde entwickelt, um Sie *in Form zu halten* und Ihre Form zu steigern, und sie soll Ihnen auch helfen, weiteres überflüssiges Körperfett zu verlieren, wenn Sie dies wünschen.

Stufe 2: In Form bleiben		
Gesamtcholesterin		170 – 190
HDL-Cholesterin		45 oder mehr
Triglyceride		125 – 150
Glucose		85 – 95
Harnsäure	Frauen	5 oder weniger
	Männer	6 oder weniger

Stufe 2 (wie auch Stufe 3) unterscheidet sich von Stufe 1 dadurch, daß sie vielfältiger ist und größere Mengen beinhaltet. Sie können weiterhin jede Mahlzeit und jedes Haas-Rezept wie auf Stufe 1 zu sich nehmen; jetzt können Sie aber den bisherigen Ernährungsplan von Stufe 1 mit folgenden Nahrungsmitteln ergänzen(s. folgende Seite):

Stufe 2: Primäre Nahrungsmittel _____

☐ *Vollkornbrote* (jegliches Brot, das aus vollwertigem Getreide hergestellt wurde): Bis zu 2 Scheiben.

☐ *Teigwaren* (Spaghetti, Makkaroni usw.): 1 Tasse (gekocht) mit Saucen der Stufe 1. Stufe 2 erlaubt die Verwendung von Venusmuschelsauce.

Stufe 2: Sekundäre Nahrungsmittel _____

☐ *Rindfleisch, Schweinefleisch oder Kalbfleisch:* Bis zu ¼ Pfund **pro Woche**.

☐ *½ Tasse fettarmer körniger Frischkäse.*

☐ *½ Tasse fettarmer Joghurt.* (Tip: Fügen Sie ½ in Scheiben geschnittene Frucht und Fruchtzucker oder Süßstoff hinzu, dann erhalten Sie einen köstlichen Joghurt-Nachtisch.)

☐ *½ Tasse Magermilch oder fettarme Milch* (falls gewünscht).

☐ *1 Tasse gekochte Bohnen, Erbsen, Linsen.* (Dosengemüse vor Verwendung mit Wasser spülen, da manchmal Salz und Zucker zugesetzt werden.)

Stufe 2: Ergänzende Nahrungsmittel _____

☐ *1 frische Frucht nach Wahl.*

☐ *Fettarmer Fruchtjoghurt* (jede Geschmacksrichtung): Bis 120 g. Der hierin enthaltene Zucker bleibt innerhalb der erlaubten Grenzen.

☐ *Margarine, Mayonnaise oder Pflanzenöl:* Bis zu 2 TL täglich.

☐ *Alkohol:* 1 Glas Wein (100 ml, weiß oder rot) oder eine Dose (350 ml) leichtes Bier, wenn gewünscht.

Stufe 2: Zwischenmahlzeiten _____

☐ *Getrocknete Früchte:* Bis zu 30 g Rosinen, Pflaumen, Feigen usw. zu Frühstücksflocken, im Salat oder allein als Snack.

Wie Sie sehen, bestimmt Ihre Diätstufe darüber, was Sie an zusätzlichen Fetten, Ölen, süßen Sachen, tierischem Eiweiß und Alkohol zu sich nehmen dürfen. Auf Stufe 1 sind nur solche tierischen und pflanzlichen Fette und Öle erlaubt, *die in Naturprodukten vorkommen;* Sie dürfen keine Fette verwenden, wie sie in Butter, Margarine, Mayonnaise, Salatsaucen oder Pflanzenölen vorkommen. Zitronensaft, Essig oder Salatsaucen ohne Öl, die in manchen Supermärkten zu finden sind, können Sie auf dieser Stufe unbedenklich für Ihre Salate hernehmen. – Wenn Sie sich auf Stufe 2 befinden, können Sie bis zu 2 TL Öl oder Salatsauce auf Ölbasis für Ihre Salate nehmen (jetzt dürfen Sie sich auch meiner »fettarmen Rühr- und Brattechnik« bei der Speisenzubereitung bedienen). – Auf der Spitzenleistungsstufe 3 sind täglich bis zu 4 TL Öl zusätzlich erlaubt.

Stufe 3: Das Spitzenleistungs-Ernährungsprogramm

Haben Sie Stufe 3 des Haas-Spitzenleistungsprogramms erreicht, dann essen Sie Frühstück, Mittag- und Abendessen wie die Champions. Das ist die Diät, die viele Spitzensportler auf ihrem Weg zum Sieg zu sich nehmen. Wahrscheinlich werden Sie kein Gewicht verlieren, wenn Sie Stufe 3 folgen, aber Sie werden Ihr Idealgewicht und das für Ihren Körper ideale Verhältnis von Muskel- und Fettmasse halten. Wenn Sie feststellen, daß Sie auf Stufe 3 Gewicht verlieren, dann trainieren Sie wahrscheinlich hart und müssen mehr Grundnahrungsmittel zu sich nehmen, um Ihr *Spitzenleistungsgewicht* zu halten.

Stufe 3: In Spitzenform kommen		
Gesamtcholesterin		150 oder weniger
HDL-Cholesterin		65 oder mehr
Triglyceride		75 oder weniger
Glucose		85 oder weniger
Harnsäure	Frauen	4 oder weniger
	Männer	5 oder weniger

Stufe 3 (wie auch Stufe 2) bringt Abwechslung, aber auch mehr Quantität in Ihren Speiseplan als Stufe 1. Sie können alles essen, was vorher auf dem Programm stand, aber Sie dürfen jetzt die folgenden Nahrungsmittel *zusätzlich* zum Programm der Stufe 1 zu sich nehmen:

Stufe 3: Primäre Nahrungsmittel

☐ *2 Scheiben Vollkornbrot.*
☐ *1 Tasse Teigwaren (gekocht) mit Saucen der Stufe 2.*
☐ *½ Tasse Vollkornflocken.*

Stufe 3: Sekundäre Nahrungsmittel

☐ *½ Tasse fettarmer körniger Frischkäse.*
☐ *½ Tasse fettarmer Joghurt.*
☐ *2 Eiweiß.*
☐ *½ Tasse gekochte Bohnen, Erbsen, Linsen.*
☐ *¼ Pfund Hühner- oder Truthahnfleisch, Fisch.*

Stufe 3: Ergänzende Nahrungsmittel _____

☐ *Frisches Obst:* 1 Frucht nach Wahl.

☐ *3 TL Parmesan- oder Pecorinokäse* (als Beigabe zu Salaten, Teigwaren oder Gemüse).

☐ *Alkohol:* 1 Glas Wein (100 ml, weiß oder rot), oder 1 Flasche leichtes Bier (350 ml), oder 1 kleines Glas (45 ml) harte Getränke (Gin, Whisky, Wodka etc.).

☐ *Margarine, Mayonnaise oder Pflanzenöl:* 2 TL insgesamt.

Stufe 3: Zwischenmahlzeiten _____

☐ *30 g Trockenobst.*

☐ *2 Tassen Popcorn.*

Spitzenleistungs-Kochtechniken

Geben Sie niemals Salz zum Kochwasser. Konventionelle Kochbücher empfehlen immer Salz beim Kochvorgang. Der einzige Grund dafür ist, daß auf diese Weise das Wasser schneller zum Kochen kommt. Es bedeutet aber auch, daß Sie damit Ihrer Diät unnötig Natrium beifügen.

Essen Sie Gemüse möglichst roh. Kochen entzieht dem Gemüse die wasserlöslichen Vitamine und Mineralstoffe wie Vitamin C, Vitamine des B-Komplexes, Calcium und Magnesium. Fettlösliche Vitamine, wie β-Carotin (das Ihr Körper in Vitamin A umwandelt) und Vitamin E sind stabiler gegen Hitze. Je weniger Sie Gemüsesorten, die reich an wasserlöslichen Vitaminen und Mineralstoffen sind, kochen, um so eher bleiben die wesentlichen Nährstoffe erhalten.

Wenn möglich, benutzen Sie einen Mikrowellenherd, um herzhaftes und nahrhaftes Gemüse zuzubereiten. Gemüse wird so besonders zart, ohne jedoch an Frische zu verlieren, und mehr Vitamine und Mineralstoffe bleiben erhalten, als wenn Sie es im kochenden Wasser zubereiten.

Fettarmes Kochen und Braten

Des weiteren möchte ich Ihnen meine fettarme »Rühr- und Brattechnik« vorstellen: Schneiden Sie das Gemüse möglichst fein. Erhitzen Sie eine beschichtete Pfanne, bis ein Wassertropfen darin perlt. Messen Sie 2 TL Pflanzenöl ab (nur wenn Sie auf Stufe 2 und 3 sind) und geben Sie es in die Pfanne. Wenn Sie auf Stufe 1 sind, können Sie »rührbraten«, indem Sie Wasser verwenden. Halten Sie das Gemüse mit einem nichtmetallenen Kochlöffel in ständiger Bewegung, bis es leuchtend grün oder durchsichtig ist (1 – 2 Minuten). Schalten Sie die Herdplatte auf eine niedrigere Stufe. Fügen Sie 2 EL Zitronensaft (oder, sehr gut, Limonensaft) hinzu und ¼ TL Sojasauce plus 1 EL Wasser. Decken Sie die Pfanne oder den Topf gut zu und lassen Sie alles 2 – 3 Minuten kochen. Das Gemüse wird knusprig-zart, köstlich im Geschmack und behält den größten Teil an Vitaminen und Mineralstoffen.

Wenn Sie Gemüse nicht »rührbraten« können, backen oder dünsten Sie es. Einige Gemüsesorten, wie Kartoffeln und die Wurzelgemüse (Rote Bete, Rüben usw.), eignen sich nicht für die Rühr- und Bratmethode. Backen oder dünsten Sie es, *ohne es vorher zu schälen.* Ich empfehle hierzu die Anschaffung eines Dampfkochtopfs, der nicht teuer und leicht zu handhaben ist. Aber auch ein Sieb, das Sie über ein wenig ungesalzenes kochendes Wasser hängen, hat denselben Effekt.

Machen Sie Teigwaren zu einem Ihrer Hauptnahrungsmittel. Teigwaren in den verschiedensten Formen – wie z. B. Spaghetti, Makkaroni und vieles mehr – sind eine ausgezeichnete Quelle für Polysaccharide und sehr leicht zu kochen. Die Teigwaren langsam in das kochende Wasser legen, so daß es nicht zu kochen aufhört. Prüfen Sie nach ca. 6 Minuten, ob sie »al dente« sind (die Nudeln müssen noch »einen Biß« haben), schütten Sie das Kochwasser ab, lassen Sie ein wenig kaltes Wasser über die Teigwaren laufen, damit sie nicht zusammenkleben, und servieren Sie sie mit Sauce.

Anmerkungen zu Getreideflocken

Wir alle haben schon vor dem reichhaltigen Angebot an Frühstücksflocken in unserem Supermarkt gestanden und versucht, dem Etikett die jeweilige Zusammensetzung des Inhalts zu entnehmen. Selbstverständlich wissen wir, daß »natürlich« in der Nahrung eine ganze Menge an Bestandteilen bedeuten kann, die unerwünscht sind, wie natürlicher Zucker, natürliches Salz und vieles mehr. Die im folgenden als Beispiele aufgeführten Getreideflocken sind für mein Spitzenleistungsprogramm durchaus geeignet:

- ☐ Haferflocken, -fleks
- ☐ Weizenschrot
- ☐ Weizenvollkornflocken
- ☐ Viele-Früchte-Müslis
- ☐ Rice Krispies
- ☐ Kellogg's Special
- ☐ Bran Buds
- ☐ alle Vollkornflocken, die ohne Zusatz von Fetten oder Ölen hergestellt sind.

51

Einige weitere wichtige Empfehlungen

▷ Kauen Sie die Nahrung, die Sie zu sich nehmen, so lange, bis sie sich in Ihrem Speichel aufgelöst hat.
▷ Trinken Sie zuckerfreie Limonadegetränke oder Mineralwasser, damit Sie den Zuckerkonsum möglichst niedrig halten.
▷ Trinken Sie täglich mindestens 6 mal ¼ l Wasser (mit oder ohne Kohlensäure).
▷ Essen Sie Bohnen-, Erbsen- und Linsensuppen, damit Sie hohe Nährwerte, aber niedrige Kalorienwerte zu sich nehmen.
▷ Essen Sie möglichst keine Avocados, Oliven oder Erdnußbutter.

Jede Diät läßt sich leicht befolgen, wenn Sie selbst einkaufen und kochen und 7 Tage in der Woche zu Hause essen. Mein Sporternährungsprogramm läßt sich darüber hinaus auf allen drei Stufen genauso leicht befolgen, wenn Sie auswärts essen. Lassen Sie mich Ihnen in den beiden nächsten Kapiteln zeigen, wie Sie das – genauso wie ich und Weltklasse-Athleten – tun können.

6 Zu Hause essen

Der 28-Tage-Menüplan der Haas-Leistungsdiät

Das folgende 28-Tage-Programm habe ich für körperlich aktive
Menschen zusammengestellt, die gern zu Hause essen und an schnell
und leicht zuzubereitenden Mahlzeiten interessiert sind. Es sind die
gleichen Rezepte, die auch einige der weltbekannten Spitzensportler
in ihren eigenen vier Wänden verwendet haben.

Jeder Tages-Menüplan enthält einige der originalen Haas-Rezepte,
die im Rezeptteil aufgeführt sind. Bei allen angegebenen Speisen
finden Sie einen Seitenverweis auf das jeweilige Rezept. Die Rezepte
selbst schließen immer eine genaue Information über die Zusammensetzung und Menge der einzelnen Nährstoffe wie Kohlenhydrate,
Eiweiß, Fett, Cholesterin und Natrium ein sowie die Kalorienzahl/
Joule *pro Portion*. So können Sie selbst die Menge des jeweiligen
Nährstoffes in Ihrer Diät leicht kontrollieren.

Jedes der täglichen Menüs – Frühstück, Mittag- und Abendessen –
können Sie so oft zu sich nehmen, wie Sie mögen. Das heißt, wenn Sie
einem Menü gegenüber einem anderen den Vorzug geben, so dürfen
Sie es ruhig austauschen und (mehrmals) wiederholen. Alle Speisen
sind auf Stufe 1 (der striktesten) abgestimmt, so daß Sie, selbst wenn
Sie sich auf Stufe 2 oder 3 befinden, diesem Menüplan für zu Hause
gut folgen können.

Da der Stoffwechsel (die Geschwindigkeit, mit der wir Kalorien
verbrennen) von Mensch zu Mensch verschieden ist, kann es sein,
daß Sie Gewicht verlieren, wenn Sie sich an meine vorgeschlagenen
Mengen halten. Wollen Sie solche Gewichtsverluste vermeiden, so
vergrößern Sie einfach die empfohlenen Portionen. Dadurch wird die
spezielle chemische Zusammensetzung der Diät nicht verändert (das
Verhältnis von Kohlenhydraten, Fett und Eiweiß), welche ja die
einzelnen Stufen des Spitzenleistungsprogramms bestimmt. Größere
Portionen *verändern jedoch* die absoluten Mengen an Cholesterin
und Natrium, die Sie zu sich nehmen. Deswegen rate ich all jenen,
die sich gemäß Stufe 1 ernähren, sich unbedingt an meine empfohlenen Portionsmengen zu halten, bis die Blutanalyse Werte ergibt,
die einen Wechsel auf Stufe 2 zulassen.

Sie können das 28-Tage-Programm mit irgendeinem Menü nach Ihrer Wahl beginnen, also auch mit dem von Tag 25 oder 17. Wenn Ihnen z. B. der Speiseplan von Tag 2 besonders gut gefällt, dann können Sie das dort angegebene Menü (oder jedes andere) bis zu drei Tage hintereinander wiederholen. Es gibt eine Menge Abwechslung, jedes Rezept ist einfach und leicht zuzubereiten – und es schmeckt ausgezeichnet! Sie können sogar abwechseln und dieses Programm mit Auswärtsessen kombinieren, solange Sie meine speziellen Richtlinien für die Haas-Leistungsdiät einer jeden Stufe befolgen. Weltklasse-Athleten genießen die Annehmlichkeit, diesem Menüplan zu Hause wie unterwegs folgen zu können, und Ihnen wird es genauso gehen.

Einige wohlschmeckende Empfehlungen zur Durchführung meines Menüplans für zu Hause

▷ Verdünnen Sie Sojasauce (falls Sie sie verwenden) mit der gleichen Menge Wasser. Wenn Sie z. B. eine Viertelliterflasche Sojasauce gekauft haben, dann mischen Sie sie mit ¼ l Wasser und geben Sie einen Teelöffel Zitronensaft dazu. Das ist ein kleiner Trick, um den Geschmack zu verstärken, und trägt gleichzeitig dazu bei, die Salzaufnahme niedrig zu halten. (Das gleiche gilt übrigens für die von mir empfohlene Tamarisauce, einer speziellen Sojasauce, die Sie in Reformhäusern erhalten.)

▷ Verwenden Sie fettarmen Joghurt oder körnigen Frischkäse (z. B. Hüttenkäse) zu gebackenen Kartoffeln als Ersatz für saure Sahne. Fügen Sie Schnittlauch oder andere frische Kräuter hinzu, dann haben Sie einen köstlichen, kalorienarmen Schmaus.

▷ Viele Brotaufstriche und Würzen, die normalerweise Salz oder Zucker enthalten, sind auch in salzfreier oder zuckerfreier Form erhältlich. Prüfen Sie das einmal bei Ihrem Lebensmittelhändler nach. Reformhäuser führen oft zucker- bzw. salzfreie Alternativen zu vielen Aufstrichen, Würzen oder Saucen.

▷ Jedes der Haas-Gerichte können Sie in doppelter oder dreifacher Menge zubereiten, dann einfrieren und zu einem späteren Zeitpunkt auftauen und servieren. Das erspart Ihnen Zeit und Geld. Ein Hinweis: Verpacken Sie die auf Vorrat zubereiteten Mahlzeiten immer portionsweise, so daß Sie die Portionen je nach Anzahl der am Essen Teilnehmenden auftauen und aufwärmen können.

Falls Sie einem der sportartspezifischen Ernährungspläne, wie ich sie in Kapitel 11 ausführe, oder meinen speziellen Diätvorschlägen für Frauen (Kapitel 9) folgen sollten, können Sie sich stets nach meinem Menüplan für zu Hause richten; er enthält genügend Abwechslung für die sportspezifische Diät und berücksichtigt gleichzeitig die besonderen Erfordernisse des weiblichen Organismus im Zusammenhang mit der Ernährung. Sie wählen sich einfach die Tagesmenüs aus, die Ihrer individuellen Sportdiät oder Ihren Ernährungsbedürfnissen entsprechen, und genießen sie, wann immer und so oft Sie mögen.

1. Tag

Frühstück
Vollkornflocken mit ½ Tasse Magermilch
½ in Scheiben geschnittene Banane oder ¼ Tasse Rosinen
Getränk

Mittagessen
½ Gefüllte Kartoffel → *Seite 189*
Salat (unbegrenzte Menge) mit einer der empfohlenen Saucen
Getränk

Abendessen
Gedünstetes Gemüse
½ Gefüllte Kartoffel → *Seite 189*
Salat (unbegrenzte Menge) mit einer der empfohlenen Saucen
1 Scheibe Bananenbrot → *Seite 171*
Getränk

Erlaubte Zwischenmahlzeiten (täglich eine nach Wahl)
Popcorn (in Heißluft zubereitet): 2 Tassen pro Tag
Hüttenfrittes → *Seite 189*
Salat (unbegrenzte Menge) mit einer der empfohlenen Saucen
Rohes oder gedünstetes Gemüse (unbegrenzte Menge)
½ Tasse Getreideflocken
1 gebackene Kartoffel[1]
Frisches Obst (nicht mehr als 2 Früchte täglich)

---

[1] Gebackene Kartoffel (»baked potatoe«): Gründlich gewaschene und ungeschälte, z. B. in Alufolie eingeschlagene Kartoffel *ohne Fett* im Backofen garen. Mit frischen Kräutern oder einer Sauce (Dip) garnieren.

2. Tag

Frühstück
2 Scheiben Vollkorntoast → *Seite 172* mit
Apfelbutter → *Seite 175*
Getränk

Mittagessen
Überbackenes Gemüse italienisch → *Seite 199*
Salat (auch wenn im folgenden nicht mehr erwähnt, so ist stets eine
unbegrenzte Menge erlaubt, und als Beigabe steht eine der empfoh-
lenen Saucen zur Wahl)
Getränk

Abendessen
Reis mit Hähnchen → *Seite 205*
Salat
Gedünstetes Gemüse
1 Bratapfel → *Seite 209*
Getränk

3. Tag

Frühstück
Haferflocken Royal → *Seite 169*
Getränk

Mittagessen
Indischer Reis- und Gemüseauflauf → *Seite 193*
Salat
1 Frucht
Getränk

Abendessen
Coq-au-vin-Auflauf → *Seite 201*
Salat
1 Scheibe Bananenbrot → *Seite 171*
Getränk

4. Tag

Frühstück
1 Scheibe Apfelbrot → *Seite 170*
Getränk

Mittagessen
Zucchini, gefüllt mit Cannellini → *Seite 200*
Salat
1 Frucht
Getränk

Abendessen
Spaghetti mit Marinara-Sauce → *Seite 179*
Salat
1 Scheibe Vollkornbrot → *Seite 172*
1 Frucht
Getränk

5. Tag

Frühstück
3 Buchweizenpfannkuchen → *Seite 168* mit
Apfelbutter → *Seite 175*
Getränk

Mittagessen
Reis und Hüttenkäse → *Seite 197*
Salat
1 Frucht
Getränk

Abendessen
Spinat-Käse-Pie → *Seite 198*
Salat
1 Scheibe Apfelbrot → *Seite 170*
Getränk

6. Tag

Frühstück
Rührei à la Haas → *Seite 169*
1 Frucht
Getränk

Mittagessen
½ Gefüllte Kartoffel → *Seite 189*
Gedünstetes Gemüse
1 Frucht
Getränk

Abendessen
Melanzane al forno (Gebackene Auberginen) → *Seite 194*
Salat
1 Scheibe Vollkornbrot → *Seite 172*
1 Bratapfel → *Seite 209*
Getränk

7. Tag

Frühstück
1 Frucht
1 Scheibe Vollkorn-Rosinenbrot → *Seite 173*
Getränk

Mittagessen
1 gebackene Kartoffel mit
Pikante Zwiebelsauce → *Seite 177*
Mariniertes Gemüse → *Seite 184*
Salat
1 Frucht
Getränk

Abendessen
Broccoli mit Reis und Sauce Hollandaise → *Seite 190*
Salat
Gebackene Bananen → *Seite 210*
Getränk

8. Tag

Frühstück
Haferflocken mit ½ Tasse Magermilch
½ in Scheiben geschnittene Banane oder 1 EL Rosinen
Getränk

Mittagessen
1 Thunfisch-Muffin → *Seite 208*
Salat
1 Frucht
Getränk

Abendessen
Gefüllte Kohlrouladen → *Seite 191*
Salat
Reis-Früchte-Eiercreme → *Seite 211*
Getränk

9. Tag

Frühstück
1 Bratapfel (warm oder kalt) → *Seite 209*
1 Scheibe Vollkorntoast → *Seite 172*
Getränk

Mittagessen
2 Gefüllte Tomaten → *Seite 192*
Salat
1 Frucht
Getränk

Abendessen
Tini Linguini (Spaghetti mit pikanter Sauce) → *Seite 205*
Salat
Nudelpudding → *Seite 212*
Getränk

10. Tag

Frühstück
1 Blaubeer-Kleie-Muffin → *Seite 174*
1 Frucht
Getränk

Mittagessen
1 Tasse Chilibohnensuppe → *Seite 180*
Gurkensalat → *Seite 183*
1 Bratapfel → *Seite 209*
Getränk

Abendessen
Thunfischauflauf Supreme → *Seite 208*
Gedünstetes Gemüse
1 Apfel-Muffin → *Seite 173*
Getränk

11. Tag

Frühstück
1 Scheibe Vollkorntoast → *Seite 172* mit
1 EL Haas' Erdnußbutter → *Seite 176*
Getränk

Mittagessen
1 Tasse Chili-Huhn → *Seite 201*
Broccolisalat → *Seite 183*
1 Frucht
Getränk

Abendessen
1 Gefüllte Paprikaschote italienisch → *Seite 192*
Salat
Bananen-Nudel-Eiercreme → *Seite 210*
Getränk

12. Tag

Frühstück
1 Orangen-Muffin → *Seite 175*
1 Frucht
Getränk

Mittagessen
1 Tasse Kartoffelsuppe → *Seite 181*
Frischer Salat mit Cäsar-Sauce → *Seite 185*
1 Mais-Muffin → *Seite 174*
Getränk

Abendessen
Fischmarinade → *Seite 206*
1 gebackene Kartoffel mit
Champignonsauce → *Seite 176*
Gedünstetes Gemüse
1 Frucht
Getränk

13. Tag

Frühstück
1 Scheibe Landbrot → *Seite 171* mit Apfelbutter → *Seite 175*
Getränk

Mittagessen
Ranchero Chili (Bohnentopf) → *Seite 196*
Broccolisalat → *Seite 183*
1 Scheibe Landbrot → *Seite 171*
1 Frucht
Getränk

Abendessen
Makkaroni und Käse »Lombardo« → *Seite 204*
Salat
1 Frucht
Getränk

14. Tag

Frühstück
1 Scheibe Apfelbrot → *Seite 170*
Getränk

Mittagessen
1 Scheibe Vollkornbrot → *Seite 172* mit Thunfisch »Haas« → *Seite 208*
Gedünstetes Gemüse
½ Tasse Heißer Kartoffelsalat → *Seite 188*
1 Frucht
Getränk

Abendessen
Spinatnudel-Auflauf → *Seite 198*
Salat
1 Scheibe Apfelbrot → *Seite 170*
Getränk

15. Tag

Frühstück
Wiederholen Sie bitte das Frühstücksmenü der ersten 14 Tage.

Mittagessen
1 Tasse Bohnensuppe → *Seite 179*
Salat
1 Frucht
Getränk

Abendessen
Kalbfleisch Scallopini → *Seite 206*
Salat
1 Frucht
Getränk

16. Tag

Mittagessen
Überbackenes Gemüse italienisch → *Seite 199*
½ Tasse Bohnen- und Gemüsesalat → *Seite 183*
1 Frucht
Getränk

Abendessen
Hähnchen süß-sauer → *Seite 203*
½ Tasse Gurkensalat → *Seite 183*
1 Frucht
Getränk

17. Tag

Mittagessen
1 Tasse Makkaroni und Bohnen italienisch → *Seite 194*
½ Tasse Broccolisalat → *Seite 183*
1 Scheibe Festtagskuchen → *Seite 213*
Getränk

Abendessen
Curry-Hähnchen → *Seite 202*
1 Frucht
Getränk

18. Tag

Mittagessen
1 Tasse Rote Bohnensuppe → *Seite 180*
1 Scheibe Vollkornbrot → *Seite 172*
Salat
Getränk

Abendessen
Krabbenfleisch au gratin → *Seite 207*
Salat
1 Frucht
Getränk

19. Tag

Mittagessen
1 gebackene Kartoffel mit
Grillhähnchen-Sauce → *Seite 177*
Gedünstetes Gemüse
1 Scheibe Bananenbrot → *Seite 171*
Getränk

Abendessen
Hähnchen-Mais-Frittata → *Seite 203*
Gedünstetes Gemüse
Salat
1 Frucht
Getränk

20. Tag

Mittagessen
1 Tasse Kartoffelauflauf → *Seite 188*
Salat
1 Bratapfel → *Seite 209*
Getränk

Abendessen
Moussaka → *Seite 195*
½ Tasse Bohnen- und Gemüsesalat → *Seite 183*
½ Tasse Preiselbeer-Dessert → *Seite 211*
Getränk

21. Tag

Mittagessen
1 Tasse Waldorfsalat de luxe → *Seite 184*
1 Scheibe Vollkornbrot → *Seite 172*
Getränk

Abendessen
In Folie gegarter Fisch mit
Dillsauce de luxe → *Seite 176*
1 gebackene Kartoffel mit
Scharfer Cheddar-Sauce → *Seite 178*
Salat
Getränk

22. Tag

Mittagessen
1 Scheibe Vollkornbrot → *Seite 172* mit Thunfisch »Haas« → *Seite 208*
Salat
1 Frucht
Getränk

Abendessen
Ratatouille → *Seite 196*
Salat
1 Stück Kürbis-Pie → *Seite 213*
Getränk

23. Tag

Mittagessen
1 Tasse Süßkartoffelsuppe → *Seite 182*
1 Scheibe Vollkornbrot → *Seite 172*
1 Frucht
Getränk

Abendessen
Hähnchen-Mais-Frittata → *Seite 203*
½ Tasse Gurkensalat → *Seite 183*
1 Scheibe Vollkorn-Rosinenbrot → *Seite 173*
Getränk

24. Tag

Mittagessen
1 Tasse Kartoffelauflauf → *Seite 188*
Gedünstetes Gemüse
1 Frucht
Getränk

Abendessen
Imam Bayildi (Gefüllte Auberginen) → *Seite 193*
Salat
Gedünstetes Gemüse
1 Scheibe Apfelbrot → *Seite 170*
Getränk

25. Tag

Mittagessen
1 gebackene Kartoffel mit
Sherrysauce mit Hähnchenfleisch → *Seite 178*
Gedünstetes Gemüse
1 Haferflocken-Fruchtriegel → *Seite 214*
Getränk

Abendessen
Teigwaren mit Marinara-Sauce → *Seite 179*
Salat
1 Frucht
Getränk

26. Tag

Mittagessen
1 Scheibe Vollkornbrot → *Seite 172* mit Hähnchensalat → *Seite 184*
Geschnittene Tomaten
1 Frucht
Getränk

Abendessen
1 Tasse Hähnchenauflauf → *Seite 202*
Salat
1 Scheibe Apfelbrot → *Seite 170*
Getränk

27. Tag

Mittagessen
1 gebackene Kartoffel mit
Meerrettichsauce → *Seite 177*
Gedünstetes Gemüse
1 Frucht
Getränk

Abendessen
1 Stück Chili-Pie → *Seite 190*
Salat
1 Stück Haferflocken-Fruchtriegel → *Seite 214*
Getränk

28. Tag

Mittagessen
1 Tasse Howard's Zwiebelsuppe → *Seite 180*
1 Scheibe Landbrot → *Seite 171*
1 Frucht
Getränk

Abendessen
Weiße Bohnen und Pasta italienisch → *Seite 199*
Salat
½ Tasse Französischer Apfelauflauf → *Seite 212*
Getränk

7 Auswärts essen

Viele von uns essen ziemlich oft auswärts, sei es, daß wir uns am Arbeitsplatz schnell ein Sandwich besorgen oder sei es, daß wir ein gemütliches Mahl in einem guten Restaurant einnehmen. »Wie kann ich die Haas-Leistungsdiät unterwegs befolgen?«, wollte Nancy Lieberman einmal von mir wissen, als ich anfing, sie in Ernährungsfragen zu beraten. »Ob ich eine Pizza esse oder in einem 5-Sterne-Restaurant – ich kann doch nicht kontrollieren, was sie mir servieren.«

Aber gerade das ist es, was Sie können, und ich möchte Ihnen zeigen, wie leicht es ist, auch auswärts dem Programm zu folgen; es macht sich im Wettkampf bezahlt!

Wählen Sie Restaurants, die vor allem Ihre bevorzugten Grundnahrungsmittel auf der Speisekarte führen

Italienische Restaurants beispielsweise haben natürlich immer jede Menge Teigwaren zur Hand. Indische Restaurants sind auf Reis, gebratene Hühnchen, köstliche Gemüsegerichte und wundervolle fettarme Fladenbrote spezialisiert. Die chinesische und japanische Küche bietet uns ihre traditionellen Reis-, Nudel- und Gemüsegerichte an mit nur wenig tierischem Eiweiß, wie mageres Fleisch, Hühnchen oder Fisch. In mexikanischen Restaurants finden wir Tortillas (hergestellt aus Mais, Limonen, Mehl und Wasser), Bohnen und Reis vor. Alle diese Nahrungsmittel sind köstlich, und alle gehören zur Spitzenleistungs-Ernährung. Fast ohne Ausnahme verfügen Restaurants, welche die Kochkunst anderer Länder vertreten, über eine reichliche Auswahl an Polysacchariden, Gemüse, Brot und Früchten. Eine Ausnahme zu dieser Regel bildet lediglich das traditionelle französische Gourmet-Restaurant. Kalorienreiche Saucen oder Gänge, in denen Eigelb, Sahne, Butter und Käse verwendet werden, sowie andere stark fetthaltige Speisen sind für Ihr neues Spitzenleistungsprogramm unakzeptabel.

Glücklicherweise wird die sog. »Nouvelle Cuisine«, die neuere, leichte französische Küche, in vielen französischen Restaurants angeboten, und das ist für die Anhänger der Haas-Diät gut zu wissen. Nouvelle-Cuisine-Restaurants verwenden nicht mehr so sahnehaltige Saucen, statt dessen legen sie mehr Wert auf frisches Gemüse, Fisch, Geflügel und frisches Obst und stellen daraus köstliche Mahlzeiten her, die sich viel eher mit meinen Diätempfehlungen vertragen.

1982 fuhr ich mit Martina Navratilova nach Stuttgart, um ihre Diät zu überwachen, als sie im Porsche-Grand-Prix spielte. Martinas Leistung in diesem Turnier war so überwältigend, daß, nachdem sie Tracy Austin geschlagen hatte, die deutsche Presse sie zur »Legende ihrer Zeit« erklärte.

Anläßlich Martinas Sieg gab Porsche an jenem Abend einen großen Empfang mit Essen, und wir kamen ein bißchen später. Als wir an das gewaltige Buffet herantraten, das mit Wurst- und Käseplatten beladen war, mit Torten, die von Buttercreme und Schlagsahne strotzten, und Gemüse, das sich unter schweren Sahne- und Käsesaucen versteckte (Hühnchen und Fisch waren nirgends zu sehen), schaute Martina mich ratsuchend an. »Hilfe«, flüsterte sie. Wir umrundeten das Buffet zweimal; schließlich entdeckten wir das einzige Spitzenleistungs-Nahrungsmittel auf dem gesamten Tisch, und ich nahm aus einem Brotkorb zwei Brötchen – für jeden von uns eines.

Wir kehrten an unseren Tisch zurück; jeder trug einen riesigen Teller, auf dem nur ein Brötchen lag, sehr zum Erstaunen unseres Gastgebers und aller anderen im Raum versammelten Gäste. Sie konnten natürlich nicht wissen, daß ich mir das Menü schon vorher angesehen und dafür gesorgt hatte, daß Martina und ich genug gebackene Kartoffeln, Hühnchen, gedünstetes Gemüse, Salat und frisches Obst gegessen hatten, ehe wir zur Siegesparty gekommen waren!

Nützliche Ratschläge, die Ihnen beim Auswärtsessen helfen

Manche Restaurants, besonders in Amerika, führen keine Teigwarengerichte, Reis oder Tortillas auf ihrer Speisekarte, aber im allgemeinen servieren sie gebackene Kartoffeln, Gemüse, Hühnchen, Fisch und frisches Obst. Die großartige »Erfindung« der Salatbar gestattet es Ihnen, sich schnell und leicht ein Spitzenleistungsgericht zusammenzustellen. Bedienen Sie sich reichlich mit grünem Salat, Paprikaschoten, Kichererbsen, Tomaten und jedem anderen frischen Gemüse, außer mit Avocados, aber nehmen Sie nicht die

Saucen des Hauses, sondern Zitronensaft oder Essig und streuen Sie geriebenen Parmesankäse darüber. Mischen Sie alles und verzehren Sie Ihren Salat nach Spitzenleistungsart.

Hier ist ein wichtiger Rat fürs Auswärtsessen: *Verdoppeln Sie die Menge der Polysaccharide (Kohlenhydrate) und halbieren Sie die Eiweißmenge, die Sie zu sich nehmen.* Bestellen Sie die Hälfte der üblichen Restaurantportionen an tierischem Eiweiß (oder teilen Sie sich eine mit einem Begleiter oder nehmen Sie das, was Sie nicht essen, mit nach Hause). Bestellen Sie eine gebackene Kartoffel (oder sogar zwei, wenn Sie mögen) sowie einen großen Salat (aber nicht vergessen: ohne die übliche Sauce) und fragen Sie nach einer fettarmen Sauce aus Magerjoghurt oder Hüttenkäse. Bestellen Sie als Nachtisch frisches Obst, je nach Saison.

Lassen Sie sich bei dieser Art der Bestellung nicht in Verlegenheit bringen. Keiner dieser Wünsche ist schrecklich ungewöhnlich oder schwer zu erfüllen; ich persönlich habe bemerkt, daß man wahrscheinlich eine Menge Aufmerksamkeit und eine Superbedienung erfährt, wenn man die Prinzipien dieser Leistungsdiät erklärt.

Schaffen Sie Ihr eigenes Haas-Spitzenleistungs-Gericht in Ihrem Lieblingsrestaurant. Seien Sie ein kreativer Auftraggeber; Sie werden überrascht sein, wie froh der Restaurantbesitzer oder Koch darüber ist, unterschiedliche Gäste zufriedenzustellen, besonders wenn Sie Stammkunde sind. Gene Mayer, der bekannte Tennisprofi, ißt gern Spaghetti marinara mit Hummerstücken. Er hat eigentlich nie ein Problem, wenn er den Küchenchef darum bittet, einfach einen geschmorten Hummer in die Tomatensauce zu tun!

Einige Athleten meinten, daß sie keine Zeit hätten, sich die Anweisungen per Telefon durchgeben zu lassen und schon gar nicht dafür, eine lange Diätliste zu lesen. Deswegen im folgenden einige einfache Richtlinien für das Auswärtsessen:

Frühstück

☐ *Vollkornflocken* (Weizenschrot, Haferflocken, Früchte-Müsli oder alle anderen fettarmen – weniger als 2 Gramm Fett pro 125-g-Portion –, zuckerfreien Vollkornflocken): Frühstücksflocken mit ½ Tasse Magermilch und 1 frischen Frucht zubereiten.

Oder:

☐ *2 Pfannkuchen, vorzugsweise aus Buchweizen* (ungefähr ½ cm dick und 10 cm im Durchmesser) ohne Butter. Nehmen Sie Süßstoff oder Apfelmus mit Zimt an Stelle von Sirup oder Zucker. Oder folgen Sie Martinas Beispiel: Bestreuen Sie die Pfannkuchen mit Zimt und Süßstoff und geben Sie evtl. 1 TL Margarine darüber.

Mittagessen
Wählen Sie eines der folgenden Gerichte:

☐ *Spaghetti mit Tomatensauce* mit bis zu 2 TL Parmesankäse.

☐ *Shrimps-, Hummer- oder Crabmeat-Cocktail* (125 g) mit Zitronen-, Limonen- oder Barbecuesauce (keine Mayonnaise).

☐ *Hühnchen- oder Truthahn-Sandwich:* 2 dünne Scheiben Geflügel mit viel Salat, Keimlingen, Tomaten, Pilzen u.a.m. auf Vollkornbrot (keine Butter oder Mayonnaise; Senf nach Wunsch).

☐ *1 gebackene Kartoffel* mit einer fettarmen Sauce aus Joghurt oder körnigem Frischkäse.

☐ *Suppe* (⅜-l-Tasse): Erbsen-, Bohnen-, Linsen-, Gemüsesuppe, Muschelsuppe mit Gemüse, Hühnersuppe oder Reissuppe mit Huhn.

☐ *Frischer Obstsalat* (2 oder 3 in Scheiben geschnittene Früchte, außer Avocados) mit fettarmem körnigen Frischkäse.

Alle genannten Gerichte können soviel Salat oder gedünstetes Gemüse einschließen, wie Sie essen möchten.

Abendessen
Wählen Sie eines der folgenden Hauptgerichte. Sie können dasselbe Gericht in einer Woche so oft essen, wie Sie wollen. Wenn es Ihnen zweckmäßiger erscheint, mittags mehr und abends »leichter« zu essen, dann steht es Ihnen frei, die jeweiligen Gerichte mit den oben genannten auszutauschen:

☐ *Hummerschwanz* (gedünstet, gekocht oder ohne Butter gebraten): 125 g ohne Schale, mit Zitronen- oder Limonensaft oder Barbecuesauce.

☐ *Krebsfüße oder -scheren* (gedünstet, gekocht oder ohne Butter gebraten): 125 g ohne Schale, dieselben Beilagen wie oben.

☐ *Muscheln* (gedünstet, gekocht oder ohne Butter gebraten): Dieselben Beilagen wie oben.

☐ *Truthahn oder Hähnchen* (gebraten, gebacken, gekocht oder gegrillt): Bei Geflügel stets die fette Haut entfernen.

☐ *Fisch* (gebacken, gebraten, gekocht oder gegrillt): 125 g vorzugsweise Lachs oder Makrelen, weil diese Fische reich an EPS sind (siehe Seite 42), dem »freundlichen« Fett, das Sie gegen Herz- und Gefäßerkrankungen schützt.

☐ *Spaghetti mit Tomatensauce* mit bis zu 2 TL geriebenem Parmesankäse.

☐ *Spaghetti mit Venusmuschelsauce* mit bis zu 2 TL geriebenem Parmesankäse.

☐ *Suppe* (⅜-l-Tasse): Bohnen-, Erbsen- oder Linsensuppe.

Wählen Sie zu Ihrer Hauptmahlzeit eine der folgenden **Beilagen:**

☐ *1 gebackene Kartoffel* mit 1 TL Margarine (evtl.) oder fettarmem Joghurt bzw. fettarmem Frischkäse und/oder gewürzt mit Schnittlauch, Ketchup, Senf, Pfeffer, Steak- oder Grillsaucen oder gerösteten Zwiebeln (evtl.).

☐ *Gemüse* (gedünstet in unbegrenzter Menge) mit 1 TL Margarine (evtl.) und/oder Zitronen- oder Limonensaft.

☐ *Rohkostsalate* (keine Avocados, Palmherzen oder Oliven): Unbegrenzte Menge. Mit Zitronensaft oder Essig anmachen und bis zu 2 TL geriebenen Parmesankäse hinzufügen (wenn Sie den Käse nicht schon mit der Hauptmahlzeit genossen haben). Variante: Russische Sauce aus körnigem Frischkäse und etwas Ketchup. Geröstete Zwiebeln können dem Salat evtl. gleichfalls hinzugefügt werden.

☐ *Reis, vorzugsweise Naturreis* (gedünstet oder gekocht): Je nach Geschmack können Sie mit 1 TL Margarine (evtl.) oder geriebenem Parmesankäse (bis zu 2 TL) verfeinern.

Als **Nachspeise** können Sie unter folgendem wählen:

☐ *Frisches Obst:* ½ Pfund.

☐ *Fettarmer Joghurt:* 125 g, jede Geschmacksrichtung.

☐ *Fruchtsorbet:* 125 g, jede Geschmacksrichtung.

☐ *Obstpie* (Apfel, Blaubeeren, Zitronenmeringe): 1 kleines Stück und höchstens zweimal in der Woche (Pies u. ä. enthalten größere Mengen an Zucker und Fett als das frische Obst, aus denen sie hergestellt sind).

Folgende **Getränke** sind erlaubt:

☐ *Kaffee* (mit Süßstoff und/oder Magermilch): Bis zu 2 Tassen pro Tag (oder wie von Ihrem Arzt vorgesehen). Ich persönlich empfehle die durch Wasserdampf entcoffeinierten Sorten. Prüfen Sie das Etikett, dann können Sie feststellen, ob »Ihr« Kaffee dazugehört.

☐ *Tee* (ich empfehle coffeinfreien Tee): Bis zu ¼ l pro Tag.

☐ *Alkohol:* Bier: 350 ml leichtes Bier; Wein (rot oder weiß): 100 ml; Harte Getränke (z. B. Wodka): 45 ml.

☐ *Wasser* (Leitungswasser, Quellwasser oder kohlensäurehaltiges Wasser): Immer das beste Getränk.

Diese Auswahl an Nahrungsmitteln empfehle ich für Profisportler, die sich auf Stufe 3 des Haas-Spitzenleistungsprogramms befinden. Wenn Sie noch auf Stufe 1 oder 2 sind, dann sollten Sie alle jenen Speisen und Getränke meiden, die Ihre Diätstufe noch nicht erlaubt.

Wenn Spitzensportler in Schnellrestaurants essen müssen

Jeden Tag verschlingen Athleten in aller Welt (zusammen mit Millionen von Nichtsportlern) Körbe von Hamburgern und trinken eimerweise Shakes, ohne die leiseste Vorstellung davon zu haben, welchen Nährwert diese Art Nahrung enthält. Sie brauchen sich nicht den Kopf darüber zu zerbrechen, wie nahrhaft dies wohl alles ist – ich bin der Sache bereits auf den Grund gegangen.

Am leichtesten ist es noch, eine gewöhnliche Pizza aus einem Schnellrestaurant in eine »Spitzenleistungs-Pizza« zu verwandeln:

1. Bestellen Sie eine einfache Käsepizza.
2. Entfernen Sie die Käsedecke (dabei wird die Tomatenschicht an der Käsekruste hängenbleiben und mit entfernt).
3. Streuen Sie ein wenig geriebenen Parmesankäse darüber.

Wenn Sie schon auf Stufe 2 oder 3 sind, brauchen Sie die Käsekruste nicht zu entfernen, es sei denn, Sie wünschen es so. Auf Stufe 1 oder 2 dürfen Sie zwei Stücke Pizza zu sich nehmen, auf Stufe 3, der Spitzenleistungsstufe, gar drei.

(*Anmerkung d. Red.:* Der Autor beschreibt in diesem Zusammenhang einige der großen, über die ganzen Vereinigten Staaten und darüber hinaus verbreiteten Schnellrestaurantketten, die hierzulande unbekannt sind.

So hebt er zum Beispiel eine hervor, die mexikanische Speisen anbietet. Dort, so meint Dr. Haas, hat man mit die beste Möglichkeit, sich seinem Spitzenleistungsprogramm gemäß zu ernähren. Die dort angebotenen »bean burritos« [allerdings ohne Käse; das sind Weißbrot»taschen« mit Bohnen gefüllt] und »bean tostados« [auf Fladenbrot angerichtete gekochte Kidneybohnen; das Ganze wird überbacken] bieten eine weniger dick machende, ballastreichere Alternative an als die meisten von Schnellrestaurants geführten Gerichte. Laboruntersuchungen haben ergeben, daß, verglichen mit den meisten [amerikanischen] Hamburgern, diese typischen mexikanischen »bean burritos« [ohne Käse, aber garniert mit grünem Salat und Tomaten] 40 % weniger Kalorien, ein Drittel Fett, Cholesterin und Salz, zweimal soviel Ballaststoffe, ungefähr sechsmal mehr an Vitamin A und etwas mehr an Thiamin [Vitamin B_1] sowie Vitamin C beinhalten.

Des weiteren erwähnt er lobend eine andere Kette, die vor allem Chiligerichte anbietet und bekannt ist für ihre unbegrenzte Salatbar [einer wirklich hervorragenden amerikanischen Einrichtung]. Diese Art der Speisen versorgt den, der »schnell mal etwas essen« muß, aber trotzdem seinen Diätplan nicht allzusehr durcheinanderbringen möchte, reichlich mit Eiweiß, Eisen, Calcium, Vitamin A, C und E, den Vitaminen des B-Komplexes, Magnesium, Zink, Selen und Ballaststoffen, ohne daß es zu einem Übermaß an Kalorien kommt. Dies sei erwähnt, so daß auch der Sportler hierzulande weiß, worauf es beim »Schnellimbiß« ankommt und was zu beachten ist.)

Was tun, wenn Sie in »feindlichem« Territorium essen?

Früher oder später werden Sie sich in einer hoffnungslosen Eßsituation befinden: ein Geschäftsessen, ein Hochzeitsmahl, eine Geburtstagsfeier, ein 5-Sterne-Gourmet-Restaurant, das sich auf Cordon bleu, Mousse au chocolat und andere stark fetthaltige Köstlichkeiten spezialisiert hat. Was können Sie tun, wenn Sie mit einem vorher geplanten oder einem Festmenü konfrontiert sind, das so gut wie keine »Spitzenleistungs-Gerichte« enthält. Sie haben drei Möglichkeiten:

1. Sie sind ungesellig und weigern sich zu essen;
2. Sie essen sehr wenig und warten, bis Sie nach Hause kommen;
3. Sie genießen, was Ihnen geboten wird, und nehmen Ihre Diät sofort danach wieder auf.

Vom ernährungswissenschaftlichen Standpunkt aus können Sie die dritte Möglichkeit wählen, ohne Ihr Spitzenleistungsprogramm ins Wanken zu bringen, *solange Sie diese Art der Ernährungsabweichung auf ganz seltene Fälle beschränken* (selbstverständlich sollen Sie die dritte Möglichkeit vermeiden, wenn Sie am gleichen oder am folgenden Tag einen wichtigen Wettkampf haben).
An dem Tag, an dem Martina im Daihatsu Challenge Cup in Brighton, England, Chris Evert Lloyd geschlagen hatte, beschloß ich, Martina mit einem ihrer Lieblingsgerichte – Pekingente mit allem Drum und Dran – zu überraschen, obwohl dies damals innerhalb ihrer Leistungsdiät eigentlich nicht erlaubt war. Da sie für zwei Wochen kein weiteres Turnier spielen mußte, entschied ich, daß man diese Ausnahme machen konnte. Ich fand ein Restaurant im etwa 1½ Stunden entfernten London und los ging's. Erst als der Ober das Hauptgericht brachte, merkte Martina, was ich geplant hatte.

Ihr Appetit war genauso groß wie ihr Lächeln, und ehe ich richtig eingreifen konnte, war die halbe Ente weg! Eine wohlverdiente Belohnung für eine verdienstvolle Spitzensportlerin.

Martina und ich stören uns nicht an einer gelegentlichen kleinen Schummelei mit dem Spitzenleistungsprogramm, und Sie sollten es auch nicht tun. Daß man eine große Vielfalt an Gerichten genießen kann (gelegentliches Mogeln eingeschlossen), ist einer der Vorzüge des *Eat-to-win*-Programms – solange Sie nur auf längere Sicht an diesem Programm festhalten.

8 Das Getränk der Weltklasse-Athleten

Jimmy Connors kennt es, genauso wie John McEnroe, Martina Navratilova, Harold Salomon und Gene und Sandy Mayer. Alle diese Weltklasse-Tennisspieler habe ich auf diesen wirklich wichtigsten Nährstoff hingewiesen, den sie unbedingt brauchen, um ihre athletische Leistung und Ausdauer zu steigern. Diese anscheinend magische Substanz hat geholfen, Energie, Stehvermögen und Leistung dieser Stars zu verbessern und ihre Krampfanfälligkeit zu verringern, und sie kann es auch für Sie tun.

Wovon ist die Rede? Von *Wasser!* Jede chemische Reaktion in Ihrem Körper, einschließlich der Energieproduktion, findet im Umfeld von Wasser statt. Wenn Ihr Blut, Ihre Muskeln und andere Organe nicht die optimale Menge Wasser erhalten, dann werden sie im Spitzenleistungsbereich nicht funktionieren können.

Sorgfältig kontrollierte wissenschaftliche Untersuchungen haben gezeigt, *daß bei einem Wasserverlust von nur einem Liter während körperlicher Arbeit sich die Fähigkeit, schwere Arbeit zu leisten, um 15 % verringern kann.* Ein Wasserverlust von 3½ Litern – bei einem Tennisspieler in feuchtem, heißem Wetter nicht ungewöhnlich – kann die Leistungsfähigkeit um vernichtende 30 % reduzieren. Athleten verlieren mehr Wettbewerbe durch Dehydratation (Wasserentzug) als durch Ernährungsdefizit.

Während meiner Laufbahn als Berater für Sporternährung habe ich schon viele unangemessen ernährte Athleten gewinnen sehen. Ich habe gesehen, wie übermüdete oder sogar ernsthaft kranke Athleten gewonnen haben – aber ich habe noch nie einen Athleten gewinnen sehen, der unter Wassermangel litt. Ich habe beobachtet, wie einige der besten Athleten dieses Jahrhunderts Schlüsselwettkämpfe verloren haben, nur wegen eines vermeidbaren Wassermangels. Ich sah Muhammad Ali in seinem letzten Kampf verlieren, nicht allein durch die Fäuste seines Gegners, noch weil er zu alt war, sondern vor allem auch wegen seiner Diät, seiner medizinischen Betreuung und wegen Wassermangels. Ali hatte damals ein Schilddrüsenpräparat eingenommen, um seine Gewichtsabnahme vor dem Kampf zu fördern; das schwächte ihn auch. Er aß die traditionelle, stark eiweißhaltige Trainingsdiät, die nur wenig dazu beiträgt, daß der Körper Wasser in den Muskeln speichern kann, und das wiederum war der Wegbereiter für eine verminderte Ausdauer. Im Verlauf des Kampfes wurde sein Wassermangel äußerst kritisch. Es war Dehydratation, die dazu beigetragen hatte, den größten Boxer in der Geschichte des Boxsports zu besiegen.

Ich frage mich, ob Ali mit seinen unerreichten Fertigkeiten als Boxer diesen Kampf möglicherweise hätte gewinnen können (obwohl er schon jenseits seines Leistungszenits war), wenn er dem Rat gefolgt wäre, den ich Ihnen geben möchte.

Machen Sie es wie Jimmy Connors

Jimmy Connors hat bewiesen, daß Wasser sein Siegestrunk ist. Ich habe Jimmys Tenniskarriere jahrelang so nebenbei beobachtet. Aber erst als seine Frau Patty mich konsultierte, wurde ich persönlich in seine Siege und Niederlagen direkt involviert. Während Patty unter meiner Anleitung ihr ideales Gewicht und eine robuste Gesundheit wiedererlangte (nachdem sie sich von einer Operation erholt und dabei infolge geringer körperlicher Aktivität zugenommen hatte), habe ich mich mit Jimmy über seine Sportdiät unterhalten und über die äußerst wichtige Bedeutung von Wasser beim Wettkampf: *vorher, währenddessen und nachher.* »Ich bin ein Mann, der Fleisch und Saucen mag«, erzählte er mir, »und ich trinke ein Dutzend Limos am Tag.«

Ich hatte beobachtet, wie Jimmy sich dreimal ins Wimbledonfinale vorgekämpft hatte, nur um dann jedesmal, wie es schien, auf Grund von Müdigkeit gegen Ende des Matches zu verlieren. Zugegeben, er stand zweimal Björn Borg gegenüber und beim drittenmal Arthur Ashe, was bedeutete, daß er die härtesten Kämpfe in der Tenniswelt zu jener Zeit zu bestreiten hatte. Trotzdem glaube ich, daß Jimmy wenigstens zwei dieser Matches gewinnen hätte können, wenn er nur mehr Energie und Stehvermögen gehabt hätte.

Wir haben uns dann ein bißchen mehr über die Diät und die Bedeutung des Wassers unterhalten. 1982 gewann Jimmy Connors den Wimbledon- und den US-Open-Titel. Ich glaube, daß die wichtigsten Änderungen in seiner Diät auf Grund unserer Diskussion folgende waren:

1. Er modifizierte seine Eßgewohnheit vor einem Wettkampf und aß statt Steaks Spaghetti (die stark kohlenhydrathaltig sind).
2. Er lernte, Wasser und noch einmal Wasser zu trinken.

Während ich meine Prinzipien mit Jimmy diskutierte, lernte ich einen seiner heftigsten Rivalen kennen: John McEnroe. Auch er hat das Hydrationsprogramm freudig aufgenommen, und ich vermute, daß diese zwei Weltklassespieler sich nun sowohl am Wasserhahn als auch auf dem Tennisplatz bekämpfen!

Durst bewahrt Sie nicht vor Dehydratation. Der menschliche Körper verfügt über wundervolle eingebaute Sicherheitssignale, die uns warnen, ehe ein Problem überhand nimmt; aber Durst gehört leider nicht dazu. Viele Athleten können einen Wasserverlust bis zu 5 % ihres Körpergewichts tolerieren, ehe ihr Durst sie zum Trinken bewegt. Unglücklicherweise ist dann schon die schwächende Wirkung der Dehydratation eingetreten. *Das Durstgefühl hinkt hinter dem Wasserverlust her,* und diese Zeitverzögerung führt zu einem Wasserdefizit gerade zu dem Zeitpunkt, wenn der Wasserbedarf am größten ist.

Jeder Athlet sollte sichergehen, daß er genügend Flüssigkeit zu sich genommen hat, ehe er trainiert. Der Körper kann während des Trainings oder körperlicher Aktivität nur eine relativ kleine Menge Flüssigkeit aus dem Magen aufnehmen (etwa ½ bis zu 1 Liter pro Stunde); deshalb sollten Sie mindestens ½ Liter Wasser trinken, ehe Sie mit dem Training oder dem Wettkampf beginnen.

Über den Verlust von Mineralstoffen bei körperlicher Beanspruchung

Wenn wir schwitzen, verlieren wir stets eine kleine Menge an Mineralstoffen und Spurenelementen (Salze), deshalb müssen wir sicherstellen, daß der Körper über reichlichen Vorrat an diesen wichtigen Nährstoffen verfügt. Der Wettkampf entleert die Blutzucker- und Glykogenspeicher, die beide für Energie und Stehvermögen notwendig sind. Warum soll man da nicht »Sportgetränke« zu sich nehmen, um diese Nährstoffe zu ersetzen?

Wie von jedermann leicht festzustellen ist, geben die im Handel laut gepriesenen sog. Sportgetränke Ihrem Körper *weit mehr* Natrium, Kalium und Zucker, als er braucht. Zucker und Salz binden wichtiges Körperwasser *im* Magen und *entziehen* Wasser jenen Bereichen des Körpers, die es bei Beanspruchung am meisten brauchen: den Muskeln.

Diese Getränke bleiben zu lange im Magen, um Ihrer athletischen Leistung zugute kommen zu können. *Reines Wasser* dagegen tritt rasch aus dem Magen und viel schneller in das Blut über. Die

Verdauung kommt unter körperlicher Belastung zum Erliegen, so daß der in Sportgetränken enthaltene Zucker als Energieträger zur Versorgung von Muskeln und Gehirn nicht unmittelbar zur Verfügung steht. Zu dem Zeitpunkt, zu dem dann Salz (und Zucker) ins Blut gelangt, wird zur Verdünnung der hohen Blutsalzkonzentration den Muskeln weiteres Wasser entzogen. Damit entbehren die heißen, überarbeiteten Muskelzellen das, was sie am meisten brauchen – noch mehr Wasser.

Wir müssen natürlich sicherstellen, daß die richtige Elektrolyt- (Salz und Mineralien) und Flüssigkeitsbilanz des Körpers aufrechterhalten bleibt. Das gelingt aber nicht dadurch, daß wir große Mengen an Salz und Zucker zu uns nehmen. Forscher, die mit dem *American College of Sports Medicine* zusammenarbeiten, haben festgestellt, daß die Höchstmenge von Zucker-, Salz- und Kaliumkonzentraten in jeglichem Sportgetränk pro ¼ Liter Flüssigkeit 5,9 g Zucker, 55 mg Natrium und 46 mg Kalium betragen sollte. Das ist viel weniger, als man in Sportgetränken vorfindet. Aber nur diese Konzentration kann der Magen effektiv aufnehmen, um sie dann an die betreffenden Organe des Körpers effektiv abzugeben.

Hier mein Rezept für ein einfaches, wissenschaftlich fundiertes Getränk als Ersatz für etwaigen Flüssigkeitsverlust, ein Getränk, das den Richtlinien des *American College of Sports Medicine* folgt und den Bedürfnissen des sportlich aktiven Körpers genauestens entspricht:

Quickfix
1 Tasse Wasser
2 Eßlöffel frischer Orangensaft
1 Prise Tafelsalz
Mischen und kühlen.

Richten Sie sich einen Krug »Quickfix« an jedem Tag her, an dem Sie trainieren oder einen Wettkampf vor sich haben. Trinken Sie 2 Tassen davon 15 Minuten vor dem Training oder dem Wettkampf. Leistungssportler, die in einer heißen, feuchten Umgebung antreten müssen, oder solche, die auch bei milden Temperaturen gründlich schwitzen, sollten ½ – 1 Liter »Quickfix« pro Stunde anstrengender körperlicher Aktivität trinken plus 2 Tassen über den Durst hinaus nach dem Wettkampf.

Das verborgene Wasser – Ihre heimliche Waffe im Sportwettkampf

Eine stark eiweiß- und fetthaltige, aber kohlenhydratarme Diät belastet den Athleten, der sich in dieser traditionellen Form ernährt, tatsächlich mit einem Wasserdefizit. Das Folgende passiert nämlich: Eiweiß erfordert viel mehr Wasser zu seinem Abbau als Polysaccharide. Das ist der Grund, weshalb das Wasser im Magen benötigt und aus anderen Körperbereichen – einschließlich der Muskulatur – abgezogen wird. In den Muskeln kann so bis zu einem Drittel weniger Wasser gespeichert werden. Während starker körperlicher Beanspruchung kann dieses Defizit an Wasser den Unterschied zwischen Sieg und Niederlage bedeuten.

Eine eiweißreiche und kohlenhydratarme Diät ist auch gleichbedeutend mit einer fettreichen Diät. Der menschliche Körper reagiert auf dieses unnatürliche Verhältnis der Nährstoffe, indem er in Ketose geht (vermehrte Bildung von Ketonkörpern[1] im Blut). In diesem Zustand des Ketonkörperüberschusses, der bei ineffektivem Fettstoffwechsel entsteht, wird den arbeitenden Muskeln weiter Wasser entzogen.

Sportler, die meiner Leistungsdiät folgen (diese Diät stellt eigentlich ein Programm maximaler Hydration dar), speichern viel mehr Wasser in ihren Muskeln als jene, die der altmodischen Steak-und-Ei-Diät anhängen. Das hängt damit zusammen, daß die Polysaccharide (welche die Mehrzahl der täglichen Nahrungsmittel beim Spitzenleistungsprogramm ausmachen) die Hauptquelle der Glykogensynthese sind. Glykogen ist – wie Sie sich erinnern – der Stoff, den die Muskeln zusammen mit Fett verbrennen, des weiteren kann Glykogen in den Muskeln (und in der Leber) gespeichert werden. Darüber hinaus enthält jedes Molekül Glykogen drei Moleküle Wasser, und dieses Wasser wird während der Arbeit freigesetzt, nämlich dann, wenn die Muskeln es am meisten brauchen.

Athleten, die Spitzenleistungsnahrung essen, bringen eine verborgene Waffe mit in den Sportwettkampf: zusätzlich in ihren Muskeln gespeichertes Wasser.

Alle primären Nahrungsmittel einer jeden Stufe der Haas-Leistungsdiät schließen diesen Extrabonus an verborgenem Wasser mit ein. Nahrungsmittel mit einem hohen Wassergehalt, wie Obst und Gemüse (90 % oder mehr Wasser) und Kartoffeln (75 % Wasser),

---

[1]) Ketonkörper: Abbauprodukte des Fettstoffwechsels.

erhöhen Ihre tägliche Flüssigkeitsaufnahme zusätzlich zu »Quickfix« oder reinem Wasser. Damit ist sichergestellt, *daß Sie niemals von Ihrem eigenen Wasserdefizit geschlagen werden.*

Noch ein bißchen »wäßrige« Weisheit

Nehmen Sie Wasser, um Ihre Haut während des Wettkampfes zu kühlen. Marathonläufer kühlen ihre überhitzten Körper ab, indem sie Wasser auf Kopf und andere exponierte Stellen der Körperoberfläche spritzen – das sollten Sie auch tun, egal welchen Sport Sie betreiben. Das ist besonders wichtig für Sportler, die groß und kräftig (oder dick) sind, denn je größer der Körper ist, um so größer ist die Oberfläche, die der Hitze, Luftfeuchtigkeit und direkten Sonnenbestrahlung ausgesetzt ist und somit den Körper bei Ausdauerbelastung austrocknen läßt.

Überzeugen Sie sich vorher, daß immer, wenn Sie trainieren oder einen Wettkampf austragen, genügend Wasser vorhanden ist. Die Offiziellen einer Veranstaltung werden Ihnen gerne dabei behilflich sein. Sollten Zweifel darüber bestehen, ob Ihnen genügend Wasser zur Verfügung steht, so gehen Sie kein Risiko ein – *bringen Sie Ihr eigenes mit.*

Richtlinien für die Flüssigkeitsaufnahme

▷ Trinken Sie wenigstens 6 – 8 Tassen Wasser oder »Quickfix« täglich.

▷ Trinken Sie 2 Tassen Wasser oder »Quickfix« ungefähr 15 Minuten vor dem Training oder Wettkampf.

▷ Trinken Sie wenigstens 1 Tasse Wasser oder »Quickfix« alle 15 bis 30 Minuten während des Trainings oder Wettkampfes.

▷ Trinken Sie wenigstens 2 Tassen Wasser oder »Quickfix« über Ihren Durst hinaus nach dem Training oder Wettkampf.

▷ Trinken Sie eher eine gekühlte als eine warme Flüssigkeit, damit die Absorption vom Magen ins Blut schneller vor sich geht. Gekühlte Getränke helfen auch, die Körpertemperatur wieder etwas zu verringern.

▷ Trinken Sie 1 Glas Wasser oder »Quickfix« zusätzlich, wenn Sie coffeinhaltige Getränke (Cola, Tee, Kaffee) weniger als 12 Stunden vor dem Training oder Wettkampf zu sich genommen haben.

9 Die speziellen Ernährungs- bedürfnisse körperlich aktiver Frauen und Leistungssportlerinnen

Eine der aufregendsten Entwicklungen in der Sportwelt der letzten zehn Jahre ist für mich die neue Generation der Sportler*innen*, die enormes Talent, Leistung und Ausdauer gezeigt haben. Frauen haben soziale, psychologische, legale und sogar physische Barrieren durchbrochen, um ihre Leistung weit über das hinaus zu steigern, was die meisten Sportfachleute für möglich gehalten haben.

In den letzten Jahren haben Frauen ihre Rekorde im Laufen um Minuten verbessert, während Männer sich höchstens um Sekunden steigern konnten. So lief Allison Roe 1981 den New York City Marathon in neuer Rekordzeit von 2 Stunden 25 Minuten 9 Sekunden. Diese Zeit wäre gut genug gewesen, um die Goldmedaille im Marathon der Männer bei den Olympischen Spielen 1952 zu gewinnen. 1967 lief Katherine Switzer im Boston Marathon noch illegal mit, denn zu jener Zeit waren Frauen bei Wettkämpfen dieser Art nicht zugelassen. 1984 haben Frauen zum ersten Male am Olympischen Marathon teilgenommen.
Obwohl die Leistung dieser weiblichen Superstars im Sport sehr aufregend ist, finde ich persönlich die immer weiter ansteigende Zahl der Frauen, die begeisterte Amateursportlerinnen geworden sind, noch aufregender, weil ich als Sporternährungsfachmann die enormen gesundheitlichen Vorteile zu schätzen weiß, die mit regelmäßiger körperlicher Aktivität und Sport verbunden sind.
Sogar unser Schönheitsideal hat sich geändert. Wir bewundern nicht mehr die kurvenreichen weiblichen Filmstars der 50er Jahre; unsere neuen Göttinnen sind rank und schlank und fit. Also, warum nicht beginnen mit meinem Spitzenleistungsprogramm?

Zunächst sollen Sie Ihre allein weiblichen Ernährungsbedürfnisse kennenlernen. Sie können diese Richtlinien leicht befolgen, ganz gleich, ob Sie nun auf Stufe 1, 2 oder 3 der Haas-Leistungsdiät beginnen oder mit einer der sportartspezifischen Diätformen, die ich in Kapitel 11 darstellen werde.

Wie viele Kalorien pro Tag?

Die *National Academy of Sciences Council on Food and Nutrition* (Ernährungsrat der Nationalen Akademie der Wissenschaften) empfiehlt, daß eine Frau im Durchschnitt 2200 kcal/9240 kJ pro Tag zu sich nehmen soll. Meine Untersuchungen haben mir gezeigt, daß diese Empfehlung zu hoch ist. Professionelle Leistungssportlerinnen, die ich betreue, benötigen nicht so viele Kalorien pro Tag. (Selbstverständlich braucht eine Sportlerin, die sich einem harten Training unterzieht, mehr Kalorien, um ihr Körpergewicht zu *halten,* als die durchschnittlich körperlich aktive Frau.)

Ich habe herausgefunden, daß bei den meisten Frauen, die dreimal wöchentlich trainieren oder Sport treiben, durchschnittlich ungefähr 18–22% ihres Gesamtgewichts aus Fettgewebe besteht. Diese mäßig aktiven Frauen brauchen nicht mehr als 1800 kcal/7560 kJ, um ihr ideales Gewicht zu halten. Gar nicht so selten betreue ich Freizeitsportlerinnen, die bei einer derartigen Kalorienaufnahme sogar zunehmen.

Frustiert es Sie zu sehen, wie Männer kalorienreiche Nahrung ohne Schuldgefühl und offensichtlich ohne zuzunehmen verdrücken? Wenn ja, dann fassen Sie Mut bei dem Gedanken, daß Sie als Frau etwas Besonderes sind und daß der Grund dafür, daß Männer mehr essen können als Frauen und es unbeschadet überstehen, einfach darin liegt, daß die Männer nur Muskeln haben, wo Sie Kurven haben.

Fettgewebe verbrennt viel weniger Kalorien als Muskelgewebe, und wenn Sie nicht trainieren, müssen Sie wirklich hungern, um abzunehmen. Dagegen ist Muskelgewebe vom Stoffwechsel her ein aktives Gewebe und verbrennt viele dieser verteufelten Kalorien. Je mehr Muskel- und je weniger Fettgewebe Sie haben (was man das Verhältnis von Muskel- und Fettmasse nennt), um so mehr Kalorien verbrennen Sie, während sie die 8-Uhr-Nachrichten beobachten oder in einem Marathon mitlaufen.

Da bei den Männern der Muskelanteil im Verhältnis zum Fettanteil höher ist als bei den Frauen, sehen sie im allgemeinen muskulöser aus und haben mehr Kraft als Frauen. Das sind Unterschiede, die beide Geschlechter – nehme ich an – wohl zu würdigen wissen. Im Durchschnitt wiegen Männer mehr als Frauen; das bedeutet, daß sie mehr Kalorien verbrennen, selbst wenn sie untrainiert und übergewichtig sind. Ein größerer Körper und mehr Muskelmasse erlauben es Männern anscheinend, sich vollzuschlagen, ohne dafür bezahlen zu müssen.

Eine schlechte Nachricht für Sie ist also, daß Sie als Frau – sportlich oder nicht – weniger essen dürfen, um in Form zu bleiben. Die gute Nachricht ist, daß Sie, wenn Sie die Haas-Leistungsdiät befolgen, wahrscheinlich *mehr* essen dürfen, als Sie dies bei einer gewöhnlichen Diät tun, weil meine Gerichte weniger dick machen.

Achten Sie auf Ihren besonderen Eisenbedarf

Frauen haben einen höheren Eisenbedarf als Männer (besonders infolge des Blutverlustes während der Menstruation und wegen der speziellen Erfordernisse während der Schwangerschaft). Die *National Academy of Sciences Council on Food and Nutrition* empfiehlt 18 mg Eisen pro Tag (für schwangere und stillende Frauen mehr). *Wenn Sie sich durchschnittlich ernähren, müßten Sie 2800 – 3000 kcal täglich zu sich nehmen, um die erforderliche Menge an Eisen durch Nahrung zu bekommen.*
1800 kcal also, um das Idealgewicht zu halten, und 2800 – 3000 kcal, um genug Eisen zu bekommen – ist das die Zwickmühle, in der die Frauen stecken? Die Antwort ist:

Ernährung nach dem Spitzenleistungsprogramm
Zu den Spitzenleistungs-Nahrungsmitteln, die reich an Eisen sind, gehören:

- ☐ Hülsenfrüchte: Erbsen, Bohnen, Linsen (auch als Suppe),
- ☐ frisches Obst,
- ☐ Getreidevollkornflocken und Vollkornbrot,
- ☐ Broccoli und Rosenkohl.

Spinat ist berühmt für seinen hohen Eisengehalt, aber er enthält auch eine Substanz, die Oxalsäure heißt und dazu tendiert, Eisen zu binden, wodurch es für den Körper schwierig ist, das Eisen zu absorbieren. Weizenvollkornmehl enthält Phytinsäure, die sich bezüglich Eisen ähnlich verhält wie die Oxalsäure. Nun möchte ich Frauen nicht raten, solche nährwerthaltigen Nahrungsmittel zu meiden; vielmehr möchte ich betonen, daß sie diese Nahrungsmittel nicht als ausschließliche Quelle für Eisen betrachten sollten.
Eisen aus tierischen Nahrungsbestandteilen ist effektiver als aus pflanzlichen, da es hier in einer Form vorliegt, die eine bessere Aufnahme ermöglicht. Bei gleichzeitiger Vitamin-C-reicher Ernährung kann das pflanzliche Eisen jedoch in die besser absorbierbare Form umgewandelt werden. Frisches Obst und Gemüse, wie Broc-

coli und Tomaten, enthalten viel Vitamin C zusammen mit Eisen. Es gibt noch eine pflanzliche Quelle für Eisen, die ich wegen ihres außergewöhnlichen Eisengehalts wie auch wegen ihres Eiweiß-, Vitamin- und Mineralstoffgehalts sowie wegen der Faserstoffe wirklich sehr empfehle: Es sind Hülsenfrüchte. *Körperlich aktive Frauen sollten wenigstens 3 – 7 Tassen Bohnen, Erbsen oder Linsen (einschließlich der Suppen) pro Woche auf jeder Stufe meines Programms essen.*

Meiner Meinung nach sollten alle Athleten eine zusätzliche Einnahme von Eisen vermeiden, es sei denn, sie ist absolut notwendig (und von einem Arzt zur Behandlung eines gesundheitlichen Problems verschrieben). Die Eisenausscheidung des menschlichen Körpers ist problematisch; wird zuviel Eisen, besonders in der Leber, gespeichert, können ernsthafte Schäden und Erkrankungen entstehen. Eisen führt zur Verstopfung bei vielen Athleten, die ihre Diät damit ergänzen, und es kann auch schädliche freie Radikale erzeugen (die Sie vorzeitig altern lassen und nahezu jeden Teil Ihres Körpers schädigen können – mehr über diese molekularen Bösewichte in Kapitel 10), wenn Sie nicht auch genügend Vitamin E oder andere Antioxidantien mit aufnehmen.

Ein Beispiel für die Gefahren hoher Eisenaufnahme kann man bei den Bantunegern in Afrika erkennen, die ihr Bier in großen Eisentöpfen brauen. Winzige Mengen Eisens gelangen auf diese Weise in das Getränk. Während die Bantus arglos ihr Bier genießen, speichert ihre Leber das übermäßige Eisen, was zu einer ernsthaften Bluterkrankung führt, der Hämosiderose. – Das ist ein extremes Beispiel für die Gefahr übermäßiger, in diesem Fall sogar unbeabsichtigter Eisenaufnahme. Die Bantus wußten natürlich nicht, daß sie mit den Eisentöpfen ein ernsthaftes Gesundheitsproblem in ihr Bier brauten. Aber wir wissen, daß ein Zuviel an Eisen gefährlich sein kann.

Durch Sport verursachter Eisenmangel

Wenn eine Sportlerin »Kontaktsportarten« wie Basketball oder Kampfsportarten betreibt, so hat sie einen noch größeren Bedarf an eisenhaltiger Nahrung, wie z. B. Broccoli, Bohnen und Erbsen, und sie sollte noch mehr darauf achten, ihre Nahrung mit Vitamin C, Vitamin E und antioxidativen Mineralstoffen zu ergänzen, wie Selen und Zink (mehr hierüber in Kapitel 10). Bei diesen Sportarten könnte es leicht zu einem Trauma oder einem verborgenen Blutverlust kommen: Kleine Blutgefäße im Körper können bei Kontakten platzen, ein Vorgang, der im Eifer des Gefechts unbemerkt bleibt. Ich rechne auch Jogging zu den Kontaktsportarten, denn jedesmal, wenn Sie den Boden berühren, entsteht in Ihren Füßen ein leichtes Trauma. (*Anmerkung d. Red.:* Mit »Kontaktsportarten« sind hier Sportarten gemeint, die durch das Springen, Laufen oder Stoßen und dem damit verbundenen Schlag möglicherweise Geweberisse oder stille Blutverluste hervorrufen können.)

Frauen, die diese Kontaktsportarten betreiben, sollten sicherstellen, daß sie meine empfohlenen Energiequellen als Nahrung auf ihrem Speisezettel stehen haben. Das heißt, Sie sollten versuchen, wenigstens 6 oder 7 Tassen Hülsenfrüchte pro Woche zusätzlich zu 2 frischen Früchten täglich zu sich zu nehmen. Kontaktsportarten wie Jogging, Karate, Ringen, Fußball oder Basketball vergrößern den Bedarf des Körpers an Vitamin C und E, Selen, Zink, Vitamin B_6 und Eisen über den Bedarf hinaus, den man hat, wenn man keine Kontaktsportarten betreibt, wie Schwimmen, Radfahren und Golf.

Lassen Sie mich zusammenfassen: *Körperlich aktive Frauen brauchen kein zusätzliches Eisen einzunehmen (außer es wird ihnen aus gesundheitlichen Gründen vom Arzt verordnet).* Nachdem ich die Ergebnisse von Hunderten von blutchemischen Analysen von Sportlerinnen gesehen und Bände von wissenschaftlichen Veröffentlichungen zu diesem Thema studiert habe, bin ich überzeugt, daß meine Leistungsdiät genügend Eisen für die Leistungssportlerin enthält.

Zusätzliches Riboflavin und Calcium

Magermilch und fettarme Milch sowie Milchprodukte, wie Joghurt, körniger Frischkäse sowie Hart- und Weichkäse, enthalten zwei lebenswichtige Nährstoffe, die besonders für körperlich aktive Frauen von Bedeutung sind: *Riboflavin (Vitamin B_2) und Calcium.*

Riboflavin spielt eine wichtige Rolle beim Eiweiß-, Fett- und Kohlenhydratstoffwechsel. Weil Frauen, die Sport treiben, ein kräftiges Muskelgewebe erhalten (und in einigen Fällen, wie z. B. beim Bodybuilding, sogar zusätzlich aufbauen) und unerwünschtes Körperfett verbrennen wollen, brauchen sie zusätzlich Riboflavin, um diesen Stoffwechselprozeß zu verstärken.

Zusätzliches Riboflavin und andere B-Vitamine sind für Spitzenleistungen notwendig. Die fettarmen und fettfreien Milchprodukte, die ich empfehle, versorgen körperlich nicht aktive Frauen ausreichend mit Riboflavin. Frauen, die sich dagegen einem harten Training unterziehen, bekommen damit unter Umständen nur *die Hälfte* der für Spitzenleistungen notwendigen Menge. Jüngste ernährungswissenschaftliche Untersuchungen im Zusammenhang mit Sport haben ergeben, daß Sportlerinnen nicht genug Riboflavin zu sich nehmen, um die außergewöhnlich hohen Verluste dieses »Sportvitamins« wettzumachen, und deswegen ist eine zusätzliche Einnahme dieses und anderer Vitamine der B-Gruppe notwendig, um die Körperreserven immer wieder auf den optimalen Stand zu bringen. Obwohl die Forschungsergebnisse in diesem Bereich endgültige Schlüsse noch nicht zulassen, ergänzen mehrere Weltklasse-Sportlerinnen, die ich betreue, ihre Diät mit 5 − 50 mg Riboflavin täglich.[1]

Wie verhält es sich mit **Calcium?** Frauen im allgemeinen und Sportlerinnen im besonderen müssen ihre Nahrung mit Calcium ergänzen. Solche Calciumgaben müssen auch Magnesium enthalten, damit sie der Körper angemessen aufnehmen kann. Die meisten Frauen verlieren Calcium und andere wichtige Mineralstoffe wie Magnesium *täglich* aus ihren Knochen. Dieser Verlust führt zu Osteoporose, die derzeit in den USA bei älteren Frauen fast epidemisch auftritt. Wenn Frauen das Alter von 50 oder 60 Jahren erreicht haben, so haben viele bis zu einem Drittel ihrer Knochenmasse verloren. Unter solchen Umständen werden die Knochen hohl und spröde und können bei der leichtesten Berührung brechen.

Der übermäßige Genuß von Eiweiß – tierischen *und* pflanzlichen Ursprungs – trägt noch zum täglichen Calciumverlust im Urin bei. Je mehr Eiweiß Sie zu sich nehmen, um so mehr Calcium verlieren Sie. Deshalb empfiehlt die Haas-Diät, nicht mehr als 15 % der täglichen Kalorienaufnahme durch Eiweiß abzudecken. Diese Empfehlung enthält ein zusätzliches Sicherheitspolster an Eiweißaufnahme, so daß selbst die aktivste Athletin mit all dem Eiweiß versorgt ist, das sie für ihre Spitzenleistung und Top-Gesundheit braucht.

Astronauten, bettlägerige Krankenhauspatienten und wenig aktive Frauen haben eines gemein: Sie haben eine negative Calcium-Bilanz. Schwerelosigkeit und geringe körperliche Aktivität verursachen einen außergewöhnlich hohen Calciumverlust; eine eiweißreiche Diät vergrößert solche Verluste noch weiter. Mein Rat: Folgen Sie den Eiweißempfehlungen des Haas-Programms, essen Sie Spitzenleistungsnahrung, die reich an Vitaminen und Mineralstoffen ist, und

---

[1] *Anmerkung d. Red.:* In der Bundesrepublik Deutschland gilt allgemein eine tägliche Zufuhr von 1,8 − 2,0 mg Riboflavin als ausreichend.

ergänzen Sie Ihre Diät mit den Sportvitaminen und Mineralstoffen, über die Sie in Kapitel 10 noch mehr erfahren. Lassen Sie sich nicht beirren; einige der Astronauten, die konditionell in Spitzenform waren, ehe sie ihren Raumflug antraten, haben ihren Calciumverlust immer noch nicht ausgeglichen.

Untersuchungen bezüglich des Calciumhaushalts des Körpers zeigen, daß Frauen, die eine eiweißreiche Kost zu sich nehmen (ca. 150 g pro Tag oder mehr; das entspricht der üblichen Eiweißaufnahme), den gefährlichen Calciumverlust in ihrem Urin nicht verhindern können, nicht einmal dann, wenn sie 1 g Calcium täglich zusätzlich einnehmen. Andererseits essen Afrikanerinnen weniger Eiweiß als z. B. Amerikanerinnen (ungefähr 40 − 50 g pro Tag) und weniger Calcium (ungefähr 350 − 500 mg pro Tag); trotzdem verlieren sie kein Calcium mit dem Urin, sondern speichern es in ihren Knochen. Afrikanische Frauen gebären durchschnittlich zwei- bis dreimal soviel Kinder wie amerikanische, trotzdem haben erstere kräftigere, dichtere Knochen und leiden nicht unter Osteoporose, wenn sie älter werden.

Wenngleich Ihr neues Spitzenleistungsprogramm keinen Calciumverlust im Urin verursacht, empfehle ich, daß alle körperlich aktiven Frauen ihre Diät mit einem Calcium-Magnesium-Präparat ergänzen (aus Gründen des Gleichgewichts und der Absorbierbarkeit sollte das Verhältnis Calcium:Magnesium 2:1 betragen), um sich gegen Calciumverlust im Schweiß und im Urin zu schützen. Eine nachhaltige körperliche Aktivität, besonders unter heißen und feuchten Bedingungen, macht es erforderlich, daß Sie viel Flüssigkeit trinken. Da Calcium und Magnesium wasserlösliche Mineralien sind, gehen körperlich aktive Frauen das Risiko ein, daß sie diese und andere Mineralien mit ihrem Schweiß und mit dem Urin verlieren. Jede Sportlerin, die ich berate, ergänzt ihre Nahrung mit 500 − 1000 mg (also ½ − 1 g) Calcium und halb soviel Magnesium. Die meisten Calcium-Magnesium-Präparate, die angeboten werden, enthalten diese beiden Mineralstoffe im richtigen Verhältnis von 2:1.

Körperlich aktive Frauen sollten nicht drei Mahlzeiten täglich zu sich nehmen!

Empfehle ich Ihnen zu hungern? Natürlich nicht: Ich rate Sportlerinnen, *bis zu sechs Mahlzeiten täglich zu sich zu nehmen.*
Frauen haben gewöhnlich mehr Körperfett als Männer, wie ich bereits erklärt habe, und neigen dazu, Kalorien eher als Fett denn als

Trockenmuskelmasse abzulagern. Auf diese Weise sorgt die Natur im Falle einer Schwangerschaft für ein extra Energiedepot für den Fötus vor. Viele kleine Mahlzeiten über den Tag verteilt lagern weniger Fett ab als ein oder zwei große Mahlzeiten, selbst wenn Sie die gleiche Menge derselben Nahrung zu sich nehmen. Wenn Sie viele kleine Mahlzeiten essen, hat Ihr Körper die Chance, diese Kalorien wirksam umzuwandeln: entweder in Form von Energie zu verbrennen oder sie als Glykogen zu speichern, nicht als Fett. Das ist auch der Grund dafür, daß Sie durch kleinere, aber häufigere Mahlzeiten eher Gewicht verlieren oder Ihr Gewicht beibehalten, solange Sie körperlich aktiv sind. *Körperliche Aktivität und Sport generell fördern schlanke, straffe Körper, die bei einer Ernährung nach dem Haas-Programm Nahrung als Brennstoff verbrauchen und überschüssige Kalorien eher als Glykogen denn als Fett speichern.*

Vor einigen Jahren haben Ernährungswissenschaftler die Eßgewohnheiten der balinesischen Frauen studiert, die viel weniger zur Korpulenz neigen als vergleichbare Populationen anderer Völker. Dabei wurde festgestellt, daß diese normalerweise bis zu acht kleine Mahlzeiten pro Tag aßen. Diese Beobachtungen wurden sowohl beim Menschen als auch in Labortests bei Tieren bestätigt.

Körperlich aktive Frauen, die nach der Haas-Leistungsdiät »Mini-Mahlzeiten« zu sich nehmen, erhalten einen besonderen Bonus: mehr Energie. Wenn Sie sich auf diese Weise ernähren, dann können Sie Ihren Blutzuckerspiegel auf der idealen Höhe halten und die starken Schwankungen im Blutzucker vermeiden, welche die meisten Leute ihrer Energie und ihres Stehvermögens im Tagesverlauf berauben. Es gibt dann keinen Nachmittagstiefpunkt mehr; Sie werden sich den ganzen Tag über eines gleichmäßigen Energiestroms erfreuen können. Zeit, die Sie sonst damit verbracht haben, sich auszuruhen oder zu schlafen oder durch die Tagesarbeit zu schleppen, haben Sie jetzt gewonnen – nützliche und energiereiche Zeit.

Es ist leicht, die folgenden Diätempfehlungen in die Tat umzusetzen, ganz gleich, ob Sie sich auf Stufe 1, 2 oder 3 der Leistungsdiät befinden und ob Sie auswärts essen, fern von Ihrer eigenen Küche.

Speiseplan (Beispiel)

Frühstück
½ Tasse Vollkornflocken (warm oder kalt), dazu
1 in Scheiben geschnittene Frucht
Fruchtzucker oder Süßstoff (wenn gewünscht)
½ Tasse Magermilch (oder fettarme Milch, wenn keine Magermilch
verfügbar)

Erste Zwischenmahlzeit
1 frische Frucht

Mittagessen
Ein großer gemischter Salat (mit ölfreier Sauce)
1 Tasse fettarmer körniger Frischkäse
oder
1 Tasse Bohnen-, Erbsen- oder Linsensuppe

Zweite Zwischenmahlzeit
1 frische Frucht

Abendessen
Hühnchen mit Reis
oder
⅜-l-Tasse Erbsen-, Bohnen- oder Linsensuppe
oder
Gegrillte Hühnchenbrust
oder
125 g gebratenes Fischfilet (ohne Butter), dazu
1 gebackene Kartoffel (1 TL Margarine als Zugabe, wenn erwünscht)
Ein großer frischer Salat (mit ölfreier Sauce)

Dritte Zwischenmahlzeit
1 frische Frucht
oder
125 g Joghurt (alle Geschmacksrichtungen)

Dieses Beispiel soll Ihnen zeigen, wie einfach es ist, sich einen
Speiseplan zusammenzustellen, ganz gleich, ob Sie nun zu Hause, im
Beruf oder unterwegs sind. Er paßt für die Stufe 1. Mehr Abwechslung haben Sie, sobald Sie auf Stufe 2 oder 3 vorrücken. Das heißt
also, Sie *können bis zu 6 Mahlzeiten pro Tag essen und zwar jeden
Tag, unabhängig davon, auf welcher Stufe des Spitzenleistungsprogramms Sie sich befinden.*

Ein besonderer Fall von Ungleichheit zwischen Mann und Frau: Medikamente

Frauen benötigen nicht die gleiche Dosis an Medikamenten wie Männer, denn in der Regel verarbeiten sie sie langsamer. Jede Mutter weiß, daß Kinder Baby-Aspirin und nicht normales Aspirin brauchen, weil es nur ein Viertel der Dosis beinhaltet, die für einen Erwachsenen adäquat ist. Der Grund: Babies haben eine geringere Körpermasse, um Medikamente umzuwandeln, als Erwachsene.

Obwohl Arzneimittelforscher schon seit Jahren wissen, daß die Dosierung von Medikamenten dem Körpergewicht entsprechen sollte (es gibt natürlich Ausnahmen zu diesem pharmakologischen Prinzip), sind auf den Medikamenten, die man rezeptfrei kaufen kann, zwar geringere Dosen für Kinder angegeben, aber *es gibt keinen Unterschied in der Dosierung für Männer und Frauen.*

Wie sieht es mit den Drogen in unserer täglichen Nahrung aus wie Kaffee, Tee, Schokolade und Kakao? Diese Drogen stehen chemisch dem Amphetamin nahe, haben also eine anregende Wirkung, dennoch dürfen Männer, Frauen und Kinder alle die gleiche Menge der oben genannten Nahrungsmittel zu sich nehmen. Ich versichere Ihnen, daß 100 mg Coffein (diese Menge ist ungefähr in einer Tasse frisch zubereitetem Kaffee enthalten) bei einer 50 kg schweren Frau oder bei einem Kind einen viel stärkeren und länger anhaltenden stimulierenden Effekt hat als bei einem 100 kg schweren Mann. Ich rate dringend allen Frauen, ob sie nun körperlich aktiv sind oder nicht (und ganz besonders, wenn sie schwanger sind), diese Angelegenheit mit ihrem Arzt zu besprechen, wann immer sie Medikamente einnehmen wollen, egal ob rezeptpflichtig oder rezeptfrei.

Denken Sie stets daran: Die Menge von Coffein und anderer Stimulanzien in unserer täglichen Nahrung variiert gemäß der Menge und der Art der Zubereitung; aber *die Wirkung ist um so größer, je geringer das Körpergewicht ist.* Die mathematische Formel ist genauso ernüchternd wie der Kaffee, den Sie trinken: 4 Tassen unseres beliebtesten Frühstücksgetränks haben bei einer Frau mit einem Gewicht von 50 kg ungefähr dieselbe stimulierende Wirkung wie 8 Tassen bei einem 100 kg schweren Mann!

Amenorrhöe und körperlich aktive Frauen

Die wissenschaftliche und auch die Tagespresse hat jüngst auf Amenorrhöe (unregelmäßige oder ausbleibende Menstruation) bei Leistungssportlerinnen aufmerksam gemacht, die ihren Fettanteil auf unter 15 % des Körpergewichts reduziert haben. Beeinflußt Amenorrhöe, die in Zusammenhang mit sportlicher Aktivität und einem schlanken Körper auftritt, die Gesundheit oder sportliche Leistung negativ?
Obwohl die Frage noch nicht endgültig beantwortet werden kann, deuten die vorläufigen Untersuchungsergebnisse darauf hin, daß Amenorrhöe bei Athletinnen in allen Sportarten auftritt, besonders häufig aber in Ausdauersportarten (wie Langstreckenlauf, Skilanglauf und Ballettanz). Sport-Amenorrhöe scheint kein Gesundheitsrisiko für Sportlerinnen zu bedeuten, auch heißt es nicht, daß sie nicht mehr schwanger werden können, sobald die normale Regelblutung wieder einsetzt. Der Vorgang könnte ganz einfach eine Maßnahme des Körpers sein, Frauen vor einer Schwangerschaft zu schützen, wenn sie zu wenig Körperfett (Energie) haben, um den Fötus in jedem Falle gut versorgen zu können.

Die Wirkung der Anti-Baby-Pille

Frauen, die die Pille einnehmen, sollten wissen, daß dieses Hormonpräparat den täglichen Bedarf des Körpers an wichtigen Nährstoffen erhöht wie den Vitaminen der B-Gruppe, Cholin und sehr wahrscheinlich weiterer Stoffe, welche die zukünftige Forschung aufdecken wird. Körperlich aktive Frauen, insbesondere diejenigen, die regelmäßig an anstrengendem Training oder Wettkämpfen teilnehmen, sollten besonders darauf achten, daß sie diese und andere bereits erwähnte Nährstoffe in ausreichender Menge erhalten, vor allem wenn sie die Pille einnehmen.
Ein unangenehmer Nebeneffekt, den die Pille verursachen kann, sind Depressionen. Diese Depressionen sind nicht psychischen Ursprungs, vielmehr ist die Pille für den Cholinverlust im Körper verantwortlich zu machen. Cholin ist eine natürlich in Nahrungsmitteln vorkommende und vom Körper synthetisierte Aminosäure, die als Überträgersubstanz im Nervensystem für geregelte Abläufe der Körperfunktionen besonders wichtig ist.
Manche Frauen, die die Pille nehmen und scheinbar grundlos an Depressionen leiden, brauchen eigentlich mehr Cholin und andere

Nährstoffe, die der Körper benötigt, um Acetylcholin[1] herzustellen. Ich habe einige unter Depressionen leidende Sportlerinnen gesehen, die diesen für sie unerklärlichen Zustand sofort los wurden, als sie zusätzlich Cholin einnahmen und meiner Leistungsdiät folgten. Obwohl es viele Arten von Depressionen gibt, die nicht auf Cholinmangel beruhen, verdient die Untersuchung der Wirkung zusätzlicher Cholingaben weitere Aufmerksamkeit; dies könnte Frauen helfen, unnötige und potentiell schädliche Arzneimittel zu meiden, die allgemein gegen Depressionen verschrieben werden. Ich möchte Ihnen dringend empfehlen, über zusätzliche Cholingaben mit Ihrem Arzt zu sprechen, falls Sie die Pille nehmen und unter unerklärlichen Depressionen leiden.

Sie können leicht meinen Ernährungsvorschlägen für körperlich aktive Frauen folgen und zwar auf jeder Stufe der Haas-Leistungsdiät – ob Sie nun auf Stufe 1, 2 oder 3 sind oder ob Sie sich nach einem der sportartspezifischen Ernährungspläne richten, welche ich in Kapitel 11 erklären werde.

Wie Ihnen inzwischen sicher bewußt geworden ist, haben Sie als körperlich aktive Frau einige ganz spezielle Bedürfnisse, welche von den meisten Betreuern von Sportlerinnen und auch von den Sportlerinnen selbst zu lange vernachlässigt worden sind. Ich habe schon darauf aufmerksam gemacht, wie Sie diese wichtigen Nährstoffe ersetzen können, die Sie bei Streß, körperlicher Anstrengung, schlechter Diät und bei Einnahme von Medikamenten verlieren. Im folgenden werde ich Ihnen nun zeigen, *wie Sie länger jung bleiben* und, falls Sie eine Sportverletzung haben, diese *besser und schneller ausheilen können.*

[1] Acetylcholin: Ein vom Gehirn hergestellter »Mittler«, eine Überträgersubstanz im Nervensystem.

10 Schneller heilen – länger jung bleiben

Die Geschichte mit den Antioxidantien*

Mit Bill Rodgers, dem weltbekannten Marathonläufer, unterhielt ich mich 1980 zum erstenmal; damals war er 32 Jahre alt. Die meisten Läufer halten die Dreißiger für eine Zeit, in der das Alter beginnt, seinen Tribut zu verlangen: Die aerobe Kapazität (die Menge Sauerstoff, die der Körper aus dem Blut aufnehmen und effektiv verwerten kann) vermindert sich um ½ − 1 % jährlich. In einem Alter von 42 Jahren kann das bis zu 10 % ausmachen – doch schon eine Abnahme von 4 oder 5 % kann Sie förmlich aus dem Rennen werfen.

»Ich glaube, ab 30 geht's bergab«, sagte Bill traurig, aber er hatte unrecht. Mit dem richtigen Ernährungsprogramm brauchen die gefürchteten Wirkungen des Alterns, die schließlich jede Sportlerkarriere beenden, nicht mehr so schnell einzutreten.

Bill ist auch berühmt für seine miserablen Ernährungsgewohnheiten, aber wie er zu mir sagte, übertrieb die Presse da gern. Als wir beide einmal zu einem interessierten Publikum von Läufern sprachen, erklärte Bill, daß er mit meinem stark kohlenhydrathaltigen Ernährungsprogramm einverstanden sei. Bill, der manchmal mitten in der Nacht aufsteht, um Milch zu trinken und Kekse zu knabbern (nicht gerade ideal, aber immerhin noch Kohlenhydrate), ißt mehr wertlose Nahrung, als ich jemals gutheißen würde. Aber wie auch immer, wiegt Bill bei einer Größe von 1.73 m nur 58 kg. Da er jeden Tag 20 Meilen läuft, braucht sein Körper zusätzliche Kalorien. Drei Jahre nach unserer ersten Unterhaltung läuft Bill immer noch in Weltklasserennen, allerdings nicht mehr so oft wie früher. Er ist ein phantastischer Athlet, aber ich bin sicher, wenn er meine Leistungsdiät durchgeführt und die den Alterungsprozeß aufhaltenden Antioxidantien in seine Ernährungsweise aufgenommen hätte, dann wäre er noch besser, als er heute ist. Ich gehe sogar so weit vorauszusagen, daß Martina Navratilova, die gewissenhaft meinen Ernährungsratschlägen folgt und sich auf meine Antioxidantienrezepte verläßt, in zehn Jahren immer noch an der Spitze ihrer Sportart stehen wird. Traurigerweise glauben die meisten Athleten, daß ihre Karriere an

---

* Antioxidantien (Singular: Antioxidans): Ein die Oxidation hindernder Stoff (chem.); Alterungsschutz- oder Konservierungsmittel (techn.).

dem Tag zu zerbrechen beginnt, an dem sie 30 Kerzen ausblasen. Warum sollten die normalen Folgen des Alterns zu Niederlagen führen, gerade in einer Zeit, wenn durch hartes Training erworbene Fertigkeiten und Erfahrung dem Sportler eigentlich einen Vorsprung im Wettbewerb geben sollten?

Stellen Sie diese Frage Fred Stolle, dem erfolgreichen Tennisspieler und weltbekannten Trainer von Spitzenspielern wie Vitas Gerulaitis. Fred befolgt meine Leistungsdiät vertrauensvoll seit über zwei Jahren und hat seither einige eindrucksvolle Siege (und natürlich auch Preisgelder) erspielt. Oder fragen Sie Stan Smith, der jetzt mehr als zehn Jahre älter ist als der durchschnittliche Weltklasse-Tennisspieler. Seit Stan das Spitzenleistungsprogramm für sich entdeckt hat, hat er zwei wichtige Turniere gewonnen, weil er sein Stehvermögen, seine Energie und seine Ausdauer steigern konnte. Dadurch hat er demonstriert, daß ein Rückgang der sportlichen Leistung mit dem Altern nicht unvermeidbar ist. *Sie können buchstäblich die Zeit mit meinem Spitzenleistungsprogramm (das viele Antioxidantien enthält) aufhalten.*

Mein Vater (natürlich bin ich in diesem Fall ein wenig voreingenommen), der früher sechs verschiedene Medikamente eingenommen hat, um seine Herzbeschwerden, seinen hohen Blutdruck und seine rheumatische Arthritis unter Kontrolle zu halten, hat vor kurzem ein 10-km-Straßenrennen in seiner Altersgruppe gewonnen, sicher auch, weil er meine Antioxidantienrezepte benutzt. Keine Schmerzen mehr in der Brust, kein hoher Blutdruck, keine von seiner Arthritis hervorgerufenen Schmerzen *und keine Medikamente mehr!* Übrigens ist er 67 Jahre alt.

Profisportler wie auch Freizeitsportler, die sich meine Leistungsdiät einschließlich der Antioxidantien zu eigen machen, sind für mich der beste Beweis dafür, daß der Alterungsprozeß aufgehalten und in einigen Fällen sogar *rückgängig* gemacht werden kann.

Wie Sie der Natur helfen können, die Zeit ein wenig aufzuhalten

Ihre neugefundenen Freunde heißen Antioxidantien. Vielleicht kennen Sie sie nicht unter diesem Namen, aber Sie essen sie jeden Tag (wenngleich wahrscheinlich nicht ausreichend davon) in gewöhnlichen Nahrungsmitteln. Beta-Carotin, Ascorbinsäure (Vitamin C) und dl-alpha-Tocopherol (Vitamin E) gehören zu den am häufigsten vorkommenden und stärksten Antioxidantien – eine Gruppe von chemischen Stoffen, zu denen auch einige Nahrungsmittelzusätze gehören, Konservierungsmittel, Aminosäuren und eine Anzahl von rezeptpflichtigen Arzneimitteln.

Ich habe mich während der letzten zehn Jahre mit der Wirksamkeit der Antioxidantien beschäftigt. Andere Forscher untersuchen heute ebenfalls die positive Rolle, die diese »Agenten« spielen. Antioxidantien können nicht nur dazu beitragen, ein zu frühes Altern zu verhindern, sondern sie können auch helfen, Sportverletzungen schneller und besser zu heilen. In der Tat haben das Altern und Sportverletzungen eine ganze Menge Gemeinsamkeiten. Im biochemischen Sinne *kann der Alterungsprozeß zu Verletzungen führen und Verletzungen zum Altern.*

Der Mechanismus des Alterns und die Verletzungsfolgen, ebenso wie die Schmerzen und die Unbeweglichkeit auf Grund von Arthritis haben einen gemeinsamen Faktor: Zellzerstörung durch die Wirkung der freien Radikale. Freie Radikale sind hochaktive und toxische, zugleich sehr instabile und gesundheitsschädigende Substanzen unseres Organismus; sie zerstören intaktes Gewebe ebenso wie die genetische Information unserer Zellen, die DNS (Desoxyribonucleinsäure). Freie Radikale werden uns immer begleiten, und tatsächlich sind einige sogar lebenswichtig. Gesundheitsprobleme, d. h. genauer Zelluntergänge (und vorzeitiges Altern) treten auf, wenn zu viele freie Radikale und nicht genug Antioxidantien vorhanden sind. Freie Radikale gelangen in den Körper durch die Nahrung, durch Tabakrauch, selbst durch die Luft, die wir einatmen, und durch das Wasser, das wir trinken. Oft entstehen freie Radikale erst, wenn diese Substanzen in unseren Körper gelangt sind, und können deshalb auch von den Antioxidantien neutralisiert werden, sofern diese in ausreichender Menge im Körper vorhanden sind.

Derzeit gehen Wissenschaftler das Freie-Radikale-Problem von zwei Seiten an. Einmal suchen sie nach einem Mittel, welches diese kleinen Zerstörer bindet, ehe sie die gesunden Zellen angreifen und zerstören können. Diese Medikamente befinden sich noch in einem experimentellen Stadium. *Die andere Methode, die ich empfehle, heißt Antioxidantien-Therapie.* Ironischerweise ist Sauerstoff mit eine Ursache dafür, daß wir leben *und* sterben. Der Blutsauerstoff spielt eine wesentliche Rolle bei der Bildung der freien Radikale; Antioxidantien verhindern die Umwandlung dieser Elemente oder Atome (die in ihrem Normalzustand Radikale heißen) in den potentiell zerstörerischen Zustand der freien Radikale.

Wir haben gesehen, wie freie Radikale zum Alterungsprozeß beitragen, indem sie Zellen beschädigen. Antioxidantien begrenzen die

Zahl der freien Radikale, so daß weniger Zellern zerstört werden und damit die *Jugend länger anhält*. Die Rolle, welche die freien Radikale bei der Verletzung von Gewebe und bei rheumatischer Arthritis einnehmen, ist etwas komplizierter. Diese beiden »Zustände« sind ähnlich, denn der entzündliche Prozeß verursacht Schmerzen, Rötung und Schwellungen, sowohl bei einfachen Sportverletzungen – z. B. einem verstauchten Fuß – als auch bei einem Schub der rheumatoiden Arthritis.

Lassen Sie uns einmal betrachten, was geschieht, wenn Sie sich den Fuß verstauchen: Sie holen sich u. U. einen Bänderriß jener Bänder, die die Muskeln zusammenhalten. (Bänder kann man sich als Lederriemen vorstellen.) Dadurch wird eine Entzündungsreaktion ausgelöst, die eine erste Abwehrreaktion des Körpers gegen Verletzung und Infektion darstellt. Kurz gesagt laufen folgende Vorgänge ab, wenn Sie äußerlich einen verfärbten und geschwollenen Knöchel sehen und große Schmerzen empfinden:

1. Chemische Stoffe – als Entzündungsmediatoren bekannt – werden in die Extrazellulärflüssigkeit freigesetzt (die Flüssigkeit rund um die Körperzelle).
2. Stoffe, wie Histamin und Bradykinin (sie verursachen Jucken, Brennen und laufende Nasen bei Allergien), führen zur Gefäßerweiterung im verletzten Gewebe. Die Durchblutung nimmt zu, des weiteren färbt sich das Gelenk und es wird überhitzt.
3. Gleichzeitig ändert sich die Wand der kleinen Gefäße (Kapillaren), um den Durchtritt der »Körperpolizeizellen«, wie Neutrophile[1], Makrophagen[2] und Antikörper zur Verletzungsstelle zu ermöglichen.
4. Zusätzliche Flüssigkeit tritt in das Gewebe über und Ihr Gelenk schwillt an (Ödem).
5. Weiße Blutzellen (Neutrophile) enthalten Lysosomen, die eiweißabbauende Enzyme bilden. Diese Enzyme bauen bereits geschädigtes Gewebe ab (was vorzeitiges Altern bedeutet).
6. Über die Stimulation der Schmerzfasern der verletzten Stelle durch die Entzündungsmediatoren Histamin und Bradykinin entsteht Schmerz. Diese Substanzen werden vom Körper als Antwort auf die Verletzung freigesetzt, um durch Schmerz eine Fortsetzung der körperlichen Aktivität unmöglich zu machen und weitere Verletzungen zu vermeiden.

[1]) Neutrophile: Besondere Form der weißen Blutkörperchen.
[2]) Makrophagen: Sog. Freßzellen.

7. Unter diesen Bedingungen setzen Makrophagen und andere »Polizeizellen« Prostaglandine frei; Prostaglandine verstärken die schmerzverursachende Wirkung der Entzündungsmediatoren, und dann schmerzt Ihr Fußgelenk wirklich. (Neuere Untersuchungen haben gezeigt, daß Aspirin die Synthese der Prostaglandine hindert.)

Wie können Antioxidantien den Entzündungsprozeß lindern?

Freie Radikale werden in vielen Stadien des entzündlichen Prozesses produziert. Sie sind autokatalytisch[1], was bedeutet, daß sie aus sich heraus weitere freie Radikale hervorbringen können. Schließlich hört diese Kettenreaktion auf, aber nicht, ehe gesunde Zellen angegriffen worden sind. Das kann den Heilungsprozeß verzögern; es kann aber auch das ohnehin verletzte Gewebe schwächen und so empfänglicher für neue Verletzungen machen.

Während der entzündlichen Erkrankung haben Sie sicherlich einen Arzt aufgesucht, und seine Empfehlungen waren wahrscheinlich: Ruhe, Eisumschläge und Hochlagern des verletzten Bereiches (im allgemeinen möglichst *über die Herzebene*). Einige Ärzte empfehlen auch Medikamente mit entzündungshemmender und abschwellender Wirkung. Man könnte Ihnen auch einfach Aspirin empfohlen oder ein stärkeres Mittel verschrieben haben (mit unter Umständen schädigender Nebenwirkung) wie Phenylbutazon und Indomethazin.

Zusammen mit den ersten drei Maßnahmen sollte Ihnen aber folgendes empfohlen werden:

1. Eine fettarme Diät,
2. eine Antioxidantien-Therapie.

Wir haben gesehen, daß die Antioxidantien eine überhöhte Produktion von freien Radikalen verhindern, die gesunde Zellen schädigen, altern lassen oder sogar töten können. Aber welche Rolle spielt Fett? Warum soll in der Ernährung des verletzten Sportlers die Aufnahme von Fett stark eingeschränkt werden?

[1] autokatalytisch: Beschreibt einen Vorgang, bei dem das Endprodukt den Abbau des Ausgangsprodukts bestimmt.

Eine fettreiche Ernährung ist gleichbedeutend mit einem hohen Potential an freien Radikalen in Ihrem Körper. Je mehr Fett Sie essen – insbesondere die ungesättigten Fettsäuren –, um so mehr freie Radikale bildet Ihr Körper, und um so länger dauert die Ausheilung einer Verletzung. *Eine fettreiche Ernährung vergrößert das Verletzungsrisiko und erschwert den Heilungsprozeß unnötig.*

Wie steht's mit Arthritis?

Eigenartigerweise wird, wie bei einer Entzündung, die Schmerz, Schwellungen und andere Schäden bei gewöhnlichen Sportverletzungen verursacht, der gleiche Prozeß in Gang gesetzt, wenn sich Gelenke entzünden, nämlich bei Arthritis. Da es über 100 verschiedene Formen von Arthritis gibt, verursacht von den verschiedensten Faktoren, von denen einige noch immer unbekannt sind, haben wir bisher noch keine Heilungsmöglichkeit für diese schmerzhafte Krankheit gefunden, die manchen zum Krüppel macht.

Freie Radikale tragen ebenfalls zu Schmerz, Schwellung und Gelenkverletzung bei Arthritis bei. Meiner Meinung nach geschieht folgendes: Eisen wird in der Gelenkhaut (Synovia) und der Gelenkflüssigkeit (Synovialflüssigkeit) angereichert und bildet mit Sauerstoff zusammen freie Radikale, in diesem Falle Superoxid-Radikale (H_2O_2). Aus dem Inhalt der durch H_2O_2-Radikale zerstörten roten Blutkörperchen wird das am aggressivsten wirksame unter den Radikalen, das Hydroxyl-Radikal (OH^-), freigesetzt, das zur Zerstörung der DNS (Desoxyribonucleinsäure) und Gelenkflüssigkeit führt. Je weniger Flüssigkeit vorhanden ist, um so steifer ist das Gelenk und um so mehr Schmerzen hat man. Die freien Radikale wirken auch zusammen mit ungesättigten Fettsäuren im Körper und produzieren noch mehr freie Radikale und weitere Verletzungen. Während dieses Prozesses werden Lysosomen (Zellorganellen, die hochwirksame proteinauflösende Enzyme enthalten) zerstört. Ihre Enzyme gelangen dabei in den beschädigten Bereich, was den Schaden in der Gelenksmembrane nur noch weiter vergrößert.

Viele Ärzte, die sich auf die Untersuchung und Behandlung von Arthritis und verwandten Krankheiten spezialisiert haben, werden Ihnen sagen, daß die Ernährung wenig mit der Entstehung von Arthritis zu tun hat oder mit der Linderung der dadurch verursachten Schmerzen und Steifheit. Ich kann dieser Ansicht überhaupt nicht zustimmen. Wenn Sportler älter werden, tun das auch ihre Gelenke.

Fettreiche, stark cholesterinhaltige Kost, die wenig natürliche Anti-oxidantien – wie Vitamin E, β-Carotin, Vitamin C –und antioxidative Metalle – wie Selen und Zink – enthält, trägt zum Schaden bei, der vom Sauerstoff und anderen unvermeidbaren Freien-Radikale-Stimulanzien angerichtet wird.

Jeder Athlet, der meine Leistungsdiät befolgt, stützt sich auf Antioxi-dantien, die eine zu hohe Produktion schädlicher freier Radikale verhindern. Antioxidantien können den Schaden, der bei traumati-schen Sportverletzungen entsteht, zumeist mindern und die Zerstörung von Gelenkgewebe durch freie Radikale minimieren.

Ich selbst habe Athleten gesehen, die außer Gefecht gesetzt waren durch Schmerzen, Entzündungen und Gelenkschwellungen, die aber schnellstens wieder zu ihrer Spitzenform zurückfanden, sobald sie die richtige Kombination von *Diät und zusätzlichen Antioxidantien* er-hielten.

Nancy Lieberman, die Nummer eins im Profibasketball der Frauen, verletzte sich einmal so ernsthaft, daß sie operiert werden mußte. Als Nancys Sporternährungsberater freue ich mich natürlich festzustel-len, daß sie sich erstaunlich schnell erholte. In wenigen Wochen hatte sie fast ihre volle Beweglichkeit wiedererlangt, und die Schwellung als normale Folge einer Operation war nur minimal. Die fettarme Diät, die ich speziell auf Nancy abstimmte, und die zusätzlichen Antioxidantien, welche ich ihr verordnete, hielten den Schaden der freien Radikale auf Grund der Narkose (als Folge der toxisch-chemischen Mittel, die eingesetzt werden, um Schmerzen während der Operation zu verhindern) sehr gering; des weiteren wurden Ödeme und Entzündungen auf ein Minimum beschränkt und das Collagen gestärkt, das nach der Operation kräftiges Gewebe auf-baut.

Was sind Antioxidantien und worin sind sie enthalten?

Wir haben zwei Quellen für Antioxidantien: die Nahrungsmittel, die wir zu uns nehmen, und die zusätzlichen Präparate, die man in den meisten Apotheken oder Reformhäusern kaufen kann (sie können auch von Ihrem Arzt verschrieben werden).

Die in unseren Nahrungsmitteln natürlich vorkommenden Antioxi-dantien helfen uns, Schaden durch freie Radikale zu verhindern. Meine Leistungsdiät sieht deswegen solche Nahrungsmittel vor, die reich an diesen lebenswichtigen Substanzen sind. Ihre eigene Küche kann eine Vorratskammer für einige der wirksamsten und wichtigsten Antioxidantien sein:

☐ Vitamin E
☐ Vitamin C
☐ β-Carotin (Provitamin A)
☐ Vitamine des B-Komplexes:
  – Thiamin (B_1)
  – Pyridoxin (B_6)
  – PAB (para-Aminobenzoesäure)
  – Pantothensäure
☐ Selen
☐ Zink
☐ Schwefelhaltige Aminosäuren
☐ BHT (Butyl-Hydroxytoluol)

Dies sind nur einige der gewöhnlichen Antioxidantien, die Sie in Ihrem Kühlschrank und Ihrer Speisekammer finden können. Weil ich aber annehme, daß Sie mit den oben angegebenen Antioxidantien in dieser Form kaum etwas anfangen können, bitte ich Sie, mit mir einmal einige der Nahrungsmittel näher zu betrachten, die große Mengen dieser überall vorkommenden Antioxidantien-Substanzen enthalten und Ihnen helfen können, Verletzungen schneller auszuheilen sowie den Prozeß des Alterns zu verlangsamen.

Vitamin E (α-Tocopherol)
Vitamin E ist das Hauptabschreckungsmittel gegen die Bildung der freien Radikale, wenn Sie ungesättigte Fettsäuren zu sich nehmen. Vitamin E wird verbraucht bei fettreicher Ernährung (erinnern Sie sich: eine fettarme Diät hilft Verletzungen heilen); je mehr Fett Sie also zu sich nehmen (ungesättigte Fettsäuren sind die, die bei Zimmertemperatur gewöhnlich flüssig sind, wie z. B. Öle), desto mehr Vitamin E brauchen Sie.
Vitamin E ist fettlöslich; das bedeutet, daß es im Körper gespeichert werden kann. Da das Vitamin E durch zu große Kälte zerstört werden kann, sollten Sie stets frische Nahrungsmittel zu sich nehmen, wenn dies die primäre Quelle dieses wichtigen Antioxidans ist.

Vitamin-E-reiche Nahrungsmittel
☐ Weizenkeime
☐ Getreideprodukte (Naturreis, Vollkornweizen, Haferflocken, Maisflocken)

- ☐ Spargel
- ☐ Spinat
- ☐ Süßkartoffeln
- ☐ das Grün von Runkelrüben
- ☐ das Grün von Weißen Rüben (Steckrüben)
- ☐ Rosenkohl
- ☐ Broccoli

Die Menge an Vitamin E in diesen Nahrungsmitteln schwankt äußerst stark, je nach Lagerzeit, Art der Zubereitung, wo sie angebaut wurden und welchen Chemikalien sie – vom Augenblick der Ernte bis zu Ihrem Eßtisch – ausgesetzt waren. Wenn Sie die üblichen Portionen dieser Vitamin-E-reichen Nahrung zu sich nehmen (wie z. B. in Restaurants), dann konsumieren Sie ca. 10 – 15 I.E. (Internationale Einheiten[1]) des Vitamins E in seinen verschiedenen Formen. Und da die Haas-Leistungsdiät eine fettarme Diät ist, haben Sie keinen erhöhten Bedarf an Vitamin E, was der Fall wäre, wenn Sie große Mengen ungesättigter Fettsäuren zu sich nähmen.

Vitamin C (Ascorbinsäure)
Vitamin C ist ein wasserlösliches, antioxidatives Vitamin. Das bedeutet, daß Sie regelmäßig den Körper ausreichend damit versorgen müssen. Einige Ernährungswissenschaftler haben fälschlicherweise angenommen, daß man sehr wenig Vitamin C braucht, weil man Skorbut (die berüchtigte Vitamin-C-Mangelkrankheit) schon bei einer täglichen Aufnahme von nur 9 mg dieses Vitamins vermeiden kann (eine kleine gebackene Kartoffel enthält 45 mg).

Dieses mächtige Antioxidans ist in Gegenwart von Hitze und Sauerstoff unbeständig, deswegen sollte man Vitamin-C-haltige Nahrung möglichst roh zu sich nehmen. Je frischer, um so besser. Wenn Sie Gemüse kochen, sollten Sie so wenig wie möglich Wasser zugeben (besser ist es zu dünsten).

Vitamin C trägt auch dazu bei, daß Ihr Körper sich schneller und besser von einer Verletzung erholt und schützt ihn gegen Narkoseschäden (infolge der Bildung von freien Radikalen). Ich glaube, daß zusätzliche Gaben an Vitamin C über die Menge hinaus, die man mit den Nahrungsmitteln aufnimmt, vor und nach Operationen besonders wichtig ist.

---

[1] Internationale Einheit: 1 I.E. entspricht 1 mg dl-α-Tocopherolacetat.

Vitamin C verhindert die Bildung vieler karzinogener Substanzen (krebsverursachende Stoffe), die natürlicherweise in Nahrungsmitteln und im Körper vorkommen. Es funktioniert ebensogut als Konservierungsmittel in Nahrungsmitteln, denen absichtlich karzinogene Verbindungen zugesetzt werden, z. B. Nitrate und Nitrite. Diese Chemikalien verhindern die Verseuchung der Nahrungsmittel durch gefährliche Mikroorganismen und spielen deswegen eine wichtige Rolle für unsere Gesundheit. Es ist deshalb klug, unseren Speiseplan mit Vitamin C anzureichern, wenn wir Nahrung zu uns nehmen, der andere potentiell schädliche Chemikalien zugesetzt sind. Dennoch ist krankhafte Furcht vor dem Nitrat (Düngemittel) schlecht begründet: Wir produzieren mehr natürlich auftretende Nitrate in unserem eigenen Körper, als die meisten von uns mit ihrer Nahrung zu sich nehmen. (So enthält Ihr Speichel stets eine viel größere Konzentration an Nitrat, als Nahrungsmittelhersteller der Nahrung zum Schutz gegen Fleischvergiftung und andere gefährliche Krankheiten zusetzen.)

Vitamin-C-reiche Nahrungsmittel
- ☐ Zitrusfrüchte (Orangen, Grapefruits, Zitronen, Limonen)
- ☐ Tomaten
- ☐ Erdbeeren
- ☐ Rosenkohl
- ☐ Paprikaschoten (roh)
- ☐ Kartoffeln
- ☐ Spinat (roh)
- ☐ das Grün von Weißen Rüben (Steckrüben)
- ☐ Brunnenkresse
- ☐ Schwarze Johannisbeeren
- ☐ Papaya

Da Vitamin E und Vitamin C eng zusammenwirken (die kombinierte Wirkung dieser zwei Antioxidantien multipliziert sich eher, als daß sie sich addiert), sollten Sie Nahrungsmittel in Ihre Diät aufnehmen, die beide Vitamine enthalten, wenn Sie keine zusätzlichen Antioxidantien einnehmen. Die Haas-Leistungsdiät versorgt Sie auf allen drei Stufen mit über 300 mg Vitamin C. Athleten und alle anderen, die regelmäßig körperlich aufs äußerste beansprucht sind, sollten ihre Nahrung mit zusätzlichem Vitamin C ergänzen.

β-Carotin

β-Carotin wird auch Provitamin A genannt, weil der Körper es in ungefährlichem Maße in das aktive Vitamin umwandelt, wenn es gebraucht wird. β-Carotin ist relativ ungiftig, selbst in einer Menge, die weit über das hinausgeht, was man überleben würde, wenn man eine entsprechende Dosis des aktiven Vitamins A zu sich nähme. Eine Vitamin-A-Vergiftung kann zu einer ernsthaften Nerven- und Leberschädigung führen, ja selbst zum Tode, wenn die eingenommene Menge 50.000 I.E. (also 50 g) pro Tag über mehrere Monate hinweg überschreitet.

β-Carotin kommt aus dem Pflanzenreich; das aktive Vitamin A dagegen findet sich nur in tierischen Produkten. Neuere Untersuchungen haben gezeigt, daß β-Carotin, ein wirksames Antioxidans, auch gegen die schädigende Wirkung der Umweltverschmutzung schützt und sogar das Risiko für Lungenkrebs herabsetzt.

Bei vielen Gemüsesorten können Sie an den Farben Orange, Dunkelgrün oder Gelb erkennen, daß sie reichlich β-Carotin enthalten. Die Haas-Diät ist reich an diesem Vitamin. Da dieses Antioxidans fettlöslich ist, kann Ihr Körper es in einer großen Menge speichern. β-Carotin wird beim Kochen nicht in dem Maße zerstört wie Vitamin C und andere wasserlösliche Vitamine. Und wenn Sie viel Zeit in der Sonne verbringen, was ja gerade bei körperlich aktiven Menschen der Fall ist, wird es Sie freuen, folgendes zu lesen: Neueste Untersuchungsergebnisse deuten darauf hin, daß β-Carotin gegen eine mögliche schädigende (und alternde) Wirkung der UV-B-Sonnenstrahlen schützt. Dieses Vitamin ist ein potenter Hemmstoff einer bestimmten Art von freien Radikalen, die »aktiver Sauerstoff« heißen.

β-Carotin-haltige Nahrungsmittel

- ☐ Kürbis
- ☐ Karotten
- ☐ Süßkartoffeln
- ☐ Broccoli
- ☐ Tomaten
- ☐ Mangold
- ☐ Winterendivie
- ☐ Chicorée
- ☐ Grünkohl
- ☐ Lattich (Römischer Salat)
- ☐ Weiße Rüben (Steckrüben) und das Grün
- ☐ Spinat
- ☐ Frische tropische Früchte (Papaya, Netzmelonen, Mangos etc.)

Thiamin (Vitamin B₁)

Thiamin ist für das Energieversorgungssystem des Körpers lebenswichtig und auch für einige Enzymsysteme, die den Stoffwechsel von Eiweiß, Fett, Kohlenhydraten und Alkohol regeln. Darüber hinaus ist Thiamin Teil des komplexen Systems, welches dabei mitwirkt, die Nervenimpulse im gesamten Körper weiterzuleiten.

Athleten, die alkoholische Getränke zu sich nehmen, brauchen viel mehr Thiamin, als sie durch meine Spitzenleistungsnahrung erhalten. Fred Stolle, immer noch ein großartiger Tennisspieler und ein genauso großartiger Trainer (Vitas Gerulaitis verdankt ihm viel), ist Australier, und die Australier lieben ihr Bier. Ein bekannter Sportjournalist und Fernsehkommentator hat einmal geschrieben, daß Bier für sie wie Muttermilch sei. Das erste Mal, als Fred zu mir zur Beratung kam, sagte er: »Ich bin bereit, Steaks aufzugeben, aber mein Bier lasse ich mir nicht nehmen.«

Ich hab's nicht getan. Für Fred habe ich ein Spitzenleistungsprogramm um seine Trinkgewohnheiten herum konstruiert, die eine Sechser-Packung Bier für den Abend einschlossen, wenn er einen schweren Tag auf dem Tennisplatz hinter sich hatte. Fred hat einfach einige andere kalorienreiche Nahrungsmittel für das geliebte Bier eingetauscht, wodurch er die tägliche Aufnahme von Kalorien, Zucker und Fett insgesamt reduzierte. Dieser Tausch half Fred, Triglyceride (Blutfette) auf einem akzeptablen Niveau zu halten, seinen Bierbauch zu reduzieren (obwohl er immer noch sein Lieblingsgebräu genießen durfte) und fügte eine an Antioxidantien und Ergänzungsstoffen reiche Nahrung hinzu, um ihn gegen den toxischen Effekt des Alkohols zu schützen.

Freds Leistungsdiät versorgte ihn mit Nahrungsmitteln und Nahrungsergänzungen, die, wie Untersuchungen gezeigt haben, gegen die schädliche Wirkung von Alkohol im Körper schützen. Bier, Wein und Schnäpse bilden toxische Substanzen, die Aldehyde (neben den freien Radikalen), welche die Leber, die Nieren und Gehirnzellen zerstören können. Aldehyde haben die nützliche Funktion, totes Gewebe zu konservieren. (Vielleicht hat der eine oder andere während seiner Schulzeit einmal im Biologieunterricht einen Frosch seziert, der in Formaldehyd konserviert war.) Keinen guten Zweck erfüllt Aldehyd dagegen im lebenden Tier, und schon gar nicht im menschlichen Körper!

Das Programm, das ich für Fred Stolle zusammengestellt habe, hat ihn mit einer Anzahl Antioxidantien versorgt, um zu einem gewissen Grad diesen Konservierungsprozeß auszugleichen, und zwar dadurch, daß Aldehyde und freie Radikale gestoppt wurden, in lebenswichtigen Organen Schaden anzurichten. Heute vertraut Fred seinem täglichen Antioxidantien-»Cocktail«, damit er sein abendliches Bier genießen und am nächsten Tag beim Spiel trotzdem gewinnen kann. Er verläßt sich auf eine besondere Rezeptur (die ich auf Grund seiner individuellen Blutzusammensetzung entwickelt habe) einschließlich der Antioxidantien β-Carotin, dl-α-Tocopherylacetat[1], Vitamine des B-Komplexes, Ascorbylpalmitat, Zink, Selen und einer Aminosäuremischung, die Cystein enthält, und so kann er auf seiner Spitzenleistungsstufe spielen.

Freds Diät, die reich an Antioxidantien und anderen, schützend wirkenden Nährstoffen ist, enthält ein Thunfischsandwich (ein Haas-Rezept), das er täglich ißt, eine begrenzte Menge an frischem Obst (abhängig von seiner augenblicklichen Blutzusammensetzung), eine besondere Gemüsemischung auf einem Vollkorntoast (eine Spezialität, die Fred von Australien eingeflogen hat) und Schalentiere (wiederum in Übereinstimmung mit seinen Blutwerten) – alles Nahrungsmittel, die reich an spezifischen Spurenelementen sind, so daß Fred topfit in jeden Wettbewerb gehen kann.

Mein Spitzenleistungsprogramm hat bei Fred Stolle sehr gut funktioniert. Sein Cholesterinspiegel konnte dabei auf 150 gesenkt werden, ebenso konnten wir eine mögliche Zunahme von Blutfetten, die normalerweise mit Alkoholgenuß einhergeht, unter Kontrolle bekommen. Fred ist allerdings ein durchtrainierter Athlet und auch ein schwer arbeitender Tennistrainer in Spitzenform. Das Programm, das ich für ihn zusammengestellt habe, richtet sich nach seinem körperlichen Ernährungsbedarf und dem Ausmaß seiner körperlichen Aktivität. Ich empfehle keine alkoholischen Getränke, selbst nicht bei Weltklasse-Athleten wie Fred, es sei denn, daß ich selbst die Veränderungen in der chemischen Zusammensetzung des Blutes überwachen kann, die in Verbindung mit meinem Antioxidantienschutz und der Leistungsdiät auftreten.

Thiamin (Vitamin B_1)-reiche Nahrungsmittel

- ☐ Bohnen (jegliche Art)
- ☐ Bohnen in Tomatensauce (die geringe Menge Zucker bei Dosengerichten wird Ihre Spitzenleistung nicht beeinträchtigen, weil die Sauce fettfrei ist; wenn Sie körperlich aktiv sind, verbrennen Sie den Zucker schnell)
- ☐ Brot (Vollkorn)

---

[1] dl-α-Tocopherylacetat: Präparation in den Vitamin-E-Präparaten der USA.

☐ Haferflocken
☐ Naturreis (brauner Reis; weißer, polierter Reis enthält kein Thiamin)
☐ Weizenkeime
☐ Artischocken
☐ Spargel
☐ Spinat
☐ Broccoli
☐ Erbsen
☐ Orangen
☐ Gurken

Achtung: Kochen Sie das Thiamin nicht heraus! Thiamin ist ein wasserlösliches Vitamin und wird von Sauerstoff angegriffen und von Hitze zerstört. Essen Sie thiaminhaltige Nahrungsmittel roh oder gedünstet. Gemüse sollte nur so lange gekocht werden, bis es gerade gar ist (al dente). Thiamin gibt es fast in jedem Vitamin-B-Präparat im Handel.

Pyridoxin (Vitamin B_6)

Pyridoxin ist eine Gruppe von drei B_6-Vitaminen, nämlich Pyridoxol, Pyridoxal und Pyridoxamin. Pyridoxin hat an einer Menge von Stoffwechselprozessen Anteil, einschließlich des Eiweißtransports. Dieses Vitamin spielt für Athleten eine äußerst wichtige Rolle bei der Umwandlung von im Muskel gelagerten Glykogen in energieerzeugende Glucose (Blutzucker). Pyridoxin ist auch wasserlöslich und wird von Licht und Hitze zerstört. Deshalb sollten Sie bei der Lagerung und beim Kochen die gleichen Vorsichtsmaßnahmen treffen, wie Sie dies bei anderen wasserlöslichen Vitaminen wie Vitamin C und Thiamin tun.

Einige Forschungsergebnisse lassen den Schluß zu, daß Pyridoxin gegen eine Schädigung der Arterien schützt, die bei eiweißreicher Kost auftreten kann, und auch gegen eine Krankheit, die Homozystinurie[1] heißt. Dieser Schutzeffekt hängt mit der Antioxidantieneigenschaft des Pyridoxins zusammen und ist auch der Grund dafür, daß dieses Vitamin Zellen vor anderen schädlichen Chemikalien schützt, die wir essen und einatmen.

---

[1] Homocystinurie: Angeborene Störung des Aminosäurestoffwechsels, führt regelmäßig zu Schwachsinn. (Homocystein: Schwefelhaltige Aminosäure. Tritt auf bei Cystinurie im Harn infolge ausbleibender Oxidation des Cysteins.)

Pyridoxin (Vitamin B$_6$)-reiche Nahrungsmittel

- ☐ Blattgemüse (Salat, Spinat, Kohl)
- ☐ Vollkornprodukte
- ☐ Bohnen
- ☐ Erbsen
- ☐ Linsen
- ☐ Thunfisch (in Wasser eingelegt)
- ☐ Bananen

Pyridoxin ist ein wirksames Antioxidans, das eine wichtige Rolle im Eiweißstoffwechsel spielt. Es transportiert Aminosäuren, die Bausteine des Proteins, an jene Stellen wichtiger Stoffwechselprozesse, die Ihre Spitzenleistungsebene bestimmen. Dieses Vitamin ist so wichtig, daß alle Athleten, die ich betreue, zusätzlich Pyridoxin einnehmen.

PAB (para-Aminobenzoesäure)

PAB ist ein B-Komplex-Vitamin und Antioxidans, das Zellmembranen, einschließlich jener der roten Blutkörperchen, vor der Zerstörung durch die freien Radikale schützt.

Zusammen mit Pyridoxin (Vitamin B$_6$) wirkt PAB vorbeugend bei bestimmten Arten von Anämie, die den Athleten während körperlicher Anstrengung des für die Leistung so notwendigen Sauerstoffs beraubt. PAB ist auch ein bekanntes Antioxidationsmittel, das, auf die Haut aufgetragen, diese vor vorzeitigem Altern und Hautkrebs schützt.

PAB-reiche Nahrungsmittel

- ☐ Vollkornprodukte
- ☐ Blattgemüse
- ☐ Bohnen
- ☐ Erbsen
- ☐ Linsen
- ☐ Kartoffeln

PAB schützt, wie β-Carotin, gegen Ozonschäden, die durch Luftverschmutzung und ultraviolette Sonnenstrahlen verursacht werden. *PAB ist unbedingt für alle diejenigen notwendig, die in stark luftverschmutzter Umgebung trainieren oder Wettkämpfe austragen.*
Da heute die Menschen in Großstädten oder Industriegebieten alle einer mehr oder minder hohen Luftverschmutzung ausgesetzt sind, empfiehlt es sich auch für den Nichtsportler, aus den geschilderten Gründen dieses Vitamin zu sich zu nehmen.

Pantothensäure

Die Pantothensäure hat ihren Namen von einem griechischen Wort, das »überall« bedeutet, denn dieses B-Vitamin findet sich in jeder lebenden Zelle. Pantothensäure spielt eine bedeutende Rolle bei der Energieproduktion und ist ein wichtiges Antistreß-Vitamin. Wissenschaftliche Untersuchungen konnten eindeutig nachweisen, daß dieser die Oxidation hindernde Stoff die Lebenserwartungen von Labortieren verlängert.

Unter den Antioxidantien nimmt die Pantothensäure eine Schlüsselstellung ein für Sportler, die unter extremen Bedingungen, insbesondere bei kaltem Wetter, Wettkämpfe austragen. Zwei Langstreckenschwimmer, die einen neuen Weltrekord im Schmetterlingsstil (dem wohl anstrengendsten und schwierigsten Schwimmstil) aufgestellt haben, wobei sie den alten um mehr als 10 Meilen überboten, haben dieses historische Ereignis vollbracht, während sie meine Leistungsdiät befolgten. Als Teil ihres auf sie persönlich zugeschnittenen Programms hatte ich James und Jonathan DiDonato (eineiige Zwillinge, die ihren neuen Weltrekord gemeinsam aufgestellt haben, Seite an Seite) ein spezielles Antioxidantienpräparat verschrieben, das große Mengen an Pantothensäure enthielt. Es sollte ihnen helfen, gegen den kalten Wind und das kalte Wasser anzukämpfen, Situationen, die zu einem lebensbedrohlichen Zustand führen können, der Hypothermie (hierbei sinkt die Körpertemperatur so weit herab, daß das Leben in Gefahr gerät). Heute sind die DiDonato-Zwillinge, dank meines Spitzenleistungsprogramms und reichlich Pantothensäure, in das Guinness-Buch der Rekorde eingegangen. Athleten, die Pantothensäure zusätzlich einnehmen, sollten nach Calciumpantothenat fragen, dem Calciumsalz der Pantothensäure.

Selen

Selen ist ein Spurenelement (das bedeutet, daß der Körper nur sehr geringe Mengen davon braucht; sie sind zu klein, um vom menschlichen Auge wahrgenommen zu werden). Dieses Antioxidans ist Teil mehrerer Enzymkomplexe, die Fette (Öle) davor schützen, freie Radikale zu erzeugen. Es trägt auch dazu bei, daß das Vitamin E als Antioxidans fungiert. Schließlich hilft Selen unseren Körperzellen, potentiell gefährliche Bakterien abzutöten.

Die normale Ernährung versorgt den Körper mit recht wenig Selen, denn gewöhnlich wird es durch das Mahlen oder einen anderen Herstellungs- oder Behandlungsprozeß der Nahrung – wie weißem Reis, Weißbrot und anderen auf die übliche Art verarbeiteten Nahrungsmitteln – entzogen.

Selenreiche Nahrungsmittel
- ☐ Vollkornprodukte
- ☐ Weizenkeime
- ☐ Bierhefe
- ☐ Frisches Obst
- ☐ Frisches Gemüse
- ☐ Knoblauch
- ☐ Zwiebeln

Der Selengehalt der Nahrung hängt vom Selengehalt des Bodens ab, in welchem diese Nahrungsmittel angebaut worden sind. Einige Gegenden der USA beispielsweise sind arm an Selen, und so ist es für den Verbraucher schwer festzustellen, wieviel Selen eine Tasse Naturreis enthält.

Athleten, die zusätzliches Selen einnehmen, müssen wissen, daß große Dosen davon toxisch wirken können. Obwohl der Körper Selen nur in mikroskopischen Mengen braucht, bekommen die meisten Athleten durch ihre hochraffinierte Ernährung keine ausreichende Menge von diesem Antioxidans. Selenpräparate enthalten Dosen, die innerhalb der Sicherheitsnorm liegen. Leider glauben trotzdem manche Athleten, wenn wenig gut ist, dann ist mehr besser.

Zink

Dieser essentielle Mineralstoff ist Bestandteil zahlreicher Enzyme. Weitere Enzyme werden durch Zink-Ionen aktiviert. Der menschliche Körper enthält etwa 2–3 g dieses Spurenelements. Es findet sich besonders in den Zellen, in denen die oben erwähnten Enzyme wirksam sind, z. B. in Leber, Muskel, den roten Blutkörperchen und im Blutplasma. Einen hohen Gehalt weisen außerdem Knochen, Iris und Netzhaut des Auges sowie die Bauchspeicheldrüse auf.

Bei Zinkmangel können folgende Symptome auftreten: Wachstumsverzögerung, Appetitlosigkeit, Keimdrüsenschwund, Hautveränderungen.

Zinkreiche Nahrungsmittel
- ☐ Weizenvollkornmehl
- ☐ Grüne Erbsen
- ☐ Weiße Bohnen
- ☐ Krabben
- ☐ Hummer
- ☐ Puter (weißes Fleisch)

Der Tagesbedarf von Zink wird allgemein mit 10–20 mg angegeben.

Aminosäuren

Aminosäuren, jene Moleküle, aus denen sich alles Eiweiß in unserem Körper und in unserer Nahrung aufbaut, können auch als Antioxidantien fungieren. Der menschliche Körper vermag die zum Leben erforderlichen Aminosäuren (es gibt 20−25) zum Teil selbst herzustellen; aber etwa ein Dutzend müssen wir auf alle Fälle mit unserer Nahrung zu uns nehmen, und das sind die sog. essentiellen Aminosäuren. Das heißt aber noch lange nicht, daß die anderen nicht wichtig wären – im Gegenteil! Untersuchungen zur Antioxidantienrolle der Aminosäuren zeigen, daß Cystein[1], das im allgemeinen in Hühnerfleisch und Fisch vorkommt, wertvollen Schutz vor der schädigenden Wirkung der freien Radikale bieten kann.

Sie können Cysteinpräparate im Reformhaus kaufen und zwar in reiner Form und in kombinierter Vitamin-Mineral-Form. *Wenn Sie Cysteinpräparate einnehmen, müssen Sie auch Pyridoxin (Vitamin B₆) einnehmen, um die erhöhte Cysteinaufnahme auszubalancieren.* Sie erinnern sich: Pyridoxin hilft Aminosäuren zu transportieren sowie Arterien und Gewebe vor eiweißreichen Nahrungsmitteln zu schützen. Eine zusätzliche Aufnahme von Aminosäuren erhöht die Eiweißaufnahme und damit den Bedarf an Pyridoxin.

Synthetische Antioxidantien

Entgegen den Behauptungen der Anhänger einer natürlichen, zusatz- und konservierungsmittelfreien Ernährung sind Nahrungszusätze *nicht alle* schlecht. Die meisten Konservierungsmittel vergrößern nicht das Risiko von Erkrankungen, sondern helfen, sie zu verhindern.

Konservierungsstoffe für Nahrungsmittel wie BHA (Butyl-Hydroxyanisol) und BHT (Butyl-Hydroxytoluol) sind oxidationshemmende Stoffe, die für entsprechenden Schutz in unseren Nahrungsmitteln sorgen. Wissenschaftler haben bewiesen, daß die bekannten Vorteile, die Antioxidationszusätze bieten, bei weitem die angenommenen oder angeblichen Risiken überwiegen. Hochleistungssportler, die Öl zum Kochen verwenden (im Handel angebotene Sorten beinhalten nur sehr wenig Antioxidationsmittel zum Schutz gegen das Ranzigwerden und die Bildung von freien Radikalen), können BHT kaufen und es dem Öl zusetzen, um es länger haltbar zu machen.

---

[1] Cystein: Schwefelhaltige Aminosäure.

Antioxidantien als Medikamente

Ihr Arzt kann Ihnen sehr starke Antioxidantien verschreiben, die gesetzlich nur als Mittel gegen bestimmte Krankheiten zugelassen sind: L-DOPA, ein Medikament gegen die Parkinsonsche Krankheit, Retinolsäure (eine Vitamin-A-verwandte Verbindung), ein neues und erfolgreiches Medikament für die Behandlung von starker Akne, und ein Präparat, mit dem Ärzte gegen Senilität ankämpfen; sie alle bieten Antioxidantienschutz.

Es gibt viele andere Arzneimittel mit erheblicher antioxidativer Wirkung, die Mediziner gegen Gesundheitsstörungen verschreiben. Sie sollten sich einmal mit Ihrem Arzt besprechen und ihn bitten, rezeptpflichtige Antioxidantien als Mittel gegen das Altern bzw. als Hilfe zur Heilung von Verletzungen für Sie auszuwählen.

Wann sollten Sie Ihrem Körper vermehrt Antioxidantien zuführen?

Machen Sie einmal diesen Test, um das herauszufinden.

	Ja	*Nein*
☐ Ich habe einen Cholesterinspiegel von über 180.	————	————
☐ Ich bin Raucher.	————	————
☐ Ich lebe zusammen mit einem Raucher.	————	————
☐ Ich arbeite im gleichen Raum mit Rauchern.	————	————
☐ Ich lebe in einer Gegend mit starker Umweltverschmutzung.	————	————
☐ Ich trinke mehr als 45 ml Schnaps täglich.	————	————
☐ Ich nehme täglich ein oder mehrere rezeptpflichtige Medikamente ein.	————	————
☐ Ich nehme Aufputschmittel.	————	————
☐ Ich arbeite täglich unter fluoreszierendem Licht.	————	————
☐ Ich arbeite in der Nähe von elektrischen Feldern.	————	————

Fortsetzung s. folgende Seite

	Ja	*Nein*
☐ Ich bin ionisierten Strahlen ausge- setzt (Flugreisen, Röntgenassistenz etc.).	_____	_____
☐ Ich habe derzeit eine Sport- verletzung.	_____	_____
☐ Ich trainiere vier oder mehr Tage hart in der Woche.	_____	_____
☐ Ich möchte Herz- und Gefäß- erkrankungen, Krebs, Grauen Star, Arthritis und andere Alterserkran- kungen vermeiden.	_____	_____
☐ Ich möchte Spitzenleistungen in meinem aktiven Leben erreichen.	_____	_____

Wenn Sie nur eine dieser Fragen mit Ja beantwortet haben, dann sollten Sie vielleicht Ihre Leistungsdiät durch Antioxidantien ergänzen. Je öfters Sie die Ja-Spalte auf der Liste angekreuzt haben, um so mehr braucht Ihr Körper diese schützenden Substanzen für eine optimale Gesundheit und für Spitzenleistungen.

Meine Empfehlung: Wählen Sie Nahrungsmittel innerhalb der Richtlinien der Haas-Leistungsdiät aus, die ich wegen ihres Antioxidantiengehalts ausgesucht habe. Und eliminieren Sie unter allen Umständen die Risikofaktoren, die Ihren Antioxidantienbedarf erhöhen: Rauchen, Trinken, Aufputschmittel.

11 Sportartspezifische Ernährungspläne

Unterschiedliche Sportarten stellen unterschiedliche Anforderungen an Ihren Körper: Jogging, Langstreckenlaufen, Radfahren (Freizeitbereich und Straßenradrennen), Skifahren (insbesondere Skilanglauf), Ausdauerschwimmen und Aerobicgymnastik sind Ausdauersportarten, die einen *aeroben* Stoffwechsel verlangen. Kurzstreckenlaufen, Radfahren (Sprint), Kurzstreckenschwimmen und Kampfsportarten verlangen eine energiereiche *anaerobe* Aktivität. Viele Sportarten (wie z. B. Tennis) erfordern beide Stoffwechselformen.

Ich habe Athleten bei nahezu jeder sportlichen Betätigung beobachtet und beraten, und dabei habe ich gelernt, daß jede Sportart (je nachdem, ob sie anaeroben, aeroben oder beide Arten von Stoffwechsel erfordert) eine andere »Diätchemie« verlangt. Meines Wissens hat kein anderer Sporternährungswissenschaftler detaillierte Anleitungen entwickelt, die Sie in die Lage versetzen, in Ihrer bevorzugten Sportart über die (richtige) Ernährung zum Sieg zu gelangen.

Erst, wenn Sie Stufe 1 – *die Sie in Form bringt* – meines Programms hinter sich haben und Ihre Blutwerte die Richtwerte für Stufe 2 – *die Sie in Form hält* – erfüllen, sollten Sie die im folgenden aufgeführten Ernährungspläne übernehmen, wobei ich die bekanntesten und am weitesten verbreiteten Sportarten berücksichtigt habe. *Ihre persönlichen Laborwerte müssen wenigstens wie folgt sein, ehe Sie mit meiner sportartspezifischen Diät beginnen können:*

Gesamtcholesterin		180 oder weniger
HDL-Cholesterin		45 oder mehr
Triglyceride		150 oder weniger
Glucose		90 oder weniger
Harnsäure	Frauen	5,5 oder weniger
	Männer	6 oder weniger

Aber zuerst möchte ich Ihnen meine Empfehlungen für Ihre entscheidende *Mahlzeit vor dem Wettkampf* geben und Ihnen sagen, was und wie Sie *nach dem Wettkampf* essen sollen, um all das zu ergänzen, was Sie während der körperlichen Betätigung verloren haben.

113

Empfehlungen für Wettkämpfer aller Sportarten

Die Mahlzeit vor dem Wettkampf

In den Umkleidekabinen der Sportler geistern allerlei Gerüchte über die bestmögliche »Vorwettkampfmahlzeit« umher. Hochschul- und Profifußballtrainer versorgen ihre Athleten reichlich mit Steaks und Eiern, um die Leidenschaft und die Angriffslust ihrer Spieler so richtig zu schüren. Amerikanische Olympiade-Teilnehmer erhalten sehr wenig Rat – wenn überhaupt – als Gruppe und sind deswegen in puncto Diät auf sich allein gestellt. Boxer verschlingen Unmengen von rotem Fleisch[1], während die Triathlonkämpfer sich mit Kohlenhydraten volladen. Tennisspieler? Jeder Spieler hat sein eigenes Gericht, das er mehr auf Grund eines Aberglaubens auswählt (»Als ich das letztemal gewann, hatte ich Schinken mit Ei gegessen, also esse ich jetzt wieder Schinken mit Ei«) als auf Grund irgendeiner wissenschaftlichen Regel.

Speck und Eier sind eine der schlechtesten Mahlzeiten, die Sie vor einem Wettkampf zu sich nehmen können; grundsätzlich gibt es überhaupt kein Gericht, das als die beste oder einzig richtige Mahlzeit für jeden Athleten jeder Sportart zu bezeichnen wäre. Es gibt aber einige sehr hilfreiche und wissenschaftlich begründete Prinzipien, die ich Ihnen weitergeben kann; sie sollen Ihnen helfen, das beste für Ihre Sportart und Ihren persönlichen Geschmack geeignete Essen zu finden:

1. Nehmen Sie keine große Mahlzeit vor dem Wettkampf oder Training zu sich. Ihr Körper kann nicht seine Bestleistung bringen, wenn Ihr Magen mit Fetten, Eiweiß und Kohlenhydraten überladen ist. Da körperliche Aktivität erheblich die Verdauung verzögert, sollten Sie eher hungrig in den Kampf gehen. Halten Sie die Nahrungsaufnahme auf ein Minimum (nicht mehr als 250 kcal/1050 kJ, wenn möglich). Das entspricht ungefähr 4 Scheiben Vollkornbrot oder ¼ Tasse Vollkornflocken mit einer ½ Tasse Magermilch und 1 frischen Frucht. Warten Sie wenigstens 2 Stunden, ehe Sie nach dem Essen Sport treiben, trainieren oder in den Wettkampf gehen.

2. Ihre Mahlzeit vor dem Wettkampf (oder vor dem Training) sollte hauptsächlich aus Polysacchariden bestehen, also aus stärkehaltigen Nahrungsmitteln (ungefähr 60 − 80 % der Kalorien Ihrer

---

[1] Rotes Fleisch: Vom Rind, Schaf etc., im Gegensatz zum weißen Fleisch vom Kalb, Geflügel usw.

Vorstartmahlzeit sollte von Vollkornflocken, Früchten, Brot, Teigwaren und Gemüsen herrühren). Das hält den Konsum von Fetten und Ölen auf ein Minimum und gestattet so dem Körper, die Energie aus diesen Spitzenleistungs-Nahrungsmitteln mit einer optimalen Geschwindigkeit (ungefähr 2 kcal pro Minute) angemessen umzusetzen. Von allen Nährstoffen, die Sie zu sich nehmen, verlassen Fette und Öle den Magen zuletzt. Letztere führen außerdem zu einer Verzögerung der Magenentleerung für andere vitale Nahrungsmittel, welche Sie für Ihre Energie und Ausdauer benötigen.

3. Trinken Sie *mehr Wasser, als Ihr Durst es erfordert.* Dies ist wirklich die wichtigste Empfehlung, denn der Mangel an Wasser ist der häufigste und folgenreichste Fehler in der Diät fast eines jeden Athleten, den ich beobachtet oder beraten habe. Trinken Sie mindestens 1 Tasse Wasser (¼ Liter) pro 45 Pfund Körpergewicht, *ehe* Sie mit Ihrer körperlichen Aktivität beginnen. Dann trinken Sie mindestens 1 Tasse Wasser pro 15 Minuten körperlicher Aktivität.

4. Nehmen Sie leistungssteigernde Substanzen (s. hierzu Kapitel 12) mindestens 2 Stunden vor dem Wettkampf oder vor dem Training ein. Somit ist genug Zeit vorhanden, daß diese »Hilfsmittel« des Spitzenleistungsprogramms in Ihr Blut gelangen und dort ihre Arbeit tun. Erinnern Sie sich: Im Magen vorhandene Nahrung, insbesondere fette Nahrung, verlangsamt die Magenentleerung. Nehmen Sie statt dessen diese leistungssteigernden Substanzen zusammen mit kleinen Mahlzeiten ein oder mit einem einzigen Nahrungsmittel – nicht mehr als 250 kcal –, nicht aber auf leeren Magen.

Die Mahlzeit nach dem Wettkampf

Diese Mahlzeit soll zwei Dinge für Sie tun:
1. Sie muß Ihnen die Nährstoffbausteine geben, um das Glykogen wieder aufzubauen, das Ihre Muskeln während der körperlichen Anstrengung verbrannt haben.
2. Sie muß die Flüssigkeit, Vitamine, Mineralstoffe und das Eiweiß ersetzen, die Ihr Körper täglich braucht.

In allen Sportarten müssen Athleten ihre mehr oder weniger erschöpften Muskeln wieder mit den grundlegenden Nährstoffen auffüllen, die sie während des Wettbewerbes verloren haben. Obwohl der Nahrungsbedarf eines jeden Athleten von Sportart zu

Sportart, von Tag zu Tag unterschiedlich ist, habe ich eine ideale »Nachwettkampfmahlzeit« zusammengestellt, die den Stoffwechselanforderungen der meisten Sportarten und körperlichen Aktivitäten entspricht.

Unabhängig davon, auf welcher Stufe der Haas-Leistungsdiät Sie sich befinden, können Sie nach dem Wettkampf diese ideale »Nachwettkampfmahlzeit« zu sich nehmen:

☐ *125 g Fisch oder Geflügel.* (Strenge Vegetarier sollten 2 Tassen Bohnen, Erbsen oder Linsen essen; Lakto-Vegetarier[1] 1 Tasse fettarmen körnigen Frischkäse und 1 Tasse Bohnen; Lakto-Ovo-Vegetarier[2] 2 Eiweiß [bitte nicht das fette, cholesterinbeladene Eigelb], ½ Tasse fettarmen körnigen Frischkäse oder Joghurt und ½ Tasse Bohnen.)

☐ *2 gebackene oder gekochte Kartoffeln*
oder
1 Tasse gekochte Teigwaren mit einfacher Tomatensauce.

☐ *1 Tasse grün-, gelb- oder orangenfarbenes gedünstetes oder rohes Gemüse,* wie Broccoli, Karotten o. ä.

☐ *2 tropische oder Zitrusfrüchte* (¾ Tasse geschnittenes Obst, z. B. Banane, Papaya, Ananas, Orangen, Grapefruit etc.).

☐ *Wasser,* je nach Durst *plus* einem extra ½ Liter.

Wer sich sportlich betätigt, ohne jedoch an Wettkämpfen teilzunehmen, wie Aerobicgymnastik, Gewichtstraining oder Gymnastik, braucht die gleiche Ernährung vor und nach dem Training oder der Übungsstunde, wie ich sie für den Leistungssportler als »Vor- und Nachwettkampfmahlzeit« angegeben habe. Viele dieser Aktivitäten – ob allein oder in einer nicht wettkampfmäßigen Gruppe – fordern nämlich, daß Sie *gegen sich selbst kämpfen.* Wenn Sie meinen Richtlinien folgen, erhalten Sie die richtige Ernährung, damit Sie auch hier Ihre persönliche Bestleistung bringen können.

Wenn Sie die Blutwerte erreicht haben, die Sie für Stufe 2 meiner Leistungsdiät benötigen, können Sie die sportartspezifischen Ernährungspläne befolgen, welche ich im weiteren Verlauf dieses Kapitels aufzeige. Wirklich wichtig ist aber, daß Ihre persönlichen Werte den Zahlen der Stufe 2 entsprechen oder diese sogar übertreffen. Wenn Sie mehr als in einer Sportart engagiert sind, sollten Sie die Diät

---

[1] Lakto-Vegetarier: Jemand, der nur Gemüse und Milchprodukte ißt.
[2] Lakto-Ovo-Vegetarier: Jemand, der zusätzlich zu Gemüse und Milchprodukten auch Eier ißt.

wählen, welche die meisten Kalorien aus Polysacchariden enthält. Damit ist sichergestellt, daß Sie Spitzenleistung in der Sportart bringen können, welche die höchsten Anforderungen an Sie stellt.

Einige wichtige Geheimnisse von Champions, die Ihnen beim Haas-Programm helfen werden:

1. Halten Sie Ihr derzeitiges Gewicht. Verlieren Sie nicht mehr als 2 Pfund Körpergewicht in einer Woche, wenn Sie beabsichtigen, im Wettkampf Ihre Spitzenleistung zu bringen. Dieses äußerst wichtige Geheimnis ist eine der wesentlichen Regeln der Sporternährung, wie ich sie verstehe. Unglücklich ist der Athlet dran, der diese Regel verletzt und mittels einer speziellen Diät rapide Gewicht verliert, um in einer bestimmten Gewichtsklasse starten zu können, wie Schwer- oder Leichtgewicht. Boxer, Ringer und Sportler aus anderen Kampfsportarten, die einen drastischen Gewichtsverlust kurz vor dem Wettkampf anstreben, verlieren im allgemeinen nicht nur an Gewicht, sondern auch den Wettkampf. Drastische Gewichtsverluste (mehr als 2 Pfund pro Woche) kurz vor irgendeinem Wettkampf vermindern Ihren maximalen aeroben Stoffwechsel (die Sauerstoffmenge, die über Ihr Blut während anstrengender körperlicher Aktivität an die Muskeln abgegeben werden kann) wie auch Ihre Ausdauer. Eine schmerzliche Niederlage kann auch daher rühren, daß Sie etwas *nicht gegessen haben!* Halten Sie stets Ihr Körpergewicht vor dem Wettkampf und während der ganzen Veranstaltungszeit, auch wenn dieser Wettbewerb – wie beim Tennis – 2 Wochen dauert.

2. Trinken Sie keinen Alkohol nach dem Wettkampf, wenn Sie am folgenden Tag wieder einen Wettbewerb antreten müssen. Alkohol entzieht Ihrem Körper den kostbaren Wasservorrat, und zusammen mit dem Wasser gehen lebenswichtige Nährstoffe verloren, wie Vitamin B, Calcium, Magnesium und Kalium – alles Spitzennahrungsstoffe, die Sie zum Gewinnen brauchen. Sie können, wenn Sie gewonnen haben, am Ende Ihren Siegestrunk um so mehr genießen.

3. Wie bald nach dem Wettkampf sollten Sie essen? *Horchen Sie auf Ihren Körper.* Mutter Natur hat in ihrer unbegrenzten Weisheit bestimmt, daß anstrengende körperliche Tätigkeit den Hunger verzögert, und das aus gutem Grund: Sie müssen den wichtigsten Nährstoff, den Sie während des Wettkampfes verloren haben, zuerst zu sich nehmen, nämlich Wasser. Den Wasservorrat Ihres

Körpers wieder aufzufrischen, sollte Ihre erste Pflicht nach dem Wettkampf sein, ehe Sie irgend etwas anderes tun. Trinken, trinken und nochmals trinken! Dann und erst dann können Sie essen, essen, essen.

Lassen Sie mich zusammenfassen:

▷ Befolgen Sie meine Richtlinien für die Mahlzeiten direkt vor und nach dem Wettkampf oder dem Training.
▷ Kehren Sie zu Ihrer normalen Programmstufe (auf der Grundlage Ihrer Blutwerte) zwischen den Wettkämpfen und Trainingseinheiten zurück.
▷ Wenn die Analyse Ihrer Blutwerte den Normen der Stufe 2 entspricht oder diese gar übertrifft, können Sie eine der nun folgenden sportartspezifischen Ernährungspläne durchführen.
▷ Betreiben Sie mehr als eine Sportart, so wählen Sie immer die Diät, welche die meisten Kalorien aus den Polysacchariden (Vielfachzucker, insbesondere Stärke) liefert.

Fünf Ernährungspläne für 14 bekannte Sportarten

Ich habe ganz spezifische Diätpläne zusammengestellt, um den besonderen Nahrungsbedürfnissen von Profis und von Amateuren in 14 der bekanntesten Sportarten gerecht zu werden. Dies sind die fünf Kategorien mit den dazugehörigen Diätplänen, die alle 14 Sportarten abdecken:

Kategorie 1
Jogging
Skifahren
Aerobicgymnastik
Radfahren
Schwimmen

Kategorie 2
Fußball
Basketball
Eishockey
Boxen
Karate und andere
Kampfsportarten

Kategorie 3
Tennis und andere Rückschlagspiele

Kategorie 4
Gewichtheben
Gewichtstraining an der Maschine

Kategorie 5
Golf

Alle diese Sportarten erfordern Muskelarbeit von den größten Muskeln des Körpers, den Beinmuskeln. Die Menge des Muskelglykogens, das Sie speichern, und der Enzyme, die Sie herstellen, um das Glykogen wirkungsvoll zu verbrennen, bestimmt Ihre Ausdauer und Gesamtleistungsfähigkeit in diesen Sportarten.

In jeder Sportart ist der Spielraum des Energieverbrauchs sehr groß (im allgemeinen hängt dies von der Dauer des Wettkampfes oder der Anstrengung ab); er kann von einigen hundert Kalorien bis zu einigen tausend schwanken! Skilanglauf und Marathonlauf können 2000 kcal oder mehr erfordern. Die DiDonato-Zwillinge, Weltrekordhalter im Langstreckenschwimmen, ernähren sich nach meinem Diätplan für Schwimmer, obwohl der eine Fleisch ißt, der andere aber ein Lakto-Vegetarier ist. (Das heißt, er ernährt sich nur von Gemüse und Milchprodukten. James ist eigentlich ein »Haas-Lakto-Vegetarier«: Er nimmt nur Magermilch oder fettarme Milchprodukte zu sich.) James ergänzt seine Diät einfach durch Bohnen, Erbsen oder Linsen – alles ausgezeichnete Quellen von pflanzlichem Eiweiß – und Mager- oder fettarmer Milch als Quelle für tierisches Eiweiß als Ersatz für Hühnchen, Truthahn oder Fisch.

Eine Bemerkung speziell für Triathlonkämpfer: Der Triathlon ist eine der anstrengendsten und potentiell gefährlichsten Wettbewerbe, die bisher ersonnen wurden. Der derzeitige Weltrekord von 9 Stunden und 8 Minuten für 4 km Schwimmen in offenem Gewässer, 180 km Radfahren und dem Marathonlauf klingt sehr eindrucksvoll. Trotzdem sage ich voraus, daß ein gut trainierter Triathlonkämpfer diesen Rekord *erheblich verbessern* könnte (genauso wie die DiDonato-Zwillinge im Schmetterlingsstil den bestehenden Rekord um mehr als 10 Meilen [16 km] übertrafen), wenn er meiner Diät für ultra-athletische Wettkämpfe folgt. Diese Diät habe ich im vorliegenden Buch nicht aufgelistet, denn in diesem Falle ist es wichtig für mich, mit dem Athleten direkt und intensiv zusammenzuarbeiten unter Einsatz von Computern und hochentwickelten biochemischen Technologien, um ein angemessenes individuelles Ergebnis zu erzielen.

Portionsgröße

Freizeitsportler sind sich oft nicht bewußt, welche physischen Anforderungen im Wettkampf an Weltklasse-Athleten gestellt werden. Sie kennen auch nicht den enormen Appetit dieser Athleten; so aßen die Tennisprofis Gene und Sandy Mayer jeder bis zu 15 »Big Macs« sowie einige Portionen Pommes frites (während einer Mahlzeit, versteht sich) und spülten das alles mit einigen Milchshakes hinunter. Natürlich war das, ehe sie mein Programm übernommen hatten.

Bevor Sie sich auf eine spezifische Portionsgröße beschränken (obgleich ich im folgenden bestimmte Portionsgrößen empfehle), lassen Sie eher Ihren Appetit über die Menge bestimmen, welche Sie essen. Die meisten Athleten, die ich beraten habe, entdecken, daß das ein kluger Rat ist, und ich glaube, Ihnen wird's genauso gehen. Sie werden auch überrascht sein, daß Ihr Appetit, kurz nachdem Sie mit dem Programm begonnen haben, sich automatisch neu einstellen wird. Das Appetitzentrum in Ihrem Gehirn ist wie der Thermostat in Ihrem Haus: Haben Sie ihn einmal eingestellt, bleibt er so, bis Sie ihn neu einstellen. Die »chemische« Zusammensetzung Ihrer Diät, ebenso wie die Intensität und Dauer Ihrer körperlichen Aktivität, stellt Ihren »Appetat« (Ihr Appetit-Thermostat, der im Hypothalamus lokalisiert ist) auf seine Spitzenleistungsstufe ein. Sie werden feststellen, daß Ihr Verlangen nach Essen genau den Bedürfnissen Ihres Körpers nach Energie entspricht. Hochleistungssportler, die mein Programm übernehmen, berichten, daß sie zum erstenmal wirklich eine Beziehung zu den Bedürfnissen und Erfordernissen ihres Körpers bekommen. Eine Kost, die reich an Polysacchariden (vor allem Stärke) ist und auf Nahrungsmitteln beruht, die fettarm, aber reich an Vitaminen und Mineralstoffen sind, versorgt den empfindlichen »Appetat« des Körpers mit dem richtigen chemischen Gleichgewicht, so daß Sie niemals zuviel oder zuwenig essen. Die Haas-Spitzenleistungs-Ernährung bietet Ihnen die perfekte Diät-Zusammensetzung (basierend auf der Grundlage Ihrer eigenen chemischen Blutzusammensetzung) und kontrolliert Ihren Appetit. Braucht Ihr Körper mehr Nahrung, werden Sie sich hungrig fühlen; haben Sie die Nahrungsbedürfnisse des Körpers erfüllt, werden Sie sich satt und zufrieden fühlen.

Meine klinische Erfahrung hat mich gelehrt, daß übergewichtige Menschen, die ihre normale Ernährung aufgeben (ungefähr 45 % Fett, 15 % Eiweiß und 40 % Kohlenhydrate) und mein Programm übernehmen (5 − 20 % Fett, 10 − 15 % Eiweiß und 60 − 80 % Kohlenhydrate), ihr Idealgewicht langsam aber sicher erreichen, ohne die gesundheitlichen Risiken, die mit rapidem Gewichtsverlust oder einer extremen Schlankheitsdiät einhergehen können. Wenn Sie an Muskelmasse gewinnen wollen, dann essen Sie einfach größere Portionen von den Speisen, die ich empfehle, und unterziehen Sie sich einem körperlichen Training (wie z. B. Gewichtstraining), das so aufgebaut ist, daß es Ihre Muskelmasse vergrößert. Regelmäßige zusätzliche Kalorien aus den Polysacchariden (und nicht von Eiweiß) – das ist das Geheimnis, welches zur Bildung von Muskelgewebe durch Gewichtstraining führt.

Der grundlegende Eßplan

Wir haben uns daran gewöhnt, bestimmte Nahrungsmittel für unser Frühstück, andere für das Mittagessen und wieder andere für das Abendessen als angemessen zu empfinden. Die Haas-Leistungsdiät beschränkt kein Nahrungsmittel auf eine bestimmte Mahlzeit oder eine bestimmte Tageszeit. Sie können Ihre Frühstücksflocken auch am Mittag oder Ihre favorisierten Teigwaren zum Frühstück essen (wie es viele Marathonläufer tun). Diese Spitzenleistungs-Mahlzeiten sind gleichermaßen wirkungsvoll, ob Sie sie nun morgens, mittags oder abends zu sich nehmen.

Die Haas-Originalrezepte, die Sie ab Seite 166 in Kapitel 15 vorfinden, versorgen Sie mit Speisen, bei denen Sie nichts falsch machen können, unabhängig davon, auf welcher Diätstufe Sie sind oder welcher sportartspezifischen Diät Sie folgen. Ich habe jedes Rezept so zusammengestellt, daß es in Übereinstimmung mit meinen strengsten Regeln für Spitzenleistung ist, so daß Sie sie beruhigt genießen können, wann immer Sie dies wünschen. (Wenn Sie zu Hause essen, können Sie leicht den 28-Tage-Menüplan befolgen – s. Kapitel 6 –, der ausschließlich meine Rezepte vorsieht.)

Grundsätzlich unterteile ich in meinem Ernährungsplan – der Grundlage jeder sportartspezifischen Diät – alle Nahrungsmittel, die Sie zu sich nehmen dürfen, in drei Gruppen und zwar in der Reihenfolge ihrer Bedeutung:

☐ Kohlenhydratlieferanten,
☐ Eiweißlieferanten,
☐ Fette und Öle.

Außerdem gibt es einen besonderen Abschnitt zum Thema Gewürze und Getränke.

Um es Ihnen leichter zu machen, habe ich *empfohlene Portionsgrößen* für den Idealtyp eines Athleten angegeben. Daran können Sie Ihre eigenen Nahrungsbedürfnisse messen. Dieser imaginäre Athlet wiegt 68 kg und verbrennt täglich 600 kcal bei körperlicher Anstrengung (das entspricht ungefähr 1½ Stunden Einzelspiel im Tennis oder 1 Stunde langsames Jogging oder normale Aerobicgymnastik). Wenn Sie mehr als 68 kg wiegen oder mehr als 600 kcal täglich verbrauchen, können Sie die von mir vorgeschlagenen Portionsmengen entsprechend erhöhen; wiegen Sie weniger als 68 kg oder verbrennen Sie weniger als 600 kcal täglich, sollten Sie die Portionen im rechten Verhältnis verringern. Sportlerinnen sollten auch meine Ratschläge aus Kapitel 9 beachten, um den Bedürfnissen des weiblichen Körpers voll gerecht zu werden.

Nahrungsgruppen

Es gibt drei Nahrungsgruppen – Kohlenhydrate, Eiweiß und Fette –
und zwei zusätzliche Gruppen – Gewürze und Getränke –, aus denen
sich die Spitzenleistungsnahrung für jede sportartspezifische Diät
zusammensetzt. In Gruppe 1 (Kohlenhydrate) finden Sie die *tägliche*
Höchstgrenze neben jedem Kohlenhydratlieferanten aufgeführt. In
Ihrer individuellen sportspezifischen Diät werden Sie die maximale
Menge dieser Kohlenhydratquellen angegeben finden, die Sie täglich
wählen können. Sie können weniger als die von mir aufgeführte
Höchstmenge essen; um aber Spitzenleistungen in Ihrer Sportart
oder Aktivität zu erreichen, sollten Sie diese Grenzen nicht über-
schreiten. Der gleiche Rat gilt für Gruppe 2 (Eiweiß) und Gruppe 3
(Fette und Öle). Die empfohlenen Gewürze können Sie nach
Wunsch innerhalb vernünftiger Grenzen verwenden. Des weiteren
habe ich die zulässige Menge aller von mir gutgeheißenen Getränke
aufgeführt. Lediglich Wasser, das Getränk der Champions, können
Sie in unbegrenzter Menge trinken.

Nahrungsgruppe 1

Kohlenhydrate (60 – 80 % der täglichen Kilokalorien)
☐ Frühstücksflocken
☐ Frisches und getrocknetes Obst
☐ Obstsäfte
☐ Kartoffeln
☐ Naturreis
☐ Teigwaren
☐ Gemüse (roh oder gedünstet)
☐ Vollkornbrot
☐ Pfannkuchen aus Vollwertmehl
☐ Nachspeise: nur originalgetreue Haas-Rezepte

Nahrungsgruppe 2

Eiweiß (10 – 15 % der täglichen Kilokalorien)
☐ Magermilch
☐ Trockenmagermilch
☐ Fettarmer Käse
☐ Geriebener Parmesan- oder Pecorinokäse
☐ Fettarmer körniger Frischkäse, 1 – 2 % Fett
☐ Fettarmer Joghurt, 1 – 2 % Fett
☐ Fleischsorten:
   – Geflügel
   – Fisch

- Schalentiere
- Kalbfleisch
- Rindfleisch (ausschließlich mageres Fleisch)
- Ente
- Schweinefleisch
- Lamm
- Wild
☐ Hülsenfrüchte:
- Bohnen
- Erbsen
- Linsen
☐ Nüsse und Samen
☐ Ergänzende Eiweißzufuhr: spezifische Aminosäuren nur als energiefördernde Unterstützungssubstanzen

Nahrungsgruppe 3
Fette und Öle (5 – 15 % der täglichen Kilokalorien)
Nur 1 Portion (bis zu 1 EL insgesamt) ist täglich von der folgenden Liste erlaubt:
☐ Olivenöl
☐ Jedes andere pflanzliche Öl (Distel, Getreide, Sesam)
☐ Margarine (kalorienarm)
☐ Margarine (normal)
☐ Mayonnaise (kalorienarm)
☐ Mayonnaise (normal)
Vermeiden Sie: Erdnußöl (fördert stark Arteriosklerose), Butter und Schmalz.

Besondere Gewürze
Folgende Gewürze können in vernünftiger Menge je nach Geschmack verwendet werden:
☐ Butterflocken (s. Vermerk auf Seite 45)
☐ Zuckeraustauschstoffe
☐ Ölfreie Salatsaucen
☐ Essig (jede Sorte)
☐ Senf (normal oder gewürzt)
☐ Ketchup (natrium- und zuckerarme Sorten gibt es in der Diät-Abteilung der Supermärkte und in Reformhäusern)
☐ Steaksauce (z. B. Worcestersauce; die meisten Steaksaucen haben einen hohen Natriumgehalt – deswegen sparsam verwenden. Wenn Sie eine natriumarme Diät befolgen, sollten Sie zuvor Ihren Arzt konsultieren.)

☐ Grillsaucen (die meisten Sorten haben einen hohen Natrium- und Zuckergehalt – sparsam verwenden. Bei natrium- und zucker-armer Diät Arzt konsultieren.)

☐ Zitronen- oder Limonensaft

☐ Geröstete Zwiebeln (s. Vermerk auf Seite 45)

☐ Jedes andere salz- und zuckerfreie Gewürz, wie Zimt, Muskat-nuß, Paprika, Knoblauch (frisch oder als Pulver), Basilikum, Thymian, Pfeffer usw.

Getränke

☐ Wasser (alle Sorten, auch Leitungs- und Mineralwasser)

☐ Kaffee und Tee (wenn möglich, coffeinfreie Sorten)

☐ Gemüsesäfte (Karotten, Tomaten, V-8: bis zu ¼ Liter pro Tag. Diese Säfte enthalten Natrium; bei natriumarmer Diät Arzt zu Rate ziehen.)

☐ Alkoholische Getränke:
  - Leichtes und normales Bier
  - Wein (weiß oder rot)
  - Champagner
  - Schnäpse (Wodka, Whisky, Rum)
  - Heiße Schokolade (kalorienarm)
  - Diätlimo (coffeinfrei. Bei natriumarmer Diät Arzt konsul-tieren.)

Erlaubte Frühstücksflocken

Folgende Liste steht beispielhaft für ein reichhaltiges Angebot auf dem Markt und sollte je nach sportartspezifischer Diät variabel gehandhabt werden. Einige der Produkte enthalten zuviel Fett oder Zucker oder beides für Spitzenleistungen in bestimmten Sportarten. Im allgemeinen wird Ihre Auswahl um so größer sein können, je größer der Kalorienbedarf der entsprechenden Sportart ist:

☐ Haferflocken

☐ Haferfleks

☐ Weizenschrot

☐ Weizenvollkornflocken

☐ Müsli (alle Arten)

☐ Viele-Früchte-Müsli

☐ Rice Krispies

☐ Bran Buds usw.

Fügen Sie Ihren Flocken Mager- oder fettarme Milch sowie frische Früchte nach Wahl hinzu und nehmen Sie Zuckeraustauschstoffe zum Süßen.

Magere und fettarme Milchprodukte

Milch ist kein Getränk, sondern *Nahrung in flüssiger Form*. Sie enthält erhebliche Mengen an Eiweiß und Zucker (Lactose), was die Ausdauerfähigkeit herabsetzen kann, wenn sie in übermäßigen Mengen konsumiert wird. Wie Sie bereits wissen, kann zuviel Eiweiß zur Dehydratation führen, und zuviel Zucker kann Hypoglykämie[1] verursachen. Verwenden Sie Milch als Sauce oder Zutat, z. B. zu Frühstücksflocken. Fettarmer Frischkäse und Joghurt enthalten ebenfalls Eiweiß und Lactose in konzentrierter Form, deswegen sollten Sie den Genuß dieser Milchprodukte auf ein vernünftiges Maß beschränken, ungefähr auf 2 Tassen pro Tag.

Frisches Obst

Frisches Obst ist eine gute Quelle für Kohlenhydrate (und zwar für Mono- *und* für Polysaccharide). Sie sollten ungefähr fünfmal soviel Polysaccharide (Vielfachzucker) wie Monosaccharide (Einfachzucker) zu sich nehmen. Wenn Sie den Genuß von frischem Obst auf die Mengen beschränken, die ich täglich für jeden der sportspezifischen Ernährungspläne empfehle, dann entsprechen Sie dieser wichtigen Kohlenhydratregel für Spitzenleistung.

Obstsäfte

Obstsäfte enthalten Zucker in hoher Konzentration – es sind also *keine* Polysaccharide –, deshalb sollten Sie sie vermeiden, wann immer möglich, oder wenigstens nicht mehr als 1 Tasse davon trinken. Wenn Sie unbedingt Ihren Lieblingsfruchtsaft trinken möchten und nicht auf ihn verzichten wollen, dann können Sie ihn mit der gleichen Menge Wasser verdünnen (was mit der chemischen Zusammensetzung Ihres Blutes besser vereinbar ist).

Gemüse

Essen Sie soviel gedünstetes oder rohes Gemüse, wie Sie wollen. Wählen Sie verschiedene Farben, um eine große Auswahl an Nährstoffen zu erhalten: Rot, Orange, Gelb und Grün. Hülsenfrüchte sind eine ausgezeichnete Quelle für Eiweiß, Eisen, Calcium und Ballaststoffe. Wenn Sie sie gerne essen, dann sollten Sie Bohnen, Erbsen oder Linsen in Ihren Diätplan wenigstens dreimal in der Woche mit einbeziehen.

---

[1] Hypoglykämie: Verminderung des Blutzuckers (unter 70 mg%), z. B. infolge einer zu hohen Insulinausschüttung auf Grund einer zu hohen Zuckeraufnahme.

Tierisches Eiweiß

Versuchen Sie, die fetthaltigen Fleischsorten, wie Lamm, Ente, Schwein, Schinken, zu vermeiden (diese Fleischsorten werden auch gern als Sandwichauflage verwendet – also Achtung!). Wählen Sie die mageren Eiweißquellen wie Fisch (dabei können Sie zwei Fischsorten essen, die relativ fetthaltig sind, Lachs und Makrelen, weil sie das »freundliche« Fett EPS[1] enthalten), Hühnchen (das weiße Fleisch), Puter (das weiße Fleisch) und Schalentiere: Hummer (das ist immer Ihre erste Wahl), Krebse, Austern, Venus- und Jakobsmuscheln sowie Krabben (als letztes wählen). Schalentiere, also Muscheln, Krebse etc., enthalten Cholesterin genauso wie Hühnchen und Fisch, aber bei einer kohlenhydrat- und sehr ballastreichen, fettarmen Diät können Sie diese Nahrungsmittel genießen, ohne daß Ihr Cholesterinspiegel ansteigt. Wählen Sie diese Nahrungsmittel in Maßen und mit Überlegung. Meine Untersuchungen zeigen, daß, wenn Sie die Menge an tierischem Eiweiß auf 10 – 15 % Ihrer täglichen Kalorienaufnahme beschränken, Sie mehr als genug Eiweiß zu sich nehmen, ohne der Gefahr von Dehydratation und den damit verbundenen Vitamin- und Mineralstoffverlusten ausgesetzt zu sein. Das bedeutet ungefähr 125 g Nahrungsmittel aus tierischem Eiweiß im Schnitt täglich (Milchprodukte nicht eingeschlossen) oder ungefähr 1½ Pfund pro Woche.

Fette und Öle

Weltklasse-Ausdauersportler haben einen wesentlich größeren Bedarf an Fetten und Ölen als Freizeitsportler. Die obigen Empfehlungen stellen einen goldenen Mittelweg für den normalen Sportler dar. Wie Sie bereits wissen, sind Sie einzigartig mit einer einzigartigen chemischen Blutzusammensetzung und einem einzigartigen Ernährungsverlangen. Diese Empfehlungen entsprechen den Richtlinien für eine gesunde Ernährung, die von nationalen Gesundheitsorganisationen wie der *American Heart Association* ausgegeben werden. Im allgemeinen kann als Faustregel gelten, Fette und Öle, die natürlicherweise in Nahrungsmitteln vorkommen, sparsam zu verwenden: das »freundliche« Fett EPS in Lachs und Makrele, das »essentielle« Fett Linolsäure, das in Nahrungsmitteln wie Haferflocken, Mais und unbehandeltem Reis (Naturreis) auftritt. Wenn Sie Ihrer Nahrung andere Fette und Öle hinzufügen, dann nehmen Sie nur soviel, wie ich es in meinem Programm für optimale Gesundheit und Spitzenleistung vorgeschlagen habe.

---

[1] EPS: Eikosapentaensäure. Siehe hierzu auch Seite 42.

Weshalb ich bestimmte Zutaten bei meiner Diät erlaube

Die gelegentliche Verwendung von Zutaten, die Salz und/oder Zucker enthalten – wie Ketchup, Mixed Pickles, Senf, Steak- und Grillsaucen usw. –, ist erlaubt, weil sie nur ganz wenig Fett enthalten. Solange Sie diese Zutaten nicht übermäßig verwenden, solange werden sie Sie auch nicht schädigen. Auch hier gilt aber, daß Sie, wenn Sie eine zucker- und/oder natriumarme Diät essen, erst Ihren Arzt konsultieren sollen, ehe Sie irgendwelche Nahrungsmittel oder Zutaten nehmen, die diese Substanzen enthalten.

Doch nun zu den sportartspezifischen Ernährungsplänen der fünf genannten Kategorien:

Kategorie 1:
Jogging, Skifahren, Aerobicgymnastik, Radfahren, Schwimmen

Wissenschaftler, die den Menschen studieren (den Einzelmenschen wie auch die Bevölkerung ganzer Länder), berichten, daß Männer und Frauen, die täglich an Aerobicgymnastik teilnehmen (und zwar an Übungen, die den Puls auf über 120 Schläge pro Minute bringen), im allgemeinen dünner, gesünder und fitter sind als ihre etwas ruhigeren Freunde und Verwandte. Wenn diese körperlich aktiven Menschen darüber hinaus eine fett- und cholesterinarme, aber an Polysacchariden reiche Diät essen, dann leiden sie nicht in dem epidemischen Ausmaß an den mit der Ernährung zusammenhängenden degenerativen Krankheiten, wie Herzleiden, Diabetes, Bluthochdruck, Übergewicht, Schlaganfall usw., wie ruhigere Menschen, die eine fett- und cholesterinreiche Nahrung zu sich nehmen.

Jogging, Skifahren (und ganz besonders Skilanglauf), Aerobicgymnastik, Radfahren und Schwimmen sind einige der besten aeroben körperlichen Aktivitäten. Doch körperliche Aktivität allein reicht nicht aus, um einen maximalen Schutz gegen ernährungsbedingte Krankheiten zu erhalten. Eine angemessene Ernährung ist außerordentlich wichtig für optimale Gesundheit, langes Leben und Spitzenleistungen.

Viki Fleckenstein, eine der besten US-Skirennfahrerinnen, hält sich an den sportspezifischen Diätplan der Kategorie 1. Vikis Spezialdisziplin, der Slalom, erfordert große Kraft und Ausdauer und einen Spitzeneinsatz. Im Jahre 1982 suchte sie meine Sporternährungsklinik in Florida auf, um ihr schon damals ausgezeichnetes Stehvermögen durch das *Eat-to-win*-Programm auf ihre persönliche Spitzen-leistungsebene zu steigern. Ich glaube, daß Viki, die eine der ersten Skiläuferinnen war, die sich nach meinem Programm ernährt, noch für lange Zeit an der Spitze bleiben wird.

Wenn Ihre persönliche Sportart einen lang anhaltenden Einsatz erfordert, dann essen Sie so, wie Viki dies tut:

☐ *Erlaubte Getreideflocken* (z. B. Weizenschrot, Früchte-Müsli, Weizenvollkornflocken, Rice-Krispies, Haferfleks): Essen Sie pro Tag bis zu 1 Tasse für jede Stunde sportlicher Aktivität; übergießen Sie die Flocken mit ½ Tasse Mager- oder fettarmer Milch und mischen Sie 1 frische Frucht nach Wahl darunter. Falls Sie zusätzlich süßen wollen, nehmen Sie einen Zuckeraustauschstoff (z. B. Frucht-zucker) oder Süßstoff.

☐ *Zusätzliches frisches Obst:* Bis zu 3 Früchte Ihrer Wahl pro Tag.

☐ *Getrocknetes Obst:* Bis zu 30 g pro Tag.

☐ *Obstsäfte:* Bis zu 180 ml pro Tag.

☐ *Kartoffeln:* Bis zu 4 pro Tag.

☐ *Naturreis:* Bis zu 2 Tassen (gekocht) pro Tag.

☐ *Teigwaren:* Bis zu 2 Tassen (gekocht) pro Tag.

☐ *Gemüse:* Roh oder gedünstet, ganz nach Wunsch. Vermeiden Sie Avocados, Palmherzen und Oliven.

☐ *Vollkornbrot:* Bis zu 2 Scheiben pro Tag.

☐ *Vollkornpfannkuchen* (ohne Eigelb zubereiten): Bis zu 2 Stück (15 cm ∅) pro Tag mit einer der erlaubten Saucen.

☐ *Nachspeise:* Bis zu 1 Portion nach Haas-Originalrezept.

☐ *Fettarme und Magermilch:* Bis zu 1 Tasse pro Tag.

☐ *Fettarmer und Magerkäse:* Bis zu 15 g pro Tag.

☐ *Geriebener Parmesan- oder Pecorinokäse:* Bis zu 2 TL pro Tag.

☐ *Fettarmer körniger Frischkäse u. Joghurt:* Bis zu ½ Tasse pro Tag.

☐ *Fleisch:* Bis zu 125 g jeglicher Sorte pro Tag.

☐ *Hülsenfrüchte:* Bis zu 1 Tasse pro Tag.

☐ *Nüsse und Samen:* Bis zu 30 g jeglicher Sorte pro Tag.

☐ *Fette und Öle:* Bis zu 1 Teelöffel jeglicher Sorte pro Tag.

☐ *Leistungssteigernde Substanzen:* Nach Erfordernis (s. Kapitel 12).

☐ *Getränke und würzende Zutaten:* Siehe hierzu den grundlegenden sportartspezifischen Ernährungsplan.

Kategorie 2:
Fußball, Basketball, Eishockey, Boxen, Karate und andere Kampfsportarten

Im Gegensatz zu Sportarten wie Jogging, Radfahren und Schwimmen, bei denen die Bewegung kontinuierlich vor sich geht, verlangen diese Sportarten vom Athleten die Fähigkeit zur diskontinuierlichen, höchst explosiven Energie mit dazwischenliegenden Phasen reduzierter physischer Anforderungen oder sogar Ruhepausen. Fußball-, Basketball- und Eishockeyspieler etc. haben Spielunterbrechungen oder Ruhepausen zur Halbzeit; bei Boxern und Athleten der vielen anderen Kampfsportarten gibt es Ruhepausen zwischen den einzelnen Runden.

Auch diese Sportarten verlangen Ausdauer, aber sie ist nicht zu vergleichen mit jener, die ein Marathonläufer, ein Radfahrer, ein Langstreckenschwimmer oder ein Skilangläufer benötigt.

Der Kalorienverbrauch der Sportarten der Kategorie 2 kann enorm sein: Ein 15-Runden-Boxkampf oder ein typisches Basketballspiel erfordert mehr Kalorien, als wenn man für ½ Stunde joggt oder tanzt. Deshalb sieht diese sportspezifische Diät mehr Kalorien vor als Kategorie 1.

Leistungssportler, die Sportarten der Kategorie 2 betreiben, sind im allgemeinen an gut entwickelten Muskeln interessiert, und meine Empfehlungen schließen die richtige Mischung von Eiweiß, Fett und Kohlenhydraten ein, um Muskelgewebe aufzubauen, zu erhalten und wieder herzustellen, falls es verletzt worden ist. Wenn Sie diesem spezifischen Ernährungsplan folgen (und die richtigen Nahrungsmittel in der richtigen Kombination essen), dann trainieren Sie Ihre Muskeln, Blutzucker und Fett so wirksam zu verwerten, daß sie Ihnen die explosive Kraft verleihen, die Sie brauchen.

☐ *Erlaubte Getreideflocken* (z. B. Weizenschrot, Früchte-Müsli, Weizenvollkornflocken, Rice Krispies, Haferfleks): Essen Sie pro Tag bis zu 1 Tasse für jede Stunde sportlicher Aktivität. Geben Sie ½ Tasse Mager- oder fettarme Milch hinzu und 1 frische Frucht nach Wahl. Falls Sie zusätzlich süßen wollen, so nehmen Sie Zuckeraustauschstoff (z. B. Fruchtzucker) oder Süßstoff.

☐ *Zusätzliches frisches Obst:* Bis zu 6 Früchte Ihrer Wahl pro Tag.

☐ *Getrocknetes Obst :* Bis zu 60 g pro Tag.

☐ *Obstsäfte:* Bis zu ¼ l pro Tag.

☐ *Kartoffeln:* Bis zu 4 pro Tag.

☐ *Naturreis:* Bis zu 3 Tassen (gekocht) pro Tag.

☐ *Teigwaren:* Bis zu 4 Tassen (gekocht) pro Tag.

☐ *Gemüse:* Roh oder gedünstet, ganz nach Wunsch; vermeiden Sie Avocados, Palmherzen und Oliven.

☐ *Vollkornbrot:* Bis zu 6 Scheiben pro Tag.

☐ *Vollkornpfannkuchen* (ohne Eigelb): Bis zu 3 Stück (15 cm ⌀) pro Tag mit erlaubter Sauce.

☐ *Nachspeise:* Bis zu 2 Portionen nach Haas-Originalrezept.

☐ *Fettarme und Magermilch:* Bis zu 2 Tassen pro Tag.

☐ *Fettarmer und Magerkäse:* Bis zu 30 g pro Tag.

☐ *Geriebener Parmesan- oder Pecorinokäse:* Bis zu 3 TL pro Tag.

☐ *Fettarmer körniger Frischkäse u. Joghurt:* Bis zu 1 Tasse pro Tag.

☐ *Fleisch:* Bis zu 125 g jeglicher Sorte pro Tag.

☐ *Hülsenfrüchte:* Bis zu 2 Tassen pro Tag.

☐ *Nüsse und Samen:* Bis zu 60 g jeglicher Sorte pro Tag.

☐ *Fette und Öle:* Bis zu 2 Teelöffel jeglicher Sorte pro Tag.

☐ *Leistungssteigernde Substanzen:* Nach Erfordernis (s. Kapitel 12).

☐ *Getränke und würzende Zutaten:* Siehe hierzu den grundlegenden sportartspezifischen Ernährungsplan.

Kategorie 3:
Tennis und andere Rückschlagspiele

Tennis und andere Rückschlagspiele erfordern sowohl aerobe als auch anaerobe Muskelarbeit. Ich habe diesen sportspezifischen Ernährungsplan entwickelt, um Ihnen das Quentchen Überlegenheit zu geben, das Sie in die Lage versetzt, durch außergewöhnliches Stehvermögen und zusätzliche explosive Kraft Ihren Gegner schließlich zu besiegen.

Viele Leute halten Tennis für keinen echten Ausdauersport (das sind meist diejenigen, die gelegentlich einmal an einem geselligen gemischten Doppel teilnehmen); viele Spieler aber, angefangen beim »süchtigen« Amateurspieler bis zum Wimbledon-Champion, können mehr als 6 Stunden täglich im Wettkampf zubringen. Spitzentennisspieler (und die Enthusiasten unter den Amateurspielern, die so lange spielen, bis es zu dunkel ist, um den Ball zu sehen) brauchen mitunter die Ausdauer eines Marathonläufers und nicht weniger Schnellkraft als ein Fußballspieler. Der folgende sportspezifische Ernährungsplan wird Sie mit beidem versorgen.

Der Kalorienverbrauch bei Rückschlagspielen variiert natürlich sehr stark und hängt ganz davon ab, ob Sie ein Einzel oder ein Doppel spielen oder welche Spielstärke Sie haben. Bei einem guten Einzel (sei es beim Tennis, Squash oder Racket Ball) kann der Sportler genauso viele Kalorien verbrennen wie ein Jogger während des gleichen Zeitraums.

☐ *Erlaubte Getreideflocken* (z. B. Weizenschrot, Früchte-Müsli, Weizenvollkornflocken, Rice Krispies, Haferfleks): Essen Sie pro Tag bis zu 1 Tasse für jede Stunde sportlicher Aktivität. Dazu ½ Tasse Mager- oder fettarme Milch und 1 frische Frucht Ihrer Wahl. Wenn Sie zusätzlich süßen wollen, nehmen Sie Zuckeraustauschstoff (z. B. Fruchtzucker) oder Süßstoff.

☐ *Zusätzliches frisches Obst:* Bis zu 2 Früchte Ihrer Wahl pro Tag.

☐ *Getrocknetes Obst:* Bis zu 30 g pro Tag.

☐ *Obstäfte:* Bis zu 180 ml pro Tag.

☐ *Kartoffeln:* Bis zu 2 pro Tag.

☐ *Naturreis:* Bis zu 1½ Tassen (gekocht) pro Tag.

☐ *Teigwaren:* Bis zu 1½ Tassen (gekocht) pro Tag.

☐ *Gemüse:* Roh oder gedünstet, ganz nach Wunsch. Vermeiden Sie Avocados, Palmherzen und Oliven.

☐ *Vollkornbrot:* Bis zu 2 Scheiben pro Tag.

☐ *Vollkornpfannkuchen* (ohne Eigelb): Bis zu 2 Stück (15 cm ⌀) pro Tag mit erlaubter Sauce.

☐ *Nachspeise:* Bis zu 1 Portion nach Haas-Originalrezept.

☐ *Fettarme und Magermilch:* Bis zu 1 Tasse pro Tag.

☐ *Fettarmer und Magerkäse:* Bis zu 15 g pro Tag.

☐ *Geriebener Parmesan- oder Pecorinokäse:* Bis zu 2 TL pro Tag.

☐ *Fettarmer körniger Frischkäse u. Joghurt:* Bis zu ½ Tasse pro Tag.

☐ *Fleisch:* Bis zu 125 g jeglicher Sorte pro Tag.

☐ *Hülsenfrüchte:* Bis zu 1 Tasse pro Tag.

☐ *Nüsse und Samen:* Bis zu 30 g jeglicher Sorte pro Tag.

☐ *Fette und Öle:* Bis zu 1 Teelöffel jeglicher Sorte pro Tag.

☐ *Leistungssteigernde Substanzen:* Nach Erfordernis (s. Kapitel 12).

☐ *Getränke und würzende Zutaten:* Siehe hierzu den grundlegenden sportartspezifischen Ernährungsplan.

Kategorie 4:
Gewichtheben und Gewichtstraining an der Maschine

Das Training mit Gewichten verlangt eine explosive anaerobe Aktivität, was außerordentliche Anforderungen an Ihre Muskeln stellt. Das Gewichtstraining kann auch aerob sein, wenn Sie die Circuit-Trainingsmethode anwenden: hohe Wiederholungszahlen und schnellstmögliches Aufsuchen der nächsten Station, ohne daß der Puls gesenkt werden kann. Untersuchungen haben gezeigt, daß Sie ununterbrochen für wenigstens 20 Minuten gewichtheben müssen, damit der Stoffwechsel aerob wird.

Während eines anstrengenden Trainings mit Gewichten können große Mengen Muskelgewebe zerstört werden, weshalb Ihre sportspezifische Diät die Nährstoffe bereitstellen muß, die für seinen Aufbau und Wiederaufbau notwendig sind. Gewichtheber brauchen nicht diese großen Mengen an Muskelglykogen, worauf Marathonläufer bauen, um diese großen Strecken zu bewältigen. Trotzdem sind Gewichtheber der Vergangenheit einem Irrtum erlegen, als sie fälschlicherweise ihre Eiweißaufnahme erhöhten, anstatt die Zufuhr an Polysacchariden (Stärke) zu erhöhen. Mein sportspezifischer Ernährungsplan für Gewichtheber korrigiert diesen Irrtum.

☐ *Erlaubte Getreideflocken* (z. B. Weizenschrot, Früchte-Müsli, Weizenvollkornflocken, Rice Krispies, Haferfleks): Essen Sie pro Tag bis zu 1 Tasse für jede Stunde sportlicher Aktivität; dazu ½ Tasse Mager- oder fettarme Milch und 1 frische Frucht Ihrer Wahl. Wenn Sie zusätzlich süßen wollen, nehmen Sie Zuckeraustauschstoff (z. B. Fruchtzucker) oder Süßstoff.

☐ *Zusätzliches frisches Obst:* Bis zu 4 Früchte Ihrer Wahl pro Tag.

☐ *Getrocknetes Obst:* Bis zu 30 g pro Tag.

☐ *Obstsäfte:* Bis zu 180 ml pro Tag.

☐ *Kartoffeln:* Bis zu 6 pro Tag.

☐ *Naturreis:* Bis zu 3 Tassen (gekocht) pro Tag.

☐ *Teigwaren:* Bis zu 4 Tassen (gekocht) pro Tag.

☐ *Gemüse:* Roh oder gedünstet, ganz nach Wunsch; vermeiden Sie Avocados, Palmherzen und Oliven.

☐ *Vollkornbrot:* Bis zu 6 Scheiben pro Tag.

☐ *Vollkornpfannkuchen* (ohne Eigelb): Bis zu 3 Stück (15 cm ⌀) pro Tag mit einer der empfohlenen Saucen.

☐ *Nachspeise:* Bis zu 2 Portionen nach Haas-Originalrezept.

- [ ] *Fettarme und Magermilch:* Bis zu 2 Tassen pro Tag.
- [ ] *Fettarmer oder Magerkäse:* Bis zu 15 g pro Tag.
- [ ] *Geriebener Parmesan- oder Pecorinokäse:* Bis zu 3 TL pro Tag.
- [ ] *Fettarmer körniger Frischkäse u. Joghurt:* Bis zu 1 Tasse pro Tag.
- [ ] *Fleisch:* 125 g jeglicher Sorte pro Tag.
- [ ] *Hülsenfrüchte:* Bis zu 2 Tassen pro Tag.
- [ ] *Nüsse und Samen:* Bis zu 30 g jeglicher Sorte pro Tag.
- [ ] *Fette und Öle:* Bis zu 1 Teelöffel jeglicher Sorte pro Tag.
- [ ] *Leistungssteigernde Substanzen:* Nach Erfordernis (s. Kapitel 12).
- [ ] *Getränke und würzende Zutaten:* Siehe hierzu den grundlegenden sportartspezifischen Ernährungsplan.

Kategorie 5:
Golf

Golf – wirklich gut gespielt – erfordert eine besondere und erstklassige neuromuskuläre Koordination; die Profis gewinnen oder verlieren, je nachdem, wieviel sie davon aufbringen. Dabei ist die mentale Konzentration nicht weniger wichtig. Die besten Golfspieler verfügen über die gleichen mentalen Fähigkeiten der Aufmerksamkeit und der scharfen Konzentration wie die Stars unter den Schachspielern und die Neurochirurgen.

Unter Wettkampfstreß kann der Blutzuckerspiegel eines Golfspielers bis in hypoglykämische Bereiche absinken – Hand in Hand mit der Chance auf Sieg. Spezielle chemische Substanzen, welche die Konzentration und die Kommunikation zwischen Gehirn und Muskeln verbessern, müssen in optimalen Mengen vorhanden sein, um dem Golfspieler bei internationalen Meisterschaften eine Chance zu geben. Golf verlangt somit die ständige optimale Konzentration dieser Neurotransmitter[1] genauso wie eine optimale Feinkoordination der Muskeln.

Mein sportspezifischer Speiseplan für Golfspieler stellt einen unfehlbaren Ernährungsplan dar, der Ihren Blutzucker auf Spitzenleistungshöhe hält, selbst unter Wettkampfstreß. Golfspieler, die leistungssteigernde Substanzen verwenden, wie ich sie in Kapitel 12 beschrieben habe, sollten ihr Augenmerk auf eine optimale Konzentration der lebenswichtigen Nährstoffe lenken wie Phenylalanin[2],

---

[1]) Neurotransmitter: Überträgerstoff (s. hierzu auch Seite 146).
[2]) Phenylalanin: Essentielle Aminosäure (s. auch Seite 146).

Tyrosin[1], Cholin[2], Vitamine des B-Komplexes und andere Verbindungen, welche das Gehirn braucht, um wichtige und für eine Spitzenleistung notwendige chemische Stoffe zu produzieren.

Der Kalorienverbrauch von Golfspielern ist natürlich direkt davon abhängig, ob Sie auf dem Golfkurs (viel und weit) gehen oder in einem jener Golfwagen fahren, d. h. ob alle Energie von Ihrem Körper oder vom Motor verbrannt wird. Unglücklicherweise – so empfinden es die meisten Golfspieler – fordert heute die Mehrzahl der Golfkurse, daß die Spieler Golfwagen benutzen, damit das Spiel schneller vorangeht. Ich rate Ihnen dringend, wenn es irgendwie möglich ist, es den Profis nachzumachen und wenigstens einige Ihrer Partien auf einem Golfplatz zu spielen, wo es möglich ist zu gehen. So können Sie wesentlich größeren körperlichen Nutzen aus Ihrem Spiel ziehen.

Ich rate allen Golfspielern, während des Spiels griffbereit Kohlenhydrate mit sich zu führen, um den Blutzuckerspiegel zu stabilisieren und die Konzentration auf Spitzenleistungsebene zu halten. Äpfel, Bananen und Schrotbrötchen sind ausgezeichnete Lieferanten für Polysaccharide (Vielfachzucker) und man kann sie leicht mitnehmen. Knabbern Sie immer ein bißchen davon, wenn Sie sich müde fühlen oder merken, daß Ihre Konzentration nachläßt.

Golfspieler, die in der heißen Sonne oder bei feuchtwarmem Wetter spielen, verlieren Flüssigkeit und Mineralstoffe mit ihrem Schweiß. Halten Sie sich gewissenhaft an meine Richtlinien bezüglich Wasserhaushalt (Kapitel 8), um die verlorene Flüssigkeit zu ersetzen, denn sie treffen auch bei dieser Sportart zu. Ganz gleich, ob Sie nun ein blutiger Anfänger oder der Clubmeister sind – folgen Sie diesem sportspezifischen Ernährungsplan, damit Sie Ihre optimale Leistung im Golf bringen können.

☐ *Erlaubte Getreideflocken* (z. B. Weizenschrot, Früchte-Müsli, Weizenvollkornflocken, Rice Krispies, Haferfleks): Essen Sie pro Tag bis zu 1 Tasse für jede Stunde sportlicher Aktivität; dazu ½ Tasse Mager- oder fettarme Milch und 1 frische Frucht nach Wahl. Wenn Sie zusätzlich süßen wollen, verwenden Sie Zuckeraustauschstoff (z. B. Fruchtzucker) oder Süßstoff.

☐ *Zusätzliches frisches Obst:* Bis zu 2 Früchte Ihrer Wahl pro Tag.

☐ *Getrocknetes Obst:* Bis zu 30 g pro Tag.

---

[1] Tyrosin: Aromatische Aminosäure, Eiweißbaustein.
[2] Cholin: Bestandteil des Lecithins; Nahrungsbestandteil mit vitaminähnlicher Wirkung.

- [ ] *Obstsäfte:* Bis zu 180 ml pro Tag.
- [ ] *Kartoffeln:* Bis zu 2 pro Tag.
- [ ] *Naturreis:* Bis zu 1 Tasse (gekocht) pro Tag.
- [ ] *Teigwaren:* Bis zu 1 Tasse (gekocht) pro Tag.
- [ ] *Gemüse:* Roh oder gedünstet, ganz nach Wunsch; vermeiden Sie Avocados, Palmherzen und Oliven.
- [ ] *Vollkornbrot:* Bis zu 2 Scheiben pro Tag.
- [ ] *Vollkornpfannkuchen* (ohne Eigelb): Bis zu 2 Stück (15 cm ⌀) pro Tag mit erlaubter Sauce.
- [ ] *Nachspeise:* Bis zu 1 Portion nach Haas-Originalrezept.
- [ ] *Fettarme und Magermilch:* Bis zu 1 Tasse pro Tag.
- [ ] *Fettarmer und Magerkäse:* Bis zu 15 g pro Tag.
- [ ] *Geriebener Parmesan- und Pecorinokäse:* Bis zu 2 TL pro Tag.
- [ ] *Fettarmer körniger Frischkäse u. Joghurt:* Bis zu ½ Tasse pro Tag.
- [ ] *Fleisch:* Bis zu 125 g jeglicher Sorte pro Tag.
- [ ] *Hülsenfrüchte:* Bis zu 1 Tasse pro Tag.
- [ ] *Nüsse und Samen:* Bis zu 30 g jeglicher Sorte pro Tag.
- [ ] *Fette und Öle:* Bis zu 1 Teelöffel jeglicher Sorte pro Tag.
- [ ] *Leistungssteigernde Substanzen:* Nach Erfordernis (s. Kapitel 12).
- [ ] *Getränke und würzende Zutaten:* Siehe hierzu den grundlegenden sportartspezifischen Ernährungsplan.

12 Die »chemische Ausrüstung« des Athleten

Als ich 8 Jahre alt war, haben mich chemische Gleichungen und Formeln mehr fasziniert als der Samstagnachmittag-John-Wayne-Film im örtlichen Kino. Nun, die Dinge haben sich mit den Jahren kaum geändert. Mein Labor ist heute viel größer und professioneller (genauso wie meine Kenntnisse der Chemie), aber wenn Sie mich am Samstag besuchen kommen, können Sie mich noch immer dort finden – beim Entwickeln neuer Formeln, die Hochleistungssportlern helfen sollen, *mit Hilfe der Chemie zu gewinnen.*

Die meisten Profisportler, die ich kenne, glauben, daß chemische Substanzen – natürlich vorkommende oder synthetisch hergestellte – ihre Leistungen auf neue Höhen bringen können. Sie sind auch davon überzeugt, daß Forscher sehr häufig wesentliche Informationen in diesem Zusammenhang zurückhalten. Ich muß zugeben, sie haben völlig recht. Wissenschaftler warten oft Jahre, in denen sie ihre Erkenntnisse testen, noch einmal überprüfen und auswerten, ehe sie wichtige und nützliche Informationen der Öffentlichkeit preisgeben. Während diese langsame Prozedur die Laienwelt gegen eine verfrühte Anwendung von Erkenntnissen schützt, die nicht voll abgesichert sind, kann sie auch unnötigerweise die Einführung neuer und wichtiger Informationen und Produkte verzögern, welche die Allgemeinheit braucht und haben will.

Als Wissenschaftler bin ich ethisch und fachlich verpflichtet, leistungssteigernden chemischen Substanzen meine vorurteilsfreie Anerkennung zu geben. Es ist vollkommen richtig, daß diese natürlichen und künstlichen Substanzen die Ausdauer und Leistung der Sportler steigern können und es auch tun. Es stimmt allerdings auch, daß viele dieser leistungssteigernden Substanzen dem wohlmeinenden, aber schlecht informierten Sportler, der sie ohne ausreichende Aufsicht anwendet, schaden können.

Ich bin gegen die Anwendung so gefährlicher Substanzen wie Amphetamin, Kokain und Anabolika. Sportler in allen Sportarten nehmen sie von Zeit zu Zeit. Andere nicht so starke, aber genauso unerwünschte Substanzen wie *Ephedrin, Isoproterenol* (wird bei Asthma und bei Entzündungen der Nasenschleimhäute verschrieben; ein

Schwimmer mußte einmal bei Olympischen Spielen seine Gold-medaille abtreten, weil er nichtsahnend ein Asthmamittel vor dem Wettkampf eingenommen hatte) und *Phenylpropanolamin* (eine dem Amphetamin verwandte Verbindung und häufig ein Bestandteil von nicht rezeptpflichtigen Appetitzüglern und Schnupfenmedi-kamenten) stehen auf meiner Verbotsliste.

Sie sollten niemals auch nur irgendeines dieser Arzneimittel oder verwandte Präparate anwenden mit dem Ziel, damit Ihre Ausdauer und Ihre sportliche Leistung zu steigern. Sie machen aus Siegern Verlierer.

Wieso bestehen Athleten darauf, Substanzen wie Amphetamine einzunehmen, obwohl damit gesundheitliche Risiken verbunden sind? Als Sporternährungsberater habe ich mit Dutzenden von Leu-ten gesprochen, die diese Substanzen einnehmen; die meisten von ihnen glauben einfach nicht, daß diese Medikamente schädlich oder sogar tödlich sein können. Aber sie können es sein, und sie sind es auch. Und wenn sie Sie nicht auf die eine Weise erledigen, dann auf eine andere: Ein berühmter Sportler, der mit den Miami Dolphins dreimal die Super-Bowl gewonnen hat, wurde zum Kokain-Dealer und spielt heute nicht mehr mit den Profis Ball, sondern mit den Insassen eines Gefängnisses in Florida.

Ich werde Ihnen zeigen, wie man mit Hilfe der Chemie auf die rechte Art und Weise gewinnen kann – die einzig mögliche Art und Weise, wie ich meine –, nämlich mit Chemie, wie ich sie verstehe.

Chemische Substanzen, die leistungssteigernd wirken

Dies sind natürliche, rezeptfreie Substanzen, die den Sportlern, welche ich betreue, im Wettkampf Vorteile über ihre Gegner ver-schaffen. Derselben Substanzen können Sie sich bei der Arbeit oder beim Spiel bedienen, um Ihre höchstmögliche Leistungsstufe zu erreichen – die Spitzenleistung.

Coffein

Die meisten Profisportler, die ich betreue, sind überrascht zu erfah-ren, daß dieser in Nahrungsmitteln vorkommende Stoff (Kaffee, Tee, Kakao, aber auch in Aspirin-Präparaten und anderen rezept-freien Medikamenten sowie in manchen alkoholfreien Getränken) ihre Verstandesleistung genauso steigert wie ihre sportliche Lei-stung.

Coffein stimuliert die Großhirnrinde, also den intellektuellen Teil des Gehirns. Es sorgt für einen klareren, effektiveren Gedankenfluß und für eine bessere Assoziation von Ideen. Coffein verbessert, d. h. reduziert Ihre Reaktionszeit auf Sinneseindrücke und erhöht die motorische Aktivität – Ihre Fähigkeit, anspruchsvolle Bewegungsabläufe *schneller und wirkungsvoller* auszuführen. Untersuchungen haben ergeben, daß Stenotypistinnen beispielsweise schneller und mit weniger Fehlern tippen, nachdem sie zwei Tassen Kaffee (ungefähr 200 − 250 mg Coffein) getrunken haben.

Coffein hat vielfältige und z. T. sogar gegensätzliche Wirkungen auf andere Teile Ihres Körpers. So kann es zum Beispiel die Koronararterien, die den Herzmuskel mit Blut versorgen, erweitern und so den Blutdurchfluß deutlich erhöhen, während es zur selben Zeit die kleinen Arterien (Arteriolen), die das Gehirn versorgen, verengt. Coffein und verwandte Verbindungen (besonders solche, die in Medikamenten gegen Asthma verwendet werden) entspannen die kleinen Bronchialmuskeln in den Lungen, was die Atmung verbessert. Coffein und coffeinverwandte Substanzen können deshalb von beachtlichem therapeutischen Wert für Asthmatiker sein.

Wegen seiner Wirkung auf die Arterien im Gehirn schätzen Menschen, die unter Migräne zu leiden haben, Coffein schon seit Jahren als eine schnelle und leichte Hilfe gegen Schmerzen. Sportler, insbesondere Marathonläufer, nehmen Coffein aus anderen Gründen: Es gestattet ihnen, länger zu laufen, weil die Glykogenspeicher in den Muskeln und in der Leber länger reichen. Coffein veranlaßt nämlich den Körper, bei Ausdauerleistungen mehr Fett und weniger Kohlenhydrate (Glykogen) zu verbrennen. Deshalb können zwei Tassen Kaffee – kurz vor einem langen Rennen getrunken – den Läufern einen Vorteil gegenüber Gegnern mit gleichen körperlichen Fähigkeiten verschaffen, die ohne Morgenkaffee in den Wettkampf gehen. Wie Sie bereits wissen, sorgt das Glykogen dafür, daß den Läufern – besonders in den späteren Phasen eines langen Rennens – nicht der Dampf ausgeht.

Meine Empfehlung: Coffein verschafft Athleten in Ausdauersportarten fraglos einen wissenschaftlich nachweisbaren Vorteil gegenüber Gegnern mit etwa gleichen athletischen Fähigkeiten. Die Vorteile der leistungssteigernden Wirkung von Coffein gelten allerdings nur für *Ausdauersportarten* wie Langstreckenlauf oder Skilanglauf.

Achtung: Wenn Sie Coffein nicht regelmäßig zu sich nehmen (in der Nahrung, in Medikamenten oder als Zusatzpräparat), wenn Sie schwanger sind oder stillen, oder wenn sich Ihr Gesundheitszustand durch Coffein verschlechtern würde (wie z. B. bei Herz- und Gefäßerkrankungen, Bluthochdruck, Diabetes usw.), sollten Sie sich von Ihrem Arzt beraten lassen, ehe Sie Coffein als natürlich vorkommende leistungssteigende Substanz einsetzen.

Wieviel Coffein brauchen Sie? Keines. Coffein ist ein für den Menschen unwichtiger chemischer Stoff. Es ist kein Vitamin, Mineralstoff, Fett, Kohlenhydrat oder Eiweiß. Es ist ein natürlich vorkommendes Alkaloid, das mit dem Theophyllin (im Tee) und dem Theobromin (im Kakao) eng verwandt ist. Diese Verbindungen, die Methylxanthine[1], sind von der Struktur her mit der Harnsäure verwandt, einem der fünf wesentlichen Werte in Ihrer chemischen Blutanalyse. Da Sie Ihren Harnsäurewert innerhalb des von mir angegebenen Spitzenleistungsbereiches halten wollen, sollten Sie den Coffeinverbrauch auf den sportlichen Wettkampf beschränken. Eine Tasse Kaffee enthält ungefähr 100 − 150 mg Coffein; Pulverkaffee enthält weniger: ungefähr 80 − 90 mg. Eine Tasse Tee enthält etwa ein Drittel der Menge Coffein, die man im Kaffee vorfindet. Kakao enthält viel weniger Coffein (ungefähr 10 − 15 mg), während einige Cola-Getränke 40 − 50 mg Coffein beinhalten.
Experimentelle Untersuchungen an Marathonläufern deuten darauf hin, daß 250 − 350 mg Coffein eine effektive, leistungssteigernde Dosis darstellen. In einigen Untersuchungen wurde die doppelte Menge verabreicht, und zwar eine Dosis ungefähr eine Stunde vor dem Wettkampf, die zweite etwa auf halber Strecke. Diese Dosierung liegt innerhalb des normalen Verbrauchs von Coffein; aber wie bei jeder anderen Droge muß man die Unterschiede im menschlichen Stoffwechsel, das Körpergewicht und die Wechselwirkung von Medikamenten (Coffein kann mit anderen Mitteln, die Sie zu gleicher Zeit einnehmen, in Wechselwirkung eintreten) sowie die individuelle chemische Blutzusammensetzung berücksichtigen, ehe die angemessene Menge von Coffein bestimmt werden kann. Es gibt keine für jeden gleichermaßen richtige Dosis. Lassen Sie sich von einem erfahrenen Sporternährungswissenschaftler beraten oder einem anderen Fachmann auf diesem Gebiet, ehe Sie Coffein verwenden, um Spitzenleistungen zu erzielen.

Calciumlactat
Jeder, der einmal zu lange körperlich aktiv war, kennt das brennende Gefühl in den Muskeln, das jede weitere Aktivität unmöglich macht. Milchsäure ist eine Ursache dieser unangenehmen Empfindung.

---

[1] Methylxanthin: Ein Zwischenprodukt im Harnsäurestoffwechsel.

Sobald Sie zu üben oder zu trainieren beginnen, verbrennen Ihre Muskelzellen schneller Zucker (Glucose). Ist die Bewegung nicht zu intensiv oder stark, so verbindet sich Glucose mit Sauerstoff und Fett und produziert unter anderem Energie in Form von ATP[1]. ATP ist eine hochenergetische Verbindung, welche diejenige Energie speichert und freisetzt, die jede Körperzelle mit Brennstoff versorgt.

Zu einem bestimmten Punkt kann die körperliche Aktivität zu intensiv oder zu anstrengend für Ihre Zellen sein, um zur Verbrennung von Glucose noch genügend Sauerstoff bereitstellen zu können. Wenn das geschieht, kann Glucose nicht verbrannt und in ATP umgewandelt werden; statt dessen bildet Glucose eine Substanz, die Milchsäure heißt. Milchsäure kann als Energiequelle benutzt werden (indirekt und langsam), aber eine Anhäufung von Milchsäure im Blut und im Muskel bringt schließlich die Muskelkontraktionen zum Stillstand. Ihre Muskeln brennen, es können Krämpfe entstehen, und so werden Sie gezwungen, die körperliche Aktivität einzustellen. Paradoxerweise können Sie Milchsäure verwenden (ich empfehle das nichtsäurehaltige Salz dieser Verbindung, *Calciumlactat*), um Ihr Ausdauervermögen zu steigern.

Wissenschaftlern ist schon lange bekannt, daß Sportler, die mehr und härter trainieren, ihren Milchsäureanteil im Blut niedriger halten. Das hängt mit der nachweisbaren biochemischen Anpasssung im Muskelstoffwechsel zusammen (weil nämlich ein vermehrter Aufbau von Muskelenzymen die Milchsäurekonzentration niedrig halten hilft). Die Fähigkeit Ihres Körpers, das Lactat, das durch die Muskelarbeit entsteht, abzubauen, bestimmt die Grenzen Ihrer körperlichen Fitness. Die Lactatforschung ist bis heute zu drei wichtigen Schlußfolgerungen gekommen:

1. Sie können die Geschwindigkeit, mit der Lactat aus dem Blut entfernt wird, durch körperliches Training steigern. Als Grundregel gilt: Je härter Sie trainieren, um so schneller baut Ihr Körper überschüssiges Lactat aus Ihrem Blut ab.
2. Der Grad Ihrer körperlichen Fitness hängt davon ab, wie schnell das Lactat in Ihrem Blut abgebaut werden kann. Sie können Ihre Fitness *und* die Geschwindigkeit, mit der Ihr Körper das Lactat abbaut, durch mein Diätprogramm verbessern, weil es die Synthese von Enzymen bewirkt, welche zum Abbau von Lactat notwendig sind. Die Haas-Leistungsdiät bringt Ihren Muskeln

---

[1] ATP = Adenosintriphosphorsäure: Wirkt als Coenzym energieliefernder Stoffwechselreaktionen.

und Ihrer Leber bei, wie sie das Lactat aus Ihrem Blut abbauen und durch einen biochemischen Prozeß in Zucker zurückverwandeln können. Dieser Prozeß wird auch Gluconeogenese[1] genannt.

3. Sie können die Geschwindigkeit, mit der das Lactat in Ihrem Blut abgebaut wird, vergrößern, indem Sie zusätzlich L(+)-Milchsäure[2] zu sich nehmen. Paradoxerweise werden Sie bei der zusätzlichen Einnahme von Calciumlactat – genau jener Substanz, welche die Athleten in ihrer Ausdauer beeinträchtigt –, in die Lage versetzt, Ihre maximale Leistungsfähigkeit zu erhöhen. Und zwar deshalb: Wenn Sie den Lactatschub, der an Ihr Blut geliefert wird, erhöhen, dann passen sich Muskeln und Leber dieser Situation dadurch an, daß sie mehr Enzyme produzieren, um das übermäßige Lactat zu verarbeiten. Ob Sie trainieren oder Lactat zusätzlich einnehmen, der Anpassungsprozeß ist derselbe. Das Resultat wird immer sein, daß, wann immer Ihr Blut mit einer hohen Lactatkonzentration belastet ist, wie z. B. im Falle eines harten Trainings, das Lactat schnell und wirksam abgebaut wird. Ungefähr Dreiviertel des Lactats wird in Kohlendioxid umgewandelt (was Sie mit jedem Atemzug ausatmen), der Rest wird in potentielle Energie in Form von Zucker umgewandelt und kann vom arbeitenden Muskel *wieder verwendet* werden. Wenn Sie meinem Diätprogramm folgen und sich der empfohlenen Zusätze bedienen (einschließlich des Calciumlactats), dann steigern Sie Ihr Ausdauerpotential viel mehr, als wenn Sie Lactat allein einnähmen.

Wieviel Lactat brauchen Sie? Forscher haben bei Versuchsreihen an Menschen bis zu 20 g Calciumlactat verabreicht (einige nehmen Natriumlactat, aber Calciumlactat liefert zusätzliches Calcium und vermeidet unnötiges Natrium). Dieses Unternehmen war erfolgreich und blieb ohne offensichtlichen Negativeffekt. Lebensmittelhersteller verwenden Milchsäure und Lactat in vielen Nahrungsmitteln. Von den entsprechenden Behörden wird Calciumlactat als ein unschädlicher Nahrungsmittelzusatz angesehen.

Was die zusätzliche Gabe von Calciumlactat als leistungssteigernde Substanz betrifft, so rate ich Ihnen dringend, es nur unter Anleitung

---

[1] Gluconeogenese: Kohlenhydratneubildung (*gluco* = Zucker, *neo* = neu, *genesis* = Entstehung).
[2] L(+) = rechtsdrehende Milchsäure.

eines erfahrenen Fachmannes einzunehmen. Fünf Gramm Calcium-lactat – viermal täglich eingenommen – können für einen gut trainier-ten, gesunden Athleten relativ harmlos sein, aber es wäre auch möglich, daß Sie zu Beginn viel weniger an zusätzlichem Lactat benötigen.

Octacosanol

Octacosanol ist ein Kettenmolekül mit 28 Kohlenstoffatomen, das die Chemiker Alkohole nennen. Natürlich tritt es auf im Pflanzen-reich und zwar in solchen Nahrungsmitteln wie Vollkornweizen und anderen Vollkorngetreiden. Wissenschaftler haben oft die Wirkung von Octacosanol fälschlicherweise dem Vitamin E zugeschrieben. Dieser Irrtum hat viele Menschen veranlaßt, ihre Diät mit dem falschen Präparat zu ergänzen.

Der Grund ist einfach: Die meisten Vitamin-E-Untersuchungen, die Weizenkeimöl als alleinige Quelle von Vitamin E benutzt haben (und in der biomedizinischen Literatur gibt es sehr viele dieser Unter-suchungen), haben eigentlich die Wirkung von Octacosanol gemes-sen. Weizenkeimöl ist eine der besten Quellen für diese Substanz. Die positive Wirkung von Octacosanol in diesen Studien (fälsch-licherweise dem Vitamin E zugeschrieben) führte zu weiteren »Vit-amin-E-Tests«, die auch synthetisch hergestelltes Vitamin E oder Vitamin E, das aus octacosanolfreien Quellen gewonnen wurde, einbezogen. Da Octacosanol in diesen Vitamin-E-Präparaten nicht vorhanden war, konnten die ursprünglichen Ergebnisse nicht bestä-tigt werden – nämlich jene Vorteile, welche vom Octacosanol her-rührten und nicht vom Vitamin E. Das ist der Grund, weshalb einige Untersuchungen zeigen, daß Vitamin E die Ausdauer verbessert, andere dies aber nicht bestätigen.

In klinischen Untersuchungen ist Octacosanol bei den verschieden-sten medizinischen Problemen getestet worden, angefangen bei Mul-tiple Sklerose und Amyotrophe Lateralsklerose über Zentrale Läh-mung bis zur Arthritis. Wissenschaftler haben auch die verwandten Verbindungen, Triacontanol und Dotriacontanol, bei ähnlichen neuromuskulären Erkrankungen getestet.

Mein Interesse an Octacosanol liegt nicht im Bereich der Krankheits-bekämpfung, sondern im Bereich der Steigerung der Ausdauer und der Leistung eines Athleten. Auf Grund meiner eigenen Untersu-chungen mit Octacosanol glaube ich, daß diese natürlich auftretende Substanz Ihre eigene Ausdauer und Leistung bei der Arbeit und beim Sport verbessern kann.

In Amerika hat ein Wissenschaftler eine Methode entwickelt, Octacosanol in reiner, kristalliner Form zu isolieren. Nur eine Firma in den USA bringt Octacosanol gegenwärtig in dieser Form auf den Markt: Twin Laboratories in New York.

Meine eigenen Untersuchungen haben gezeigt, daß Sportler, die Octacosanol als Teil meines Programms zu sich nehmen, in der Tat über eine gesteigerte Ausdauer, mehr Stehvermögen, Agilität und größere Geschwindigkeit berichten. Octacosanol scheint keine Nebenwirkungen zu haben, und ich konnte keine negativen Veränderungen in den Laborwerten dieser Athleten beobachten. Wenngleich diese vorläufigen Ergebnisse ermutigend sind, so muß ich Octacosanol weiterhin testen, ehe ich eindeutige Ratschläge geben kann.

Wieviel Octacosanol brauchen Sie? Athleten nehmen zwischen 1000 und 5000 µg[1] von 95 % reinem, kristallinem Octacosanol, um ihre Ausdauer zu steigern. Aber wie bei allen leistungssteigernden Substanzen hängt Ihre Dosis von Ihrem Körpergewicht, Geschlecht, Alter, Ihrer Gesundheit, anderen Mitteln, die Sie einnehmen, und einer Unmenge weiterer Komponenten ab. Ich wiederhole es noch einmal: Ich rate Ihnen dringend, einen erfahrenen Fachmann zu Rate zu ziehen, ehe Sie Ihre Spitzenleistungs-Diät mit dieser oder irgendeiner anderen leistungssteigernden Substanz ergänzen.

Ginseng

Ginseng ist der generelle Name für eine Gruppe natürlich auftretender steroid-ähnlicher[2] Verbindungen, die einen steroiden Kern enthalten, der an ein Zuckermolekül und eine Alkohol- (oder Phenol) Gruppe gebunden ist. Die Chinesen haben über Jahrtausende hinweg Ginseng in der einen oder anderen Form als Verjüngungsmittel angewandt. Seit der Öffnung der chinesischen Grenzen und dem damit verbundenen kulturellen und wissenschaftlichen Austausch mit China hat Ginseng und die Pseudomystik, welche es umgibt, großes Interesse unter jenen Athleten geweckt, die auf der Suche nach leistungssteigernden Stimulanzien sind.

Es gibt nur wenige wissenschaftlich fundierte Untersuchungen über die Wirkung von Ginseng. Das macht es für die Athleten schwierig,

---

[1] µg = Mikrogramm: 1 µg = ein millionstel Gramm.
[2] Steroide: Gruppe biologisch wichtiger organischer Verbindungen (z. B. Gallensäure und Geschlechtshormone).

wenn nicht unmöglich, die vielen Behauptungen im Zusammenhang mit dieser fast magischen Substanz richtig zu bewerten. Zur Verwirrung trägt auch bei, daß es viele verschiedene Arten von Ginseng (die Wurzel der Ginsengpflanze enthält die »wirksamen« Bestandteile) auf dem Markt gibt.

Ginseng ist in flüssiger und in Pulverform erhältlich und von den entsprechenden Behörden als flüssiger Extrakt für die Verwendung in Getränken, wie z. B. Tee, zugelassen. Die meisten Reformhäuser und Apotheken führen eine Auswahl an Ginsengextrakten und Produkten, die Ginseng enthalten.

Ginseng ist auch ein Antioxidans, das die freien Radikale zerstört, und verhindert so vorzeitiges Altern und die Zerstörung von gesunden Zellen und von Gewebe. Genau wie bei allen anderen Antioxidantien ist auch hier mehr nicht notwendigerweise besser.

Eine Zweijahresstudie am *Los Angeles Department of Bio-behavioral Sciences* (Verhaltensforschung) der *University of Southern California* hat gezeigt, daß der ausgedehnte und übermäßige Genuß einer bestimmten koreanischen Ginsengsorte (Korean red panax ginseng) zu hohem Blutdruck, Schlaflosigkeit, Hautausschlag und Durchfall führte. Dabei war auffällig daß die Versuchspersonen im gleichen Zeitraum andere Stimulanzien wie Tee (Teophyllin und Coffein) und Kaffee (Coffein) zu sich nahmen. Die Ergebnisse dieser Untersuchung können darauf hindeuten, daß Personen, die ein oder mehrere natürliche Stimulanzien einnehmen, wie z. B. Coffein, zur selben Zeit Ginseng nicht anwenden sollten.

Wieviel Ginseng sollten Sie nehmen? Unsere gegenwärtigen Kenntnisse über Ginseng sind auf einige wenige stichhaltige und verläßliche Untersuchungen begrenzt. Athleten, die Ginseng verwenden, nehmen im allgemeinen 1 − 5 g in Kapselform, obwohl Ginseng-Tee als leistungssteigerndes Getränk an Beliebtheit gewinnt.

Wer Ginseng als leistungsförderndes Mittel anwenden will, sollte unbedingt mit einem Fachmann zusammenarbeiten. Wenn Sie derzeit hohen Blutdruck haben oder irgendein Medikament einnehmen (selbst ein nichtrezeptpflichtiges wie Appetitzügler, Hustenmedizin oder Asthmamittel), rate ich Ihnen dringend, einen Arzt zu konsultieren, ehe Sie Ihre Diät mit Ginseng ergänzen. Ginseng vermag Hochleistungssportlern einen Vorteil im Wettkampf zu verschaffen, wenn es angemessen angewendet wird. Wird es mißbraucht, so kann es – genauso wie jede andere Substanz – zu ernsthaften Gesundheitsproblemen führen.

Phenylalanin

Phenylalanin ist eine häufig vorkommende Aminosäure, die sich in fast allem findet, was wir essen. Ich glaube, daß Phenylalanin Athleten in allen Sportarten (genauso wie aktiven Menschen bei der Arbeit oder beim Spiel) helfen kann, weil es ein wichtiger Vorläufer zweier Neurotransmitter ist (stimulierende chemische Überträgerstoffe, die Nachrichten von Nervenzelle zu Nervenzelle im Gehirn und in anderen Körperbereichen tragen): Noradrenalin und Dopamin. Diese Neurotransmitter tragen dazu bei, daß Sie wach bleiben, aufmerksam und frei von Depressionen sind.

Athleten nehmen Phenylalanin auch zur Gewichtsreduktion. Es regt die Produktion von Noradrenalin[1] an, das als Appetitzügler fungieren kann. Des weiteren bewirkt es auch die Freisetzung von CCK[2], einem Hormon, das im Gehirn und in anderen Körperbereichen hergestellt wird und Ihren Appetit auf natürliche Weise zügelt. Je mehr Phenylalanin Sie zu sich nehmen, um so weniger sehnen Sie sich nach Essen – zumindest ist das die Theorie.

Phenylalanin ist chemisch verwandt mit Amphetamin und Phenyläthylamin, die beide in Kakao und Schokolade vorkommen und die Stimmung heben. Glücklicherweise sind Phenylalanin und Phenyläthylamin viel harmloser als Amphetamin, aber wie bei allen leistungsfördernden Substanzen ist Vorsicht geboten beim Gebrauch auch dieser natürlich vorkommenden Substanz.

Wieviel Phenylalanin sollten Sie nehmen? L-Phenylalanin (die D-Form ist keine leistungssteigernde Substanz) erfordert andere Vitamine, wie Vitamin C und Vitamin B_6, damit es in Noradrenalin und andere Neurotransmitter umgewandelt werden kann. Eine andere eng verwandte Aminosäure, Tyrosin, hat die gleiche Wirkung wie Phenylalanin und befindet sich im Syntheseprozeß in der Tat einen Schritt näher am Noradrenalin; deshalb sollte die Menge von Phenylalanin *und* von Tyrosin in Ihrer Diät berechnet werden, ehe Sie feststellen, wieviel Phenylalanin Sie einnehmen. Ein gutes Buch zum Thema »Zusammensetzung der Nahrung« wie z. B. »Food Values of Portions Commonly Used« von Jean Pennington und Helen Church (Harper and Row, New York 1980) wird Ihnen sagen, wieviel Phenylalanin und Tyrosin (die Gesamtmenge beider Aminosäuren wird unter Phenylalanin aufgeführt) Sie täglich zu sich nehmen. Die

---

[1]) Noradrenalin: Streßhormon.
[2]) CCK = Cholezystokinin: Das Hormon, das zur Kontraktion der Gallenblase führt.

Haas-Leistungsdiät sieht eine reichliche Menge beider Substanzen (etwa 2,5 g pro Tag) vor. So enthält z. B. eine 125-g-Hähnchenbrust 1 g Tyrosin und Phenylalanin.

Hochleistungssportler ergänzen ihre Diät mit Phenylalanin anfangs mit einer Dosis zwischen 50 − 250 mg und steigern sich langsam bis zur Spitzenleistungsebene. Einige Sportler nehmen bis zu 2 g, immer auf nüchternen Magen, weil andere Aminosäuren in der Nahrung mit Phenylalanin um die Aufnahme ins Gehirn in Wettbewerb treten. Wenn sie Phenylalanin auf nüchternen Magen nehmen, dann versichern sich Sportler eines schnellen Transports dieser Substanz zum Gehirn und verkürzen die Zeit, die das Gehirn braucht, um sie in Noradrenalin umzuwandeln. Sie können Phenylalanin (eine essentielle Aminosäure) in jedem Reformhaus oder in der Apotheke kaufen.

Da Phenylalanin chemisch mit Amphetamin und Phenylpropanolamin (in Appetitzüglern enthalten) verwandt ist, sollten Menschen mit hohem Blutdruck vorsichtig sein, wenn sie ihre Diät mit dieser Aminosäure ergänzen.

Ich experimentiere derzeit mit Phenylalanin und verwandten Verbindungen im Zusammenhang mit Ausdauervermögen und Leistungssteigerung bei professionellen wie auch bei Amateursportlern. Obwohl noch nicht alle Ergebnisse vorliegen, sage ich voraus, daß Sie bald noch mehr über diese leistungssteigernde Substanz und verwandte Verbindungen (L-DOPA, eine Verbindung, die z. B. den mit der Parkinsonschen Krankheit Befallenen hilft) hören werden.

Calciumpantothenat

Calciumpantothenat ist das Calciumsalz der Pantothensäure, auch als Vitamin B_5 bekannt. Der Körper benötigt dieses Vitamin beim Energiestoffwechsel von Eiweißen, Fetten, Kohlenhydraten und Alkohol. Es ist auch als »Antistreß-Vitamin« bezeichnet worden, weil Laboruntersuchungen ergaben, daß Tiere, die physischem und mentalem Streß ausgesetzt waren, aber Calciumpantothenat erhielten, eine höhere Überlebensrate und ein stärkeres Stehvermögen aufwiesen. Pantothenat wird für die Synthese von Acetylcholin benötigt, einem Neurotransmitter, der im Gehirn sowie im peripheren Nervensystem als Übermittler in den Nerven einerseits und zwischen Nerven und Muskeln andererseits benutzt wird.

Als die DiDonato-Zwillinge den Weltrekord im Langstreckenschwimmen im Butterfly brachen, hatten sie das Haas-Spitzenleistungsprogramm befolgt, das Calciumpantothenat beinhaltet. Ich habe dieses Vitamin in ihr Programm mit eingeschlossen, weil es die Ausdauer verbessert und die Gefahr einer Unterkühlung (Hypothermie) verringert, ein – wie schon früher ausgeführt – lebensbedrohlicher Zustand, bei dem die Körpertemperatur jäh abfällt, was oft zum Tode führt, wenn die Bedingungen nicht innerhalb kürzester Zeit verändert werden. Ehe ich die DiDonato-Zwillinge betreut habe, hatten sie schon einmal versucht, den Ärmelkanal (rund 38 km) zu durchschwimmen und zwar ohne den zusätzlichen Schutz von Calciumpantothenat. Wegen starker Unterkühlung wurden sie gerade noch rechtzeitig aus dem Wasser gezogen. Die Wassertemperatur betrug 14 °C, aber durch den abkühlenden Windeinfluß an jenem Tag sank die Körpertemperatur der beiden auf ein gefährlich niedriges Niveau.

Wieviel Calciumpantothenat sollten Sie nehmen? Bei der Haas-Leistungsdiät erhalten Sie ungefähr 10 − 20 mg pro Tag – mehr als genug, um die normalen Bedürfnisse zu decken. Für Spitzenleistungen könnten Athleten um ein Vielfaches mehr benötigen, als ihnen selbst meine Diät normalerweise bieten kann. Profisportler, die Ausdauer brauchen und den zusätzlichen Schutz von Calciumpantothenat nötig haben, nehmen im allgemeinen ½ Gramm (500 mg) bis zu 3 g von diesem Vitamin zu sich. Nehmen Sie das Calciumsalz der Pantothensäure, so vermeiden Sie eine unnötige und unerwünschte Übersäuerung, welche Pantothensäure verursachen würde, und gleichzeitig erhöhen Sie die Calciumaufnahme.
Calciumpantothenat ist ein wasserlösliches Vitamin von sehr geringer Toxizität (Giftigkeit). Es scheint hohen Blutdruck nicht zu verschlimmern, wie einige andere leistungssteigernde Substanzen es tun; aber suchen Sie immer einen Sporternährungsfachmann oder einen Arzt auf, ehe Sie es zu sich nehmen.

Die Kenntnis, die ich für Sie in diesem Kapitel zusammengestellt habe – Ihre neue »chemische Ausrüstung« –, kann *Ihnen* im Wettkampf den kleinen, aber entscheidendenVorteil über jeglichen Gegner verschaffen. Wenn Sie sie vernünftig und mit den entsprechenden Vorsichtsmaßnahmen anwenden, wird Ihnen diese Ausrüstung helfen, Ihre persönliche Bestleistung zu erreichen.

13 Die richtige Nahrungs-zusammensetzung zum maximalen Fettverlust

Gelingt es Ihnen, das für Sie ideale Verhältnis zwischen Muskel- und Fettmasse zu erlangen, dann haben Sie ein Geheimnis der Spitzenleistung entdeckt, das zum Sieg führt. Das bedeutet für die meisten Menschen, sogar für einige Weltmeister, die ich beraten habe, daß sie überflüssiges Körperfett verlieren, während sie starkes Muskelgewebe aufbauen.

Wie Sie schon bemerkt haben, hilft Ihnen Stufe 1 meines Spitzenleistungsprogramms, möglichst viel Fett zu verlieren, während Sie Ihre lebenswichtigen Blutwerte verbessern. Als Wissenschaftler will ich stets wissen, *wieso*. Deshalb möchte ich Ihnen auch zeigen, weshalb mein Spitzenleistungsprogramm das Muskel-Fett-Verhältnis günstig beeinflußt.

Der moderne Mensch ist heute in der Lage, durch Knopfdruck seine Umwelt zu kontrollieren; des weiteren kann er auf den Meeresgrund tauchen, durch den Weltraum schweben, ganze Bibliotheken über Mikrofilme abfragen, schnelle Bilder und Geräusche einfangen und wieder abrufen, ganz nach Wunsch – aber wir alle leben noch immer im Körper eines Höhlenbewohners. Das ist genau der Grund, weshalb so viele von uns übergewichtig sind.

Unsere primitive Stoffwechselmaschinerie verwandelt die meiste Nahrung in Fett

Fast jede Zelle im menschlichen Körper enthält einen Mechanismus, der Nahrung in Energie umwandeln kann – den gleichen Mechanismus, der auch für das Leben des frühgeschichtlichen Menschen unentbehrlich war. Dieser Prozeß heißt Citratzyklus oder Krebs-Zyklus[1] (pedantische Professoren nennen ihn »Trikarbonsäurezyklus«). Je mehr Sie darüber wissen, um so leichter werden Sie verstehen, wie Sie Fett verbrennen und lebenslang schlank bleiben können.

---

[1] Krebs-Zyklus: Genannt nach H. A. Krebs, Oxford; Nobelpreis 1953.

Der Citratzyklus ist der zentrale Teil des biochemischen Mechanismus, welchen der Körper beim Verbrennen von Kalorien und der Umwandlung von Nahrung in Energie (wie z. B. ATP[1]) einsetzt. Der Citratzyklus ist der große Schmelztiegel des Stoffwechsels, denn in diesen Zyklus gelangt alles, was der Mensch zu sich nimmt – Eiweiß, Fett, Kohlenhydrate und Alkohol –, und dort wird es verbrannt, wiederverwendet, gespeichert oder gemäß den Bedürfnissen des Körpers umgewandelt. Der Citratzyklus wirkt z. B. dabei mit, Zucker, Eiweiß und Alkohol in Fett, Kohlendioxid, Wasser und ATP umzuwandeln. Des weiteren wirkt er mit, Zucker in Eiweiß und Eiweiß in Zucker umzuwandeln. Den einzigen biochemischen Trick, den er nicht vollführen kann, ist, Fett in Zucker umzuwandeln (zu dieser Regel gibt es eine Ausnahme, aber für die meisten von uns ist sie nicht wichtig).

Was hat der Citratzyklus mit Ihren überflüssigen Pfunden zu tun? So ziemlich alles. Wir haben gesehen, daß er Fett *aus allem, was wir essen und trinken,* machen kann und es auch tut, mit nur wenigen Ausnahmen, wie Salz und Wasser. Wenn es aber einen Weg gäbe, die Fähigkeit des Citratzyklus, Fett zu produzieren, zu kontrollieren, dann könnten Sie die Produktion unerwünschten Fetts verlangsamen. Eine Möglichkeit dafür besteht darin, den Citratzyklus anzuregen, mehr Nahrung in Substanzen wie Kohlendioxid und Wasser (was wir ausatmen und ausscheiden) umzuwandeln. *Je mehr Wasser und Kohlendioxid Ihr Citratzyklus produziert, um so weniger Fett wird er produzieren.*

Wie können Sie Ihren eigenen Citratzyklus dazu anregen? Ich möchte Ihnen eine Formel geben, die Sie sich merken sollten: *Fett verbrennt in der Flamme der Kohlenhydrate.* Dieses Prinzip der Biochemie ist so wichtig, daß Sie es sich wirklich im Gedächtnis einprägen sollten, weil es der Schlüssel dafür ist, Ihre Spitzenleistungsnahrung so auszuwählen, daß Sie ein Leben lang schlank bleiben.

Tatsächlich besagt dieses Prinzip, daß der Citratzyklus Fett (aus Ihrer Nahrung oder von Ihrem Bauch) nur dann am wirksamsten und saubersten während körperlicher Aktivität verbrennen kann, wenn genügend Kohlenhydrate zur gleichen Zeit vorhanden sind.

Wenn Sie also nicht genug Kohlenhydrate zu sich nehmen (die besten Kohlenhydrate stammen aus vollwertigen Haferflocken und anderen Getreideerzeugnissen, aus Kartoffeln und Naturreis), kann der

[1]) ATP: Adenosintriphosphorsäure (s. Seite 141).

Citratzyklus nicht beste Arbeit leisten – er wird Fett nicht mehr wirksam verbrennen, und dabei entstehen dann toxische Abfallprodukte, wie Ketonkörper, die Feinde der Spitzenleistung! Fett verbrennt am besten bei häufiger körperlicher Aktivität und bei reichlichem Vorhandensein von Polysacchariden.

Kohlenhydrate verschonen das Eiweiß bei Fettabbau

Dies ist ein anderes wesentliches Prinzip der Biochemie, das Sie sich ebenfalls merken sollten. Einfach ausgedrückt: Wenn Sie Ihre Nahrungsaufnahme reduzieren (um weniger Kalorien zu sich zu nehmen und somit Gewicht zu verlieren), beginnt Ihr Körper, »sich selbst zu essen«. Auf diese Weise versorgt er den Citratzyklus mit dem Brennstoff, den er braucht, um ATP zu produzieren (das energiereiche Molekül, ohne das Sie nicht leben können). Sie haben es also in der Hand, ob Ihr Körper Fett »essen« wird (das ist genau das, was Sie wollen) oder Muskeln (das ist genau das, was Sie nicht wollen), indem Sie genug Kohlenhydrate zu sich nehmen. Ich habe mein Programm genau daraufhin abgestimmt. Wenn Sie meinen Empfehlungen für jede Stufe der Leistungsdiät folgen, werden Sie in der Lage sein, übermäßiges Körpergewicht zu verlieren, ohne wichtiges Muskelgewebe zu opfern. Wenn Sie wollen, können Sie sogar während der Zeit Ihrer Gewichtsabnahme neues Muskelgewebe aufbauen. Kohlenhydrate, *nicht Eiweiß,* sind der Schlüssel bei Gewichtsabnahme nach Spitzenleistungsart.
Sie wissen jetzt, daß Fett »in der Flamme der Kohlenhydrate« verbrennt und daß durch die Zufuhr von Kohlenhydraten bei Gewichtsverlust das Eiweiß im Körper nicht angegriffen wird. Aber da gibt es noch ein Prinzip, das Sie lernen sollten. Es gibt zwei für uns wichtige Arten von Kohlenhydraten (eigentlich sind es drei, s. hierzu Seite 15): *Monosaccharide* (Einfachzucker) und *Polysaccharide* (Vielfachzucker). Monosaccharide schmecken im allgemeinen süß, z. B. Zucker, Honig und Sirup. Es gibt einige Ausnahmen, so die Monosaccharide in Bier, Milch und Milchprodukten. Polysaccharide werden im allgemeinen Stärken genannt, und diese Kategorie schließt Nahrungsmittel wie Teigwaren, Kartoffeln, Brote, Getreide, Getreideflocken und Gemüse ein. Einige Nahrungsmittel, wie z. B. frisches Obst, enthalten Mono- und Polysaccharide. Um Gewicht nach Spitzenleistungsart zu verlieren, sollten Sie die Polysaccharide zu sich nehmen. Sie versorgen Sie mit den meisten Nährwerten bei geringster Kalorienaufnahme.

Denken Sie einmal an die so oft schlechtgemachte Kartoffel. Fälschlicherweise wird sie von Leuten, die auf ihr Gewicht achten, als dick machendes Nahrungsmittel vom Speisezettel verbannt. Eine Kartoffel mittlerer Größe hat nur 85 kcal – 30 % weniger, als Sie von einem stattlichen Apfel erhalten! Dieses wundervoll ausgewogene Gemüse enthält reichlich Vitamin C, B-Vitamine, Spurenelemente und Faserstoffe, aber absolut kein Cholesterin und fast kein Fett. Mit Sicherheit ist es nicht die Kartoffel, welche die Ablagerung von Fett im Körper fördert, sondern es sind die Beilagen, welche die meisten Menschen zur Kartoffel essen, die den Schaden anrichten.

Teigwaren gehören ebenfalls zu den Polysacchariden, von denen die meisten glauben, daß sie dick machen. Aber auch hier sind es wieder nur die zusätzlichen fetten Saucen, die für die überschüssigen Pfunde verantwortlich sind.

Brauner Reis bzw. Naturreis – die bloße Erwähnung dieses Nahrungsmittels ließ viele meiner »Ernährungsprofessoren« erbleichen – ist eine der besten Quellen für Polysaccharide. Naturreis hat einen schlechten Ruf unter vielen Ernährungswissenschaftlern und Krankenhaus-Diätetikern. Vor ca. 12 Jahren wurde in der medizinischen Literatur über einen Todesfall berichtet; jemand war der makrobiotischen Ernährung gefolgt und hatte über eine längere Periode hinweg eine Diät zu sich genommen, die fast ausschließlich aus braunem Reis bestand. (»Diät Nr. 7« ist die berüchtigte Reis-Diät, die von dem Begründer der makrobiotischen Diät, George Osahwa, empfohlen wurde.) Ungeachtet der Diät Nr. 7 ist Naturreis als Teil eines *Gesamt*ernährungsprogramms ein nahrhaftes Kohlenhydrat, das Ihnen helfen wird, fit, straff und gesund zu bleiben.

Hier sind einige der Gründe, weshalb ich Ihnen sechs bis acht mal mehr Polysaccharide (Vielfachzucker) als Monosaccharide (Einfachzucker) empfehle:

1. Monosaccharide regen die Bauchspeicheldrüse an, mehr Insulin zu produzieren. Das bedeutet, daß Sie sich häufiger hungrig fühlen, wenn Sie zuckerhaltige Nahrungsmittel den stärkehaltigen vorziehen. Eine hohe Insulinproduktion regt auch die Fettproduktion an; Insulin sagt quasi dem Körper, Fett herzustellen und zu speichern.

2. Monosaccharide vermehren die Menge an Triglycerid (Fett) im Blut, was die athletische Ausdauer vermindert und Herz- und Gefäßerkrankungen fördert.

3. Monosaccharide vermehren die Menge an Cholesterin im Blut.

4. Monosaccharide erhöhen die Menge von Harnsäure im Blut, was bei anfälligen Menschen Gicht (eine Form der Arthritis) verursachen kann.

Ich fasse zusammen: Monosaccharide bieten keine ausreichende Ernährung; sie sättigen weniger als Polysaccharide; sie veranlassen den Körper, mehr Fett, Cholesterin und Harnsäure zu bilden; sie fördern Karies; sie regen Ihren Appetit an, so daß Sie schließlich mehr essen, als Sie wirklich brauchen.

Es spricht nichts dagegen, wenn Sie geringe Mengen von zuckerhaltigen Kohlenhydraten täglich genießen, solange Sie den Richtlinien meines Programms folgen. Meine Diät sorgt dafür, daß Sie Kohlenhydrate im angemessenen Verhältnis von Poly- zu Monosacchariden zu sich nehmen, um Fett abzubauen, Muskeln zu erhalten oder aufzubauen und eine optimale Gesundheit zu erlangen.

Einige Worte zum Thema Fett

Warum sollten Sie große Mengen gerade von jener Substanz – nämlich Fett – essen, die sie verbrennen wollen? Genau das tun Sie nämlich, wenn Sie den traditionellen eiweißreichen (fettreichen) Sportdiätplänen oder Programmen zur Gewichtsreduzierung folgen. Es war an der Zeit, daß Sie die Wahrheit erfahren haben: Um Gewicht zu verlieren, dabei aber Muskeln beizubehalten und Blutwerte zu erreichen, die im Spitzenleistungsbereich liegen, sollten Sie sich auf *stärkehaltige Nahrungsmittel* konzentrieren. Unsere prähistorischen Vorfahren sind dabei gut gediehen, und Sie werden's auch.

14 »Spitzenleistung« auch im sexuellen Bereich

»Meine persönliche Erfahrung hat mich davon überzeugt, daß Spitzenleistung in Mittel- und Langstreckenrennen wenige Stunden nach sexueller Aktivität möglich ist.«

Dr. George Sheehan

»Ich kenne einen Weltklassesprinter, der eine halbe Stunde nach der Masturbation hinging und einen Weltrekord lief.«

Dr. William Masters

»Es ist nicht der Sex, der diese Burschen ruiniert, sondern daß sie die ganze Nacht auf der Suche danach aufbleiben.«

Casey Stengel

Mehr Sex in Ihrem Leben und mehr Leben in Ihrem Sex

Marathonläufer mit bester Kondition und enthusiastische Freizeitsportler haben mir gleichermaßen versichert, daß meine Leistungsdiät ihr Sexualleben enorm verbessert habe. Die physischen Anforderungen bei sexuellen »Spitzenleistungen« können mit denen einer jeden Ausdauersportart konkurrieren: hohe aerobe Kapazität, reichlich Energie, Stehvermögen, Kraft, Beweglichkeit, Konzentration, neuromuskuläre Koordination, angemessene Flüssigkeitszufuhr und optimale Gesundheit. Eine vor kurzem von *Runner's World* erhobene Leserumfrage ergab, daß körperlich aktive Menschen meinten, eine optimale körperliche Fitness erhöhe auch ihr sexuelles Vergnügen, ihre Befriedigung und Erfüllung.
Jene Athleten, die meinem Programm folgen, berichten, daß sie eine gründliche Steigerung sowohl in der Häufigkeit als auch im Genuß ihrer sexuellen Aktivität erlebten. Dafür gibt es viele chemische und biochemische Gründe. Sexuelle Topleistung kann zum Teil oder sogar ausschließlich durch die *Zusammensetzung der Diät* und der *körperlichen Leistungsfähigkeit* bestimmt werden. Aus den neuesten wissenschaftlichen Untersuchungen geht dies ebenfalls hervor. For-

scher haben z. B. vor kurzem entdeckt, daß Beta-Endorphine, die chemisch dem Opium ähneln (sie werden im Gehirn und im ganzen Körper hergestellt), eine Rolle beim sexuellen Vergnügen spielen. Die Art der Diät, welche Sie zu sich nehmen, die richtige Menge an Vitaminen und Mineralstoffen, und andere Umweltreize können den Beta-Endorphinspiegel beeinflussen und in Zusammenhang damit die Empfindungen beim sexuellen Genuß.

Sexualhormone werden im Körper produziert, und diese mächtigen chemischen Substanzen tragen dazu bei, sexuelles Verlangen und sexuellen Trieb anzuregen. Eine angemessene Nahrung, Vitamine und Mineralstoffe sowie die Menge an Körperfett gehören zu den Faktoren, die bei der Bestimmung über die relative Menge dieser Hormone im Blut eine große Rolle spielen. Große Mengen von Cholesterin und Triglyceriden können das Gefäßsystem des Körpers blockieren, was wiederum Brustschmerzen während sexueller Aktivität oder sogar Impotenz verursachen kann. Eine angemessene Ernährung und viel Bewegung können die Cholesterin- und Triglyceridwerte senken und in einigen Fällen sogar die arterielle Verstopfung rückgängig machen, die diese wenig wünschenswerten Symptome der Herz- und Gefäßerkrankungen verursachen.

Eine Stimulation des neuroendokrinen Systems läßt Labortiere sich »jünger« verhalten. Neuroendokrine Hormone können durch viele Faktoren, einschließlich der Ernährung und zusätzlich eingenommener Vitamine und Mineralstoffe, modifiziert werden, um diesen Jungbrunneneffekt zu erzielen.

Fett und Sex passen nicht zusammen

Übermäßiges Körperfett kann oft sexuelles Verlangen in Indifferenz verwandeln, weil es das Gleichgewicht der Sexualhormone stört, indem es Androgene (männliche Hormone) in Oestrogene (weibliche Hormone) verwandelt. Obwohl unser Körper täglich beide Arten von Hormonen produziert (weibliche Sexualhormone werden aus männlichen hergestellt), kann eine Veränderung im Verhältnis von Androgenen zu Oestrogenen sowohl sexuelles Verlangen als auch sexuelle Leistung und Erfüllung zerstören. Zuviel von einem Hormon und nicht genug vom anderen (wir brauchen *beide* Hormone für eine normale sexuelle Funktion) kann für zu dicke Menschen somit Lust in Lethargie verwandeln. Ein Ungleichgewicht im Verhältnis von männlichen zu weiblichen Sexualhormonen kann den LHRF (Luteotroper Hormon-Freisetzungsfaktor)-Spiegel im Gehirn senken. LHRF kann als natürliches Aphrodisiakum fungieren, wenn es in ausreichendem Quantum vorhanden ist; ein niedriger LHRF-Spiegel kann für einen fettleibigen Menschen einen niedrigen Sexualtrieb bedeuten.

Im Juli 1982 befand ich mich in der Umkleidekabine der Herren des *All England Lawn Tennis Club* in Wimbledon; dort waren u. a. John McEnroe, Jimmy Connors und Bill Norris, der Betreuer des US-Davis Cup Teams und der *Association of Tennis Professionals*, als ich gefragt wurde (der Fragesteller muß anonym bleiben): »Beeinflußt Sex die sportliche Leistung oder beeinflußt die sportliche Leistung Sex?«

Alle anderen Unterhaltungen hörten plötzlich auf; man konnte die sprichwörtliche Stecknadel fallen hören. »Ja«, sagte ich. Einige verwirrte Augenblicke später erklärte ich, was ich mit meiner einsilbigen Antwort gemeint hatte.

Sex ist ein »sportliches Ereignis«

Ihr Herz rast mit über 160 Schlägen pro Minute, Ihre Atemfrequenz ist zehnmal höher als normal, Sie atmen schwer, und Sie schwitzen stark. Laufen Sie gerade den Boston-Marathon, spielen Sie Tennis mit Björn Borg oder gehen Sie eben über 15 Runden mit Muhammad Ali? Nein, Sie haben gerade einen heftigen Geschlechtsverkehr.

Sie können, genau wie bei jeder anderen Form von Bewegung, sexuelle Spitzenleistung durch entsprechendes »Training« erreichen. Spitzenleistung im sexuellen Bereich erfordert genauso wie Spitzenleistung im Sport ein wissenschaftliches Vorgehen. Bitte verstehen Sie mich nicht falsch – ich bin genauso romantisch wie die meisten –, aber optimale Gesundheit und Fitness durch richtige Ernährung und Bewegung können auch eine Romanze bereichern. Meine berufliche Erfahrung hat mich davon überzeugt, daß viele Menschen – sogar Weltklasse-Athleten – die Zeit, die sie im Schlafzimmer verbringen, mehr genießen könnten, wenn sie meine wissenschaftlichen Methoden im Eßzimmer übernähmen.

Heftige, ausgedehnte sexuelle Aktivität kann tatsächlich die sportliche Leistung steigern, genauso wie die Teilnahme am Sport die sexuelle Leistung steigern kann. Sex und Sport rufen ähnliche Reaktionen des Körpers hervor, was bedeutet, daß beide Aktivitäten Ihre physische Fitness verbessern können. So kann mehr Stehvermögen auf dem Tennisplatz (durch entsprechende Ernährung und hartes Training) mehr Energie im Bett bedeuten und umgekehrt.

Da ist ein »Problem« beim Erreichen von »Spitzenleistung« im sexuellen Bereich

Ich kann die persönlichen Geschichten, die Spitzen- und Amateursportler mir anvertraut haben, nicht ausplaudern, aber ich kann Ihnen verraten, daß viele von ihnen über eine aufregende Steigerung in der Häufigkeit, Intensität und Dauer ihrer sexuellen Leistung berichtet haben. Spitzenleistungen im sexuellen Bereich bringen aber auch ihre Probleme mit sich.

Gelegentlich rufen mich Frauen oder Freundinnen und Ehemänner oder Freunde an (jener Partner, der nicht an meinem Ernährungsplan teilnimmt) und klagen darüber, daß sie nicht mit dem neugefundenen sexuellen Verhalten ihres/seines Partners mithalten können. Meine Antwort: Beginnen Sie selbst mit der Haas-Leistungsdiät.

Eine *schlechte Ernährung* kann das sexuelle Verhalten stark beeinträchtigen. Ernährungsbedingte Gesundheitsprobleme, wie Herz- und Gefäßerkrankungen, Diabetes, Fettleibigkeit sowie hoher Blutdruck (und die Wirkung einiger Medikamente, die dagegen verordnet werden), können Impotenz fördern und das sexuelle Verlangen stark herabsetzen. Eine schlechte Ernährung kann Schwerfälligkeit, Interesselosigkeit und zusätzliches Körperfett bedeuten, was auf den Partner sexuell nicht gerade anziehend wirken mag.

Hoher Blutdruck wird oft mit Medikamenten behandelt, die Impotenz verursachen können wegen ihrer Wirkung auf das zentrale Nervensystem oder das hormonelle System, welches sexuelle Erregung und sexuelles Verlangen kontrolliert.

Diabetes kann infolge der Beeinträchtigung der gesamten Durchblutung auch die für eine Erektion notwendige Blutversorgung des Penis herabsetzen und so Impotenz verursachen.

Arteriosklerose (Verengung oder völliger Verschluß von Teilen des Gefäßsystems) kann zu Impotenz führen infolge einer verminderten Durchblutung und/oder zu einer Vermeidungstendenz gegenüber sexueller Aktivität, weil es dabei zu ernsthaften Schmerzen in der Brust kommen kann (Angina pectoris).

Erhöhte Werte von Cholesterin und Triglyceriden kann man mit Medikamenten behandeln, die jedoch Impotenz erzeugen oder die Libido herabsetzen können.

Meine Leistungsdiät hat schon viele der Symptome von Herz- und Gefäßkrankheiten beseitigt und geholfen, die Einnahme von verordneten Medikamenten, die zu sexuellen Problemen führen können, zu reduzieren oder sie gar zu eliminieren. Das ist ein wesentlicher

Grund, weshalb ich Ihnen ans Herz lege, mit Ihrem Arzt zusammen-zuarbeiten, wenn Sie Ihre Ernährung ändern und mit sportlicher Betätigung beginnen. Es ist möglich, ja recht wahrscheinlich, daß mein Programm bestimmte ernährungsbedingte Gesundheitspro-bleme zu beseitigen vermag. Viele Leute, die der Haas-Leistungsdiät folgen, sind in der Lage, ihren Medikamentenverbrauch einzu-schränken, und in einigen Fällen brauchen sie sogar überhaupt keine Medikamente mehr einzunehmen. Aber ich muß betonen, *daß Sie niemals versuchen sollten, eine vom Arzt verordnete medizinische Behandlung bzw. Medikamente in der Menge zu verändern oder völlig abzusetzen, ohne von Ihrem Arzt vorher die Zustimmung dazu einge-holt zu haben.*

Sex im hohen Alter kann genauso Erfüllung bringen wie Sex mit 20, vielleicht sogar noch mehr. Das Haas-Spitzenleistungsprogramm vermag jugendliche Vitalität wieder herzustellen und die sexuelle Leistung zu steigern, und zwar in jedem Alter, weil die bessere Gesundheit, das ideale Körpergewicht und die hohen Energiewerte, die so entstehen, alle zur sexuellen Langlebigkeit beitragen.

Der 20jährige Athlet könnte fragen: »Wie kann ich meine gegenwär-tige sexuelle Vitalität bewahren, wenn ich älter werde?«, während der 60jährige sich fragen mag: »Wie kann ich die sexuelle Vitalität meiner Jugend wiedergewinnen?« Meine Antwort auf beide Fragen ist: Folgen Sie den wissenschaftlich begründeten Prinzipien der Haas-Leistungsdiät.

15 Rezepte

Gerichte nach meinen *Eat-to-win*-Rezepten haben einige der weltbesten Sportler ernährt und werden auch Sie auf köstliche Weise so versorgen, daß Sie bei der Arbeit oder beim Spiel Ihre persönliche Spitzenleistung erreichen. Diese Rezepte, an deren Entstehung Hilarie Porter, M. S., mitgearbeitet hat, sind mit Erfolg während der strapaziösesten Trainingsperioden von Amateur- und Profisportlern getestet worden. Durch diese Diät sind Champions wie Jimmy Connors, Gene Mayer, Viki Fleckenstein, Nancy Lieberman und Martina Navratilova mit einer Spitzenernährung versorgt worden, welche alle chemischen Eigenschaften umfaßt, die man benötigt, um zu gewinnen.

Jedes Rezept enthält alle wichtigen Informationen, die Sie brauchen, um Ihre eigene Spitzenleistungsstufe zu erreichen. Die wesentlichen Verbraucherangaben sind je nach Portionsgröße angegeben, so daß Sie genau erfahren, wie viele Kilokalorien bzw. Kilojoule und wieviel Kohlenhydrate, Eiweiß, Fett, Cholesterin und Natrium jede Portion enthält. Das sind die sechs wichtigsten Werte, die Sie kennen sollten, ungeachtet Ihres jetzigen Ernährungsprogramms.

Bei allen Rezepten wurde großer Wert darauf gelegt, daß sie leicht zu verstehen sind und jedes Gericht möglichst einfach zuzubereiten ist. Sie müssen kein erfahrener Koch oder gar Küchenchef sein, um bei der Zubereitung Spaß zu haben. Da es sich bei den Zutaten um Nahrungsmittel handelt, die Sie so gut wie in jeder gut sortierten Lebensmittelabteilung finden, können Sie zu kochen beginnen, sobald Sie vom Einkaufen zurückkehren.

Die Rezepte variieren jeweils in der Zusammensetzung ihrer Nährstoffe; aber Sie können *irgendeines* der folgenden Rezepte wählen – unabhängig davon, ob Sie gerade auf Stufe 1, 2 oder 3 Ihres Diätprogramms sind. Sollten Sie eine natriumarme Diät essen oder eine, die Fett und Cholesterin stark einschränkt, so können Sie leicht feststellen, welche Rezepte für Sie am geeignetsten sind, indem Sie die Gesamtmenge an Nährstoffen täglich zusammenzählen. Wenn Ihr Tageslimit an Natrium 2 Gramm beträgt, oder wenn Sie weniger als 100 mg Cholesterin pro Tag zu sich nehmen sollen, helfen Ihnen meine Rezepte, innerhalb dieses Tageslimits zu bleiben. Sollten Sie ein Problem in gesundheitlicher Hinsicht haben oder müssen Sie eine medizinisch überwachte Diät einhalten, dann kann Ihnen Ihr Arzt entscheiden helfen, welche Rezepte am geeignetsten für Sie sind.

Es erfordert eigentlich keine spezielle Ausrüstung, um nach meinen Rezepten zu kochen. Einige Küchengeräte können jedoch die Zubereitung der Mahlzeiten erleichtern: Ein Mikrowellenherd, ein Mixer, ein elektrisches Rührgerät usw. sind natürlich alle sehr praktisch, aber für die Zubereitung nicht unbedingt notwendig.

(Anmerkung d. Red.: Wichtig scheint hier der Hinweis auf ein amerikanisches Maß: *Tasse.* Hiermit ist nicht etwa eine gewöhnliche Kaffee- oder Teetasse gemeint – deren Größen wären von Haushalt zu Haushalt doch recht unterschiedlich –, sondern ein bestimmter Meßbecher, der in Amerika »cup« [Tasse] heißt. Es werden vier Maße verwendet:

- □ 1 Tasse = 235 ml [knapp ¼ Liter]
- □ ½ Tasse = 117,5 ml
- □ ⅓ Tasse = 78,3 ml
- □ ¼ Tasse = 58,75 ml

Bei diesen Werten handelt es sich nicht um eine Gewichtsangabe, sondern um ein Hohlmaß. Ideal wäre es, wenn Sie sich diese Meßtassen besorgten. Sie können diese Maße aber auch mit einem Meßbecher feststellen und auf dem Becher markieren oder sich Gefäße in Ihrem Haushalt zurechtstellen, die diesen Maßen entsprechen. Somit ist gewährleistet, daß Sie stets die richtige Menge für die Zubereitung Ihrer Speisen nehmen.
Ein zweites Gerät sei ebenfalls an dieser Stelle erwähnt. In Amerika gibt es ein spezielles Muffin-Blech. Ähnlich den Schneckentellern mit meist 6 Vertiefungen für die Schnecken hat dieses Blech 12 [natürlich größere] Vertiefungen, in welche man den Teig für die Muffins füllt. Das ist recht praktisch, und ein solches Blech ist auch hier in dem einen oder anderen Haushaltwarengeschäft zu kaufen. Muffins lassen sich aber ebensogut in kleinen Auflaufförmchen – Ragoût-fin-Förmchen – zubereiten.)

Sie können von fast jedem Gericht zusätzliche Mengen herstellen, diese dann einfrieren und aufbewahren, bis Sie sie brauchen. Das spart Zeit und Geld. Wir haben die meisten solcher Gerichte noch nach drei Monaten getestet und konnten feststellen, daß sie so gut wie nichts von ihrem Geschmack verloren hatten.

Gefrier- und kochbeständige Plastikbeutel sind eine großartige Erfindung, um einzelne oder mehrere Portionen eines Gerichtes aufzubewahren. Sie können Ihre ganze Kocherei auf einmal erledigen und dann die Portionen, wann immer Sie dies wünschen, einfach auftauen und aufwärmen (hierbei machen Mikrowellenherde das Leben leichter).

Bei meinen Rezepten brauchen Sie auch bei solchen Gerichten kaum Fett und Öl, bei denen das normalerweise notwendig ist. In einer beschichteten Pfanne braten, schmoren, dünsten, pochieren, backen und in Wasser sautieren sind alles Methoden, die Ihnen helfen, die Fettkalorien in Ihrer Diät zu reduzieren. Auch das Garen von Fleisch, Fisch und Gemüse in Folie ist sehr zu empfehlen. Wenn etwas Fett oder Öl für die Zubereitung eines Gerichtes wirklich unerläßlich ist, können Sie eine beschichtete Pfanne z. B. mit Lecithin aussprühen. (*Anmerkung d. Red.:* Der Autor verwendet häufig ein wachsähnliches Spray, mit dem er z. B. die Bratpfanne aussprüht. Wir empfehlen entweder die Verwendung von Backspray oder das Bestreichen der Pfanne mit Öl [z. B. mit dem geschmacksneutralen Distelöl]. Die Nährwertangaben lassen jedoch diese eventuellen Fettzugaben *unberücksichtigt.*)

Oft haben körperlich aktive Menschen nicht die Zeit, komplizierte Rezepte auszuprobieren, die eine langwierige Zubereitung erfordern, und deshalb haben sie sich in der Vergangenheit vom kreativen Kochen abhalten lassen. Gerade sie werden meine Rezepte als erfrischende Abwechslung erleben, denn sie lassen Ihnen viel Raum für kreatives Kochen, solange Sie nicht die Empfehlungen der Spitzenleistungsstufe, auf der Sie sich gerade befinden, überschreiten. Sie können salz- und zuckerfreie Zutaten verwenden, je nach Wunsch. Wenn Sie denken, daß ein Rezept eine bestimmte Zutat enthält, die Sie nicht mögen, dann lassen Sie sie einfach weg. Es sind nicht so sehr die einzelnen Zutaten, die diese Rezepte zu etwas Besonderem machen; es ist die grundlegende Nahrungs-»chemie«, also die chemische Nahrungszusammenstellung, die den Unterschied ausmacht. Ja, Sie können sogar den Geschmack der einzelnen Gerichte durch entsprechende Zutaten verändern, ohne daß Sie dabei die wichtige Spitzenleistungs»chemie« ändern.

Haben Sie erst einmal die Kunst des fettarmen Kochens gemeistert (es ist viel leichter, ohne als mit Fett zu kochen), dann werden Sie wahrscheinlich wie die meisten von mir betreuten Athleten finden, daß Sie zu schwere Gerichte gar nicht mehr locken. Ihre bisherigen Lieblingsrezepte lassen sich leicht abändern, indem Sie sie an meine fettarmen Zubereitungsmethoden anpassen und stark fetthaltige

Zutaten durch fettarme ersetzen. Die folgenden Beispiele sollen Ihnen einige der vielen Möglichkeiten aufzeigen, wie Sie Ihre alten Rezepte abwandeln und daraus neue Gerichte à la Haas kreieren können:

▷ Wollen Sie zum Abrunden der Speisen auf Butter oder Margarine nicht verzichten, dann sollten Sie eine fettarme Margarine wählen, die etwa nur den halben Fettgehalt und damit die Hälfte der Kalorien regulärer Butter hat und kein Cholesterin enthält. (*Anmerkung d. Red.:* Fettarme Margarine, sog. Halbfette, kann *nicht* zum Braten verwendet werden.)

▷ Ersetzen Sie Mayonnaise durch das Haas-Mayonnaise-Rezept (s. Seite 176). Haas-Mayonnaise kann bei jedem Rezept verwendet werden, das normale Mayonnaise vorschreibt. Einige Lebensmittelgeschäfte bieten auch fettarme, cholesterinfreie Mayonnaise an, die Sie an Stelle der herkömmlichen nehmen können.

▷ Ersetzen Sie Erdnußbutter (oder anderen Nußaufstrich) durch das Haas-Erdnußbutter-Rezept (s. Seite 176). Konventionelle Erdnußbutter enthält Fett und Öl, was Arteriosklerose begünstigt (das wurde bei Tierversuchen festgestellt). Trotz der weit verbreiteten Meinung, daß Erdnußbutter stark eiweißhaltig ist, rühren 75 % der Kalorien vom Fett her und nur 18 % vom Eiweiß.

▷ Ersetzen Sie ganze Eier durch Ei*weiß.* Für Rezepte (auch solche für Omeletts), die ganze Eier oder Eigelb vorschreiben, kann ebensogut Eiweiß alleine hergenommen werden. Jedes Eigelb enthält über 250 mg Cholesterin, und nahezu 80 % der Kalorien im Eigelb kommen vom Fett. Das Eiweiß dagegen enthält kein Fett oder Cholesterin, aber erstklassiges Protein.

▷ Ersetzen Sie saure Sahne durch fettarmen Joghurt oder angerührten fettarmen körnigen Frischkäse.

▷ Ersetzen Sie Vollmilchprodukte durch Magermilch- oder fettarme Milchprodukte. Fettarmer Frischkäse (1−2 %), fettarmer Joghurt (1−2 %) und fettarme oder Magermilch (bis 0 %) sind ausgezeichnete Nahrungsmittel, die dazu dienen, gesättigte Fettsäuren und Cholesterin in Ihrer Nahrung zu reduzieren. (Zur Einteilung der Fettstufen s. auch Seite 43.)

▷ Ersetzen Sie Ihre bevorzugte Käsesorte durch eine kleine Menge an geriebenem Parmesankäse oder Pecorinokäse (harter italienischer Schafskäse). Sie haben ein so starkes Aroma, daß meist recht geringe Mengen dieser Sorten ausreichen, um Gerichte zu würzen, die viel mehr Mozzarella, Schweizerkäse oder Cheddar erfordern würden. Ein gestrichener Eßlöffel geriebener Parmesankäse enthält nur 1,5 g Fett, nur 4 mg Cholesterin und bloß 23 Kalorien; 30 g Cheddar dagegen enthalten 9 g Fett, 30 mg Cholesterin und 112 Kalorien.

▷ (*Anmerkung d. Red.:* In den folgenden Rezepten werden Sie feststellen, daß der Autor für seine Salatsaucen oder sonstige Saucen, mit denen er Gemüse u. a. würzt, zu Fertigprodukten greift. Die amerikanische Küche bietet eine Vielzahl von verschiedenen Sorten an; auch hier sind heute viele Sorten zu kaufen, die den Prinzipien des Haas-Diätprogramms entsprechen: wenig bis kein Öl und keine Salz- oder Zuckerzusätze. Es sei Ihnen anheimgestellt, zu Fertigprodukten zu greifen oder Ihre Saucen nach Ihrem Geschmack – und den Prinzipien der Haas-Leistungsdiät – selbst herzustellen.)

In den Rezepten werden folgende Abkürzungen verwendet:
TL = Teelöffel, EL = Eßlöffel.

Rezeptübersicht

Frühstücksvarianten

Auf die vielen Möglichkeiten, die Ihnen Frühstücksflocken aller Art bieten und wie Sie sie in ihrem Geschmack durch Hinzugeben von Früchten, Rosinen, Nüssen etc. abwandeln können, soll an dieser Stelle nicht weiter eingegangen werden. Dazu finden Sie zahlreiche Beispiele in den entsprechenden Abschnitten dieses Buches. Hier nur einige weitere Anregungen:

Buchweizenpfannkuchen
ergibt 6 Stück

½ Tasse Buchweizen-Pfannkuchenmischung
(oder 150 g Buchweizenmehl und 1 Prise Backpulver)
½ Tasse Magermilch
2 Eiweiß

☐ Eine beschichtete Pfanne mit etwas Fett bestreichen oder Backfett[1] besprühen. Pfanne bei mittlerer Hitze erwärmen.
☐ Alle Zutaten vermischen, Teig in die heiße Pfanne geben. Sobald sich Blasen bilden, wenden. Nur einmal wenden!
☐ Mit Aufstrich servieren, z. B. Apfelbutter (s. Seite 175), Himbeer-, Erdbeer-Aufstrich usw.

Nährwertangaben pro Portion	
kcal/kJ	267,5/1123,5
Kohlenhydrate	41,4 g
Eiweiß	15,9 g
Fett	2,5 g
Cholesterin	3,0 mg
Natrium	761,0 mg

[1] Der Autor verwendet ein wachsähnliches Spray, das es hierzulande nicht gibt (s. auch Erläuterungen auf Seite 163). Sollten Sie bei diesem wie bei anderen Rezepten Fett, Öl oder Backspray nehmen, so verändert dies leicht die Nährwertangaben.

Rührei à la Haas
ergibt 1 Portion

1 Stück Matzen-Brot[1]
2 Eiweiß
1 EL Geröstete Zwiebeln[2]
1 EL Parmesan, gerieben
1 EL Kleie
1 EL fettarme Kondensmilch
1 TL Tamari (Sojasauce)
1 Prise Pfeffer
1 – 1½ Tassen Wasser

☐ Wasser zum Kochen bringen, Matze in kleine Stückchen brechen und ins Wasser geben. Herdplatte ausschalten. Matze im Wasser ziehen lassen.
☐ In der Zwischenzeit die restlichen Zutaten mischen. Kurz mit dem Schneebesen schlagen.
☐ Matze gut abtropfen lassen; zu den übrigen Zutaten geben.
☐ Eimasse in eine beschichtete Pfanne geben und bei mittlerer Hitze unter ständigem Rühren braten.

Nährwertangaben pro Portion	
kcal/kJ	105,8/444,4
Kohlenhydrate	9,2 g
Eiweiß	12,3 g
Fett	2,5 g
Cholesterin	10,0 mg
Natrium	514,9 mg

Haferflocken Royal
ergibt 2 Portionen

¼ Tasse Rosinen
1 mittelgroßer Apfel, geschält und in Würfel geschnitten
1 Banane, halbiert und in Scheiben geschnitten
⅔ Tasse Haferflocken
⅓ Tasse Kleie
¼ TL Zimt
1 EL Orangensaftkonzentrat (oder frisch ausgepreßter Orangensaft)
1½ Tassen Wasser

☐ Wasser, Orangensaft und Früchte in eine Pfanne geben.
☐ Schnell zum Kochen bringen. Haferflocken und Kleie dazugeben und Herdplatte sofort ausschalten. Ständig umrühren.
☐ Zimt dazugeben. Noch ca. 1 Minute unter ständigem Rühren auf der Herdplatte lassen.
☐ In Schüsseln gießen und dampfend heiß servieren.

Nährwertangaben pro Portion	
kcal/kJ	227,8/956,8
Kohlenhydrate	55,7 g
Eiweiß	4,3 g
Fett	2,3 g
Cholesterin	–
Natrium	7,8 mg

[1] Matzen-Brot ist ungesäuertes Brot ohne Zucker, Salz und Hefe; natriumarm! Falls nicht erhältlich, kann es durch Knäckebrot ersetzt werden.

[2] Geröstete Zwiebeln: Der Autor gibt hier »bacon-chips« an (s. hierzu auch Seite 45). Da diese Art der Speckwürfel – ein künstliches Produkt – bei uns unbekannt ist und nur zur Geschmacksanreicherung dient, schlagen wir statt dessen geröstete Zwiebeln vor. (Achtung: Dadurch leichte Veränderung der Nährwertangaben.) Auf diese Zutat kann auch ganz verzichtet werden.

Brote und süße Muffins

(*Anmerkung d. Red.:* Verständlicherweise geht der Autor von ganz anderen Voraussetzungen aus, als sie auf unserem Kontinent gegeben sind. In Amerika wird vor allem Weizen angebaut, und auch Mais findet dort eine viel größere Verwendung als hier; darauf basieren alle Brot- und Muffinrezepte, die im folgenden originalgetreu wiedergegeben sind.
Hierzulande sind wir jedoch in der glücklichen Lage, auf ein viel reichhaltigeres Angebot an Vollkornbroten zurückgreifen zu können. Erwähnt sei auch das Knäckebrot, das u. E. in idealer Weise die Voraussetzungen für die Haas-Diät erfüllt.)

Apfelbrot
ergibt 1 Laib = 20 Scheiben
Portionsgröße: 1 Scheibe

1¾ Tassen Weizenvollkornmehl
¾ Tasse Weizenkeime, geröstet
1 TL Backpulver
1 TL Natron
1 TL Zimt
½ TL Nelkenpfeffer
2 Eiweiß
½ Tasse Wasser
340-g-Dose Apfeldicksaft
4 EL Fruchtzucker
1½ Tassen Äpfel, geschält und in kleine Würfel geschnitten
½ Tasse Rosinen

☐ Backofen auf 175 °C vorheizen.

☐ Alle trockenen Zutaten mischen.

☐ Alle flüssigen Zutaten mischen.

☐ Zusammenschütten, gut verrühren und Äpfel und Rosinen hinzugeben.

☐ Eine Kastenform (20×12×8) mit Pergamentpapier auslegen. Teig in die Form füllen.

☐ 50 – 60 Minuten backen; mit einem Zahnstocher prüfen, ob das Brot durchgebacken ist.

Nährwertangaben pro Portion	
kcal/kJ	107,1/449,8
Kohlenhydrate	21,5 g
Eiweiß	4,0 g
Fett	1,3 g
Cholesterin	–
Natrium	49,6 mg

Bananenbrot

ergibt 1 Laib = 20 Scheiben
Portionsgröße: 1 Scheibe

1¾ Tassen Weizenvollkornmehl
¾ Tasse Weizenkeime, geröstet
2 Eiweiß, steif geschlagen
1 TL Backpulver
1 TL Natron
1 TL Zimt
*3 Tassen Bananenpüree (sehr
reife Bananen verwenden)*
¼ Tasse Fruchtzucker
1½ Tassen Rosinen

☐ Backofen auf 160 °C vorheizen.
☐ Alle trockenen Zutaten vermengen.
☐ Alle flüssigen Zutaten und
das Bananenpüree vermengen.
☐ Trockene und flüssige Zutaten miteinander vermischen.
Gut durchmischen.
☐ Rosinen hinzufügen.
☐ Eine Kastenform (20×12×8)
mit Pergamentpapier auslegen.
Teig in die Form füllen.
☐ 60 – 75 Minuten backen; mit
einem Zahnstocher prüfen, ob
das Brot durchgebacken ist.

Nährwertangaben pro Portion	
kcal/kJ	138,2/580,4
Kohlenhydrate	30,0 g
Eiweiß	4,5 g
Fett	1,2 g
Cholesterin	–
Natrium	64,4 mg

Landbrot

ergibt 2 Laibe à 12 Scheiben
Portionsgröße: 2 Scheiben

2 Tassen Wasser
*1 EL Fruchtzucker, in ¼ Tasse
Wasser aufgelöst*
1 EL Melasse
1 EL Tamari (Sojasauce)
½ Tasse Weizenkeime, geröstet
*2½ – 3½ Tassen Weizenvoll-
kornmehl*
1 EL Trockenhefe

☐ Den aufgelösten Fruchtzuk-
ker, Tamari und Melasse in einer
Pfanne erhitzen (bei ca. 45 °C).
☐ Die Hälfte dieser Mischung
in eine Schüssel geben, Hefe hin-
zufügen und 15 Minuten stehen
lassen, bis der Teig anfängt,
Blasen zu werfen. Die restliche
Flüssigkeit hinzugeben.
☐ Nach und nach das Mehl hinzufügen. 2 – 3 Minuten kneten.
Einen Kloß formen. Er sollte fest
und etwas klebrig sein.
☐ In eine leicht ausgefettete
Schüssel geben und den Teig
darin wenden.
☐ Den zugedeckten Teig 1 bis
2 Stunden aufgehen lassen (an
einem warmen Ort über 25 °C).
Der Teigkloß sollte doppelt so
groß werden.
☐ Den Teig ein paarmal durchkneten.
☐ Halbieren und in zwei mit
Pergamentpapier ausgelegte
Kastenformen legen. Zugedeckt
nochmals gehen lassen, bis sie
wieder doppelt so groß sind
(1 – 2 Stunden).

☐ Backofen auf 175 °C vorheizen.
☐ 35 – 40 Minuten backen oder bis das Brot hohl klingt, wenn man dagegenklopft.

Nährwertangaben pro Portion	
kcal/kJ	165,9/696,8
Kohlenhydrate	33,2 g
Eiweiß	6,8 g
Fett	1,5 g
Cholesterin	–
Natrium	145,6 mg

Vollkornbrot
ergibt 2 Laibe à 10 Scheiben
Portionsgröße: 1 Scheibe

5 – 6 Tassen Weizenvollkornmehl
2 Päckchen Trockenhefe
2 EL Reissirup oder 2 EL Fruchtzucker (in etwas Wasser aufgelöst)
3 EL Melasse
2 Tassen Wasser
¼ Tasse Magermilch

☐ 2 Tassen Mehl und die Hefe in einer großen Schüssel vermengen.
☐ Restliche Zutaten in einer Pfanne erhitzen, bis sie sehr warm sind (50 – 55 °C).
☐ Die warme Flüssigkeit zum Mehlgemisch hinzufügen. Mit einem Rührgerät auf niedriger Stufe durchmischen, bis der Teig gut durchfeuchtet ist. Auf mittlerer Stufe 3 Minuten kneten.
☐ 2 – 3 weitere Tassen Mehl per Hand hinzufügen (bis sich der Teig vom Schüsselrand lösen läßt). Den Teig auf ein mit Mehl bestäubtes Backbrett geben und ½ – 1 Tasse Mehl unterkneten. Der Teig sollte sich leicht klebrig anfühlen. Eine große Schüssel mit etwas Fett ausstreichen. Den Teig zu einem Kloß formen. In die Schüssel legen und einmal wenden. Zugedeckt an einem warmen Ort gehen lassen, bis der Kloß doppelt so groß ist (1 bis 1½ Stunden).
☐ Durchkneten, halbieren und zwei Bälle formen. Auf dem Backbrett 15 Minuten mit der Schüssel zugedeckt ruhen lassen.
☐ Nochmals durchkneten und 2 Laibe formen. 2 Kastenformen mit Pergamentpapier auslegen. Den Teig in die Formen geben, zugedeckt an einem warmen Ort gehen lassen, bis der Teig die Kästen ausfüllt (ungefähr 1 Stunde).
☐ Den Backofen auf 190 °C vorheizen. 45 – 55 Minuten backen, oder so lange, bis die Laibe hohl klingen, wenn man dagegenklopft. Die Formen sofort entfernen. Laibe auf dem Backrost auskühlen lassen.

Nährwertangaben pro Portion	
kcal/kJ	147,1/617,8
Kohlenhydrate	31,6 g
Eiweiß	5,8 g
Fett	0,7 g
Cholesterin	0,1 mg
Natrium	5,6 mg

Vollkorn-Rosinenbrot
ergibt 1 Laib à 12 Scheiben
Portionsgröße: 1 Scheibe

1¾ Tassen Weizenvollkornmehl
¾ Tasse Weizenkeime, geröstet
1 TL Natron
1 TL Backpulver
1 TL Zimt
2 Eiweiß
1 Tasse fettarme Kondensmilch
1 EL Fruchtzucker, in etwas
Wasser aufgelöst
1 Tasse Rosinen

☐ Backofen auf 175 °C vorheizen.
☐ Trockene Zutaten vermengen.
☐ Flüssige Zutaten verrühren. Zu den trockenen Zutaten geben und gut durchmischen.
☐ Rosinen hinzufügen.
☐ Eine Brotform mit Pergamentpapier auslegen und die Mischung hineinfüllen.
☐ 50 – 60 Minuten backen, oder bis das Brot oben gut gebräunt ist.

Nährwertangaben pro Portion	
kcal/kJ	248,2/1042,4
Kohlenhydrate	48,8 g
Eiweiß	11,1 g
Fett	2,5 g
Cholesterin	0,2 mg
Natrium	179,9 mg

Apfel-Muffins
ergibt 12 Stück
Portionsgröße: 1 Muffin

2 Tassen Weizenvollkornmehl
¼ Tasse Weizenkeime, geröstet
1 EL Backpulver
2 TL Zimt
1¼ Tassen Äpfel, grob
geschnitten
1 Tasse Rosinen
1 Eiweiß, steif geschlagen
¾ Tasse Magermilch
¼ Tasse Apfeldicksaft
½ Tasse Fruchtzucker

☐ Backofen auf 200 °C vorheizen.
☐ Alle trockenen Zutaten vermengen. Äpfel und Rosinen hinzufügen.
☐ Alle flüssigen Zutaten vermengen. Zu den trockenen Zutaten hinzufügen. Gut durchmischen.
☐ Muffinblech mit Backfett einsprühen. Jede Vertiefung zu Zweidrittel mit der Mischung auffüllen. (Falls kein Muffinblech vorhanden, verwendet man Ragoût-fin-Förmchen.)
☐ 20 – 25 Minuten backen, bis die Muffins oben goldbraun sind.

Nährwertangaben pro Portion	
kcal/kJ	184,4/774,5
Kohlenhydrate	40,9 g
Eiweiß	5,0 g
Fett	1,1 g
Cholesterin	0,4 mg
Natrium	95,5 mg

Blaubeer-Kleie-Muffins

ergibt 24 Stück
Portionsgröße: 1 Muffin

1¼ *Tassen Weizenvollkornmehl*
¾ *Tasse Weizenkeime, geröstet*
1½ *Tassen Kleie*
2 *TL Backpulver*
1 *TL Natron*
¼ *TL Zimt*
1 *Tasse Äpfel, mit Schale*
gerieben
1 *Tasse frische Blaubeeren*
⅓ *Tasse Orangensaftkonzentrat*
1 *Tasse Fruchtzucker*
¾ *Tasse fettarme Kondensmilch*
3 *Eiweiß*

☐ Backofen auf 175 °C vorheizen.
☐ Alle trockenen Zutaten vermischen. Blaubeeren und Äpfel
hinzufügen.
☐ Alle flüssigen Zutaten vermengen. Zu dem Mehlgemisch
geben und gut durchmischen.
☐ Ein Muffinblech mit Backspray einsprühen. Jede Vertiefung zu Zweidrittel mit der
Mischung auffüllen.
☐ 30 – 35 Minuten backen, bis
die Muffins goldbraun sind.

Nährwertangaben pro Portion	
kcal/kJ	102,2/429,2
Kohlenhydrate	21,0 g
Eiweiß	4,0 g
Fett	1,2 g
Cholesterin	0,1 mg
Natrium	75,1 mg

Mais-Muffins

ergibt 12 Stück
Portionsgröße: 1 Muffin

1 *Tasse unraffiniertes Maismehl*
¾ *Tasse Weizenvollkornmehl*
4 *TL Backpulver*
1 *TL Tamari (Sojasauce)*
1½ *Tassen Magermilch*
2 *EL Fruchtzucker*
2 *Eiweiß, leicht geschlagen*
2 *Tassen Mais*

☐ Backofen auf 220 °C vorheizen.
☐ Alle trockenen Zutaten vermischen. Alle flüssigen Zutaten
verrühren. Die flüssigen und
trockenen Zutaten zusammenmischen, bis die Masse glatt ist.
☐ Den Mais hinzufügen.
☐ Ein Muffinblech mit Backspray einsprühen. Jede Vertiefung zu Zweidrittel mit der
Mischung auffüllen.
☐ 20 – 25 Minuten backen, bis
die Muffins oben goldbraun sind.

Nährwertangaben pro Portion	
kcal/kJ	106,6/447,7
Kohlenhydrate	21,1 g
Eiweiß	4,4 g
Fett	0,7 g
Cholesterin	0,8 mg
Natrium	324,9 mg

Orangen-Muffins

ergibt 12 Stück
Portionsgröße: 1 Muffin

1 Tasse Haferflocken
½ Tasse + 1 EL Weizenvoll-
kornmehl
¼ Tasse + 3 EL Weizenkeime,
geröstet
3 TL Backpulver
½ TL Nelkenpfeffer
½ TL Zimt
¾ Tasse Rosinen
3 EL Fruchtzucker
3 Eiweiß
½ Tasse Orangensaftkonzentrat
½ Tasse fettarme Kondensmilch

☐ Backofen auf 200 °C vorheizen.

☐ Alle trockenen Zutaten vermengen. Rosinen hinzufügen.

☐ Alle flüssigen Zutaten verrühren. Zu dem Mehl und den
Rosinen geben. Gut durch-
mischen.

☐ Muffinblech mit Backspray
einsprühen. Jede Vertiefung zu
Dreiviertel mit der Mischung
füllen.

☐ 20 – 25 Minuten backen,
oder bis die Muffins goldbraun
sind.

Nährwertangaben pro Portion	
kcal/kJ	131,5/552,3
Kohlenhydrate	25,9 g
Eiweiß	5,6 g
Fett	1,4 g
Cholesterin	0,1 mg
Natrium	102,0 mg

Aufstriche

Apfelbutter

ergibt 10 Tassen
Portionsgröße: 2 EL

8 Tassen Äpfel, geschält und in
Würfel geschnitten
5 Tassen trockener Apfelcidre
(oder ungesüßter Apfelsaft)
1 TL Zimt

☐ Äpfel im Apfelcidre kochen,
bis sie weich sind.

☐ Nach dem Kochen durch ein
Sieb geben und pürieren.

☐ Das Apfelpüree in eine Pfanne geben und bei mittlerer Hitze
kochen, bis es dick genug ist zum
Streichen.

☐ Zimt dazugeben. Kalt
stellen.

Nährwertangaben pro Portion	
kcal/kJ	25,0/105,0
Kohlenhydrate	6,2 g
Eiweiß	0,1 g
Fett	0,2 g
Cholesterin	–
Natrium	0,7 mg

Haas' Erdnußbutter

ergibt ½ Tasse
Portionsgröße: 1 EL

1 mittelgroße reife Banane
6 EL Weizenkeime, geröstet

☐ Zutaten in einem Mixgerät vermischen.
☐ So lange mischen, bis eine glatte Masse entsteht.
☐ Auf Vollkornbrot streichen.

Nährwertangaben pro Portion	
kcal/kJ	90,3/379,3
Kohlenhydrate	13,4 g
Eiweiß	5,5 g
Fett	2,4 g
Cholesterin	–
Natrium	0,9 mg

Haas' Mayonnaise-Aufstrich

ergibt ¾ Tasse
Portionsgröße: 2 EL

1 Tasse fettarmer körniger
Frischkäse
2 TL Zitronensaft
½ TL Tamari (Sojasauce)
1 TL Senf

☐ Alle Zutaten in einem Mixgerät vermischen, bis die Masse völlig glatt ist.
☐ Kalt stellen.

Nährwertangaben pro Portion	
kcal/kJ	28,4/119,3
Kohlenhydrate	1,2 g
Eiweiß	4,7 g
Fett	0,4 g
Cholesterin	0,2 mg
Natrium	176,0 mg

Saucen (Dips)

Dillsauce de luxe

ergibt 1 Tasse
Portionsgröße: 2 EL

¾ Tasse fettarmer körniger
Frischkäse
¼ Tasse fettarmer Joghurt
1 EL Zitronensaft
2 TL Senf
1 TL Zwiebelpulver
2 TL getrocknete Petersilie
4 TL getrockneter Dill
1 EL Parmesan, gerieben

☐ Alle Zutaten in einem Mixgerät gut vermischen, bis die Masse glatt ist. Kalt stellen.
☐ Zu Fisch servieren.

Nährwertangaben pro Portion	
kcal/kJ	27,9/117,2
Kohlenhydrate	2,0 g
Eiweiß	3,5 g
Fett	0,5 g
Cholesterin	1,9 mg
Natrium	121,5 mg

Champignonsauce

ergibt 1 Tasse = 1 Portion

¾ Tasse fettarmer körniger
Frischkäse
¼ Tasse fettarmer Joghurt
½ TL Knoblauchpulver
½ TL Tamari (Sojasauce)
1 Tasse frische Champignons,
blättrig geschnitten

☐ Die ersten vier Zutaten in einem Mixgerät so lange mischen, bis die Masse völlig glatt ist.

☐ Pilze hinzufügen. Kalt stellen.
☐ Zu gebackenen Kartoffeln servieren.

Nährwertangaben pro Portion	
kcal/kJ	214,9/902,6
Kohlenhydrate	16,7 g
Eiweiß	27,7 g
Fett	3,2 g
Cholesterin	5,2 mg
Natrium	1300,4 mg

Meerrettichsauce
ergibt 1 Tasse
Portionsgröße: 2 EL

¾ Tasse fettarmer körniger Frischkäse
1 EL Meerrettich aus dem Glas (ohne Sahne)
¼ Tasse fettarmer Joghurt
1 TL Worcestersauce
1 EL Schnittlauch (evtl. getrocknet)

☐ Die ersten vier Zutaten in einem Mixgerät gut durchmischen, bis die Sauce völlig glatt ist.
☐ Schnittlauch hinzugeben. Kalt stellen.
☐ Über gebackener Kartoffel oder zu rohem Gemüse servieren.

Nährwertangaben pro Portion	
kcal/kJ	21,5/90,3
Kohlenhydrate	1,5 g
Eiweiß	3,1 g
Fett	0,3 g
Cholesterin	0,7 mg
Natrium	99,9 mg

Grillhähnchen-Sauce
ergibt 4 – 6 Portionen

170 g Tomatenmark
¼ Tasse Zwiebeln, klein gehackt
¼ Tasse Weinessig
¼ Tasse Worcestersauce
1 TL Senfpulver
4 Knoblauchzehen, gepreßt
2 EL Parmesan, gerieben
1 EL Fruchtzucker
¼ Tasse Magermilch
¼ Tasse trockener Sherry
1½ Tassen Hähnchenfleisch, grob gehackt (nur weißes Fleisch verwenden)

☐ Alle Zutaten in einem Kochtopf vermengen.
☐ 20 – 25 Minuten leicht kochen lassen, gelegentlich umrühren.
☐ Zu gebackenen Kartoffeln servieren.

Nährwertangaben pro Portion	
kcal/kJ	96,0/403,2
Kohlenhydrate	12,6 g
Eiweiß	4,9 g
Fett	0,8 g
Cholesterin	11,9 mg
Natrium	157,0 mg

Pikante Zwiebelsauce
ergibt 1 Tasse
Portionsgröße: 2 EL

½ Tasse fettarmer Joghurt
⅓ Tasse fettarmer körniger Frischkäse
1 EL Parmesan, gerieben
½ TL Tamari (Sojasauce)

1 EL Frühlingszwiebeln, gehackt
(einschließlich Lauch)
1 EL Geröstete Zwiebeln[1]
2 TL getrocknete Zwiebel-
stückchen

☐ Die ersten vier Zutaten in ein
Mixgerät geben und gut durch-
mischen, bis die Sauce ganz glatt
ist.
☐ Restliche Zutaten einrühren.
Kalt stellen.
☐ Als Sauce zu gebackenen
Kartoffeln oder zu frischem
Gemüse servieren.

Nährwertangaben pro Portion	
kcal/kJ	40,2/168,8
Kohlenhydrate	2,9 g
Eiweiß	5,0 g
Fett	0,9 g
Cholesterin	2,5 mg
Natrium	204,8 mg

Scharfe Cheddar-Sauce
ergibt 1 Tasse
Portionsgröße: 2 EL

¾ Tasse fettarmer körniger
Frischkäse
¼ TL Tamari (Sojasauce)
¼ Tasse + 1 EL scharfer
Cheddarkäse, gerieben
(wahlweise Bergkäse oder
Gouda)

[1]) Der Autor gibt hier »Speckwürfel« an.
Siehe auch Erläuterungen auf den Seiten 45 und 169.

☐ Alle Zutaten in einem Mixgerät vermischen, bis die Sauce
völlig glatt ist.
☐ Kalt stellen.
☐ Über gebackener Kartoffel
oder zu rohem Gemüse ser-
vieren.

Nährwertangaben pro Portion	
kcal/kJ	33,1/139,0
Kohlenhydrate	0,7 g
Eiweiß	3,7 g
Fett	1,6 g
Cholesterin	9,4 mg
Natrium	121,8 mg

**Sherrysauce mit Hähnchen-
fleisch**
ergibt 2½ Tassen
Portionsgröße: 2 EL

½ Tasse fettarmer körniger
Frischkäse
½ Tasse fettarmer Joghurt
2 TL trockener Sherry
1 EL + 1 TL Parmesan, gerieben
1 TL Tamari (Sojasauce)
½ Tasse Champignons, blättrig
geschnitten
½ Tasse Hähnchenbrust, gekocht und in Würfel geschnitten
1 EL Frühlingszwiebeln, gehackt

☐ Die ersten fünf Zutaten in
einem Mixgerät durchmischen,
bis die Sauce völlig glatt ist.
☐ Pilze, Hähnchen und Zwiebeln hinzufügen.
☐ Über einer gebackenen Kartoffel servieren. (Diese Sauce
kann auch über Naturreis oder
Teigwaren serviert werden.)

Nährwertangaben pro Portion	
kcal/kJ	39,1/164,2
Kohlenhydrate	2,7 g
Eiweiß	4,6 g
Fett	0,7 g
Cholesterin	8,2 mg
Natrium	137,8 mg

Marinara-Sauce
ergibt 4 Portionen

800-g-Dose geschälte Tomaten
4 Knoblauchzehen, gepreßt
1 EL frisches Basilikum
1 EL Tamari (Sojasauce)
Petersilie

☐ In eine beschichtete Pfanne etwas Wasser geben. Knoblauch sautieren.
☐ Tomaten zerkleinern und dazugeben. 1 Minute kochen.
☐ Basilikum und Tamari hinzufügen. Petersilie nach Geschmack dazugeben. Erhitzen.
☐ Zu Teigwaren servieren.

Nährwertangaben pro Portion	
kcal/kJ	50,6/212,5
Kohlenhydrate	9,7 g
Eiweiß	2,5 g
Fett	–
Cholesterin	–
Natrium	369,2 mg

Suppen

Bohnensuppe
ergibt 8 – 10 Portionen

350 g Schwarze Augenbohnen
7 Tassen Wasser
2 mittelgroße Kartoffeln, geschält und in Würfel geschnitten
3 Stangen Sellerie, in Scheiben geschnitten
3 Karotten, in Scheiben geschnitten
3 EL Tamari (Sojasauce)
1 mittelgroße Zwiebel, gehackt
2 Knoblauchzehen, gehackt
¼ TL Pfeffer
1 TL Basilikum
1 TL getrockneter Dill

☐ Bohnen gut waschen. In einen großen Topf geben und mit 2 – 3 cm Wasser bedecken (zusätzlich zu dem in den Zutaten angegebenen Wasser). Über Nacht weichen lassen.
☐ Restliche Zutaten hinzugeben und 2 Minuten kochen.
☐ Bei schwacher Hitze 1 – 2 Stunden sieden, bis die Bohnen weich sind. Gelegentlich umrühren. Bohnen und Kartoffeln an der Topfwand zerdrücken, um die Suppe sämig zu machen.

Nährwertangaben pro Portion	
kcal/kJ	133,9/562,4
Kohlenhydrate	25,2 g
Eiweiß	7,8 g
Fett	0,5 g
Cholesterin	–
Natrium	238,2 mg

Chilibohnensuppe mit Reis
ergibt 8 – 10 Portionen

350 g Borlottobohnen
7 Tassen kochendes Wasser
3 – 4 Knoblauchzehen, gehackt
1 mittelgroße Zwiebel, in Würfel
geschnitten
1 Lorbeerblatt
¼ TL Thymian
¼ TL Majoran
¾ Tasse Naturreis, gewaschen
800-g-Dose geschälte Tomaten,
abgetropft und gehackt
3 EL Tamari (Sojasauce)
1½ TL Chiligewürz

☐ Bohnen waschen und 1 Stunde einweichen. Abtropfen lassen und in einen großen Topf geben. Kochendes Wasser, Knoblauch, Zwiebel, Lorbeerblatt, Thymian und Majoran dazugeben. 5 – 6 Minuten kochen lassen. Anschließend zugedeckt 1 – 1½ Stunden bei niedriger Hitze weitersieden lassen, bis die Bohnen gar sind.
☐ Reis, Tomaten, Tamari und Chiligewürz hinzufügen. Nochmals aufkochen und 5 Minuten sieden. Dann 30 – 45 Minuten bei niedriger Hitze leicht weiterkochen lassen, bis der Reis gar ist.

Nährwertangaben pro Portion	
kcal/kJ	211,4/887,9
Kohlenhydrate	39,9 g
Eiweiß	10,1 g
Fett	0,3 g
Cholesterin	–
Natrium	320,4 mg

Rote Bohnensuppe
ergibt 6 – 8 Portionen

500 g Kidneybohnen, gekocht
2 Tassen Tomatensauce
3 mittelgroße Zwiebeln, grob
gehackt
3 Stauden Sellerie, gehackt
2 Knoblauchzehen, gehackt
1 TL Thymian
1 TL Oregano
1 EL Tamari (Sojasauce)
½ TL Pfeffer
1 TL getrockener Dill
7 Tassen Wasser

☐ Alle Zutaten in einen großen Kochtopf geben und gut vermengen.
☐ 1 Stunde bei schwacher Hitze kochen lassen.

Nährwertangaben pro Portion	
kcal/kJ	79,4/333,5
Kohlenhydrate	15,7 g
Eiweiß	3,8 g
Fett	0,3 g
Cholesterin	–
Natrium	186,7 mg

Howard's Zwiebelsuppe
ergibt 4 Portionen

4 – 6 Knoblauchzehen, gehackt
5 – 6 Tassen Zwiebeln, in Ringe
geschnitten
¼ Tasse fettarme Kondensmilch
1 EL Weizenvollkornmehl
1 TL Fruchtzucker
5 Tassen Wasser
½ Tasse Burgunder
3 EL Tamari (Sojasauce)

2 Weizen-Zwiebelbrötchen,
längs aufgeschnitten
4 EL Parmesan, gerieben

☐ Knoblauch und Zwiebeln in einer beschichteten Pfanne sautieren, bis die Zwiebeln glasig und leicht angebräunt sind. Kondensmilch dazugeben und weitere 5 Minuten kochen lassen.
☐ Wasser, Burgunder, Tamari, Mehl und Fruchtzucker in einen 4-Liter-Kochtopf geben. Unter Rühren aufkochen lassen, um den Zucker und das Mehl aufzulösen. Zwiebeln und Knoblauch hinzufügen und 20 – 25 Minuten leicht weiterkochen lassen.
☐ Ofen auf 220 °C vorheizen.
☐ Brötchen leicht toasten. Suppe in vier ofenfeste Suppentassen füllen. Eine Brötchenhälfte in jede Schüssel geben. 1 EL Parmesan in jede Schüssel auf das Brötchen streuen.
☐ Suppentassen auf ein Blech stellen, ca. 10 Minuten überbaken, bis der Käse goldbraun ist.

Nährwertangaben pro Portion	
kcal/kJ	216,7/910,1
Kohlenhydrate	32,7 g
Eiweiß	8,6 g
Fett	1,5 g
Cholesterin	10,0 mg
Natrium	544,6 mg

Kartoffelsuppe
ergibt 6 Portionen

4 mittelgroße Kartoffeln, geschält und in Würfel geschnitten
1 mittelgroße Zwiebel, gehackt
1 Tasse Sellerie, in Würfel geschnitten
2 Tassen Wasser
1 Gemüsebrühwürfel
1½ Tassen fettarme Kondensmilch
1 Prise Pfeffer
1 Prise Muskatnuß
1 TL Tamari (Sojasauce)
2 TL getrockneter Dill

☐ In einen großen Topf Wasser, Gemüsebrühwürfel, Kartoffeln, Zwiebel und Sellerie geben.
☐ Zudecken und bei mittlerer Hitze ca. 20 Minuten kochen, d. h. bis die Kartoffeln weich sind.
☐ In einen Mixer geben und pürieren.
☐ Püree wieder in den Topf geben. Restliche Zutaten hinzufügen.
☐ Suppe erhitzen, aber nicht kochen lassen.

Nährwertangaben pro Portion	
kcal/kJ	115,6/485,5
Kohlenhydrate	22,6 g
Eiweiß	6,1 g
Fett	–
Cholesterin	0,5 mg
Natrium	289,9 mg

Süßkartoffelsuppe
ergibt 6 Portionen

2 große oder 3 mittelgroße Süß-
kartoffeln, gekocht
2¾ Tassen Wasser
1 Gemüsebrühwürfel
⅓ Tasse fettarmer Joghurt
5 EL Parmesan, gerieben
1 Prise weißer Pfeffer
1 EL Tamari (Sojasauce)
1 TL getrockneter Dill
½ Tasse trockener Sherry

☐ Das Innere der gekochten
Kartoffeln herausnehmen. In einen Mixer geben, mit 1¼ Tassen
Wasser und Joghurt pürieren.
☐ Bei mittlerer Hitze Püree zusammen mit dem restlichen Wasser, dem Sherry und dem Gemüsebrühwürfel in einen Kochtopf
geben. Langsam Käse, Pfeffer,
Tamari und Dill hinzugeben.
☐ Unter ständigem Rühren zum
Sieden bringen. Suppe auf niedriger Stufe rühren, bis sie sämig
wird (10 – 15 Minuten).

Nährwertangaben pro Portion	
kcal/kJ	141,5/594,3
Kohlenhydrate	22,4 g
Eiweiß	3,9 g
Fett	1,7 g
Cholesterin	9,2 mg
Natrium	317,1 mg

Gemüse, Salate und Salatsaucen

Blumenkohl-Curry
ergibt 4 – 6 Portionen

2 Zwiebeln, klein gehackt
1 mittelgroßer Blumenkohl,
in Röschen zerteilt
½ Tasse rote Linsen, gut
gewaschen
½ TL Chiligewürz
¼ TL Gelbwurzpulver
(Kurkuma)
1 TL Currygewürz
Saft einer Zitrone
Tamari (Sojasauce) zum Ab-
schmecken

☐ Zwiebeln in etwas Wasser
4 – 5 Minuten sautieren.
☐ Blumenkohl, Linsen und Gewürze hinzufügen.
☐ 1 Tasse Wasser hinzugeben.
Zugedeckt bei niedriger Hitze
kochen, bis der Blumenkohl
weich ist.
☐ Zitronensaft hinzugeben
und, falls gewünscht, mit Tamari
abschmecken.

Nährwertangaben pro Portion	
kcal/kJ	95,3/400,3
Kohlenhydrate	17,4 g
Eiweiß	7,1 g
Fett	0,2 g
Cholesterin	–
Natrium	44,0 mg

Bohnen- und Gemüsesalat
ergibt 4 Tassen

1 große Dose (550 – 600 g)
Kidneybohnen, gut gewaschen
1½ Tassen Mais (Dosenmais gut
spülen)
½ Tasse grüner Paprika, gehackt
½ Tasse roter Paprika, gehackt
½ Tasse Sellerie, gehackt
½ Tasse Zwiebeln, gehackt
¼ Tasse Italienische Salatsauce
⅛ Tasse Rotweinessig
1 TL ital. Kräutermischung

☐ Zutaten in einer großen
Schüssel vorsichtig vermengen.
☐ Kalt stellen und servieren.

Nährwertangaben pro Portion	
kcal/kJ	585,7/2459,9
Kohlenhydrate	115,4 g
Eiweiß	11,8 g
Fett	3,2 g
Cholesterin	–
Natrium	704,9 mg

Broccolisalat
ergibt 4 – 6 Portionen

700 g frischer Broccoli, in 2 bis
3 cm große Stücke geschnitten
1 kleine rote Zwiebel, in dünne
Scheiben geschnitten
¼ Tasse Ital. Kräutersauce
¼ Tasse Rotweinessig
2 EL Zitronensaft
¼ TL Senfpulver
½ TL getrockneter Estragon
Frisch gemahlener Pfeffer

☐ Broccoli kochen, bis er gar,
aber noch fest ist. Abkühlen.

☐ Mit der Zwiebel vermengen.
☐ Restliche Zutaten gut vermischen, mit Pfeffer abschmecken.
☐ Sauce über Broccoli und
Zwiebelscheiben gießen.
☐ Im Kühlschrank 4 – 8 Stunden marinieren.

Nährwertangaben pro Portion	
kcal/kJ	34,2/143,6
Kohlenhydrate	6,5 g
Eiweiß	2,8 g
Fett	0,1 g
Cholesterin	–
Natrium	210,2 mg

Gurkensalat
ergibt 6 – 8 Portionen

2 Salatgurken, geschält und in
dünne Scheiben geschnitten
1 mittelgroße Zwiebel, in dünne
Ringe geschnitten
1 Tasse Essig
1 Tasse Wasser
1 TL Tamari (Sojasauce)
¼ TL Pfeffer (wahlweise)
Süßstoff (oder Fruchtzucker)
zum Abschmecken

☐ Gurken und Zwiebelringe
vermengen.
☐ Restliche Zutaten in einer
Schüssel mischen, Gurken und
Zwiebel dazugeben.
☐ Über Nacht kalt stellen.

Nährwertangaben pro Portion	
kcal/kJ	13,0/54,6
Kohlenhydrate	2,5 g
Eiweiß	0,3 g
Fett	–
Cholesterin	–
Natrium	45,5 mg

Hähnchensalat
ergibt 1 Portion

*1 Tasse Hähnchenbrust, gekocht
und gewürfelt*
⅓ Tasse Sellerie, gewürfelt
1 EL Zwiebeln, klein gehackt
*3 EL Haas' Mayonnaise-
Aufstrich (s. Seite 176)*
1 EL fettarmer Joghurt
½ TL Dijon Senf
1 Prise Pfeffer
*½ Tasse Äpfel, gewürfelt (wahl-
weise)*
Kopfsalat

☐ Alle Zutaten in einer Schüssel vermengen.
☐ Kalt stellen. Auf Kopfsalat-
blättern servieren.

Nährwertangaben pro Portion	
kcal/kJ	226,9/953,0
Kohlenhydrate	20,8 g
Eiweiß	30,7 g
Fett	1,6 g
Cholesterin	88,8 mg
Natrium	398,6 mg

Mariniertes Gemüse
ergibt 6 – 8 Portionen

½ Tasse Weinessig
2 EL Zitronensaft
*1 TL Koriander, im Mörser
zerstoßen*
3 Knoblauchzehen, gehackt
½ TL Pfeffer
2 Tassen Wasser
*1 Tasse Zucchini, in Scheiben
geschnitten*
*1 Tasse Kürbis, in Scheiben
geschnitten*

*1 Tasse Broccoli, klein
geschnitten*
1 Tasse grüne Bohnen

☐ Die ersten sechs Zutaten in
einen Topf geben und zum Kochen bringen.
☐ Gemüse hinzufügen. Herdplatte auf niedrigere Stufe her-
unterschalten.
☐ Leicht kochen lassen, bis das
Gemüse gar ist (Achtung: nicht
zu weich werden lassen).
☐ Entweder heiß zu Naturreis
servieren oder kalt als Salat.

Nährwertangaben pro Portion	
kcal/kJ	32,4/136,1
Kohlenhydrate	7,6 g
Eiweiß	1,2 g
Fett	0,1 g
Cholesterin	–
Natrium	3,1 mg

Waldorfsalat de luxe
ergibt 4 Portionen

Salat
*1 Tasse kernlose grüne Wein-
trauben*
½ Tasse Sellerie, gehackt
*1 mittelgroßer grüner Apfel
(Granny Smith), in Würfel
geschnitten*
¼ Tasse Rosinen
*1 mittelgroßer roter Apfel, in
Würfel geschnitten*
*1 Banane, halbiert und in
Scheiben geschnitten*
*½ Tasse Frühstücksflocken (mit
Trauben und Nüssen)*
Kopfsalat

Sauce
1 Tasse fettarmer Joghurt
2 EL Magermilchpulver
2 TL Orangensaftkonzentrat
(oder frisch ausgepreßte Orange)
½ Tasse ungesüßte Ananas, fein
gehackt
Paprika

☐ Alles Obst in einer großen Schüssel vorsichtig vermengen.
☐ Alle Zutaten für die Sauce in ein Mixgerät geben. Gut durchmischen, bis die Sauce glatt ist.
☐ Sauce über das Obst geben und vorsichtig vermengen. 1 Stunde kalt stellen.
☐ Unmittelbar vor dem Servieren die Flocken dazugeben, mischen.
☐ In Schalen auf Salatblättern servieren, mit etwas Paprika überstreuen.

Nährwertangaben pro Portion	
kcal/kJ	293,5/1232,7
Kohlenhydrate	66,3 g
Eiweiß	6,0 g
Fett	1,5 g
Cholesterin	5,0 mg
Natrium	178,8 mg

Salatsauce »Cäsar«
ergibt 2 Portionen

4 Eiweiß
3 EL Essig
4 TL Zitronensaft
1 TL Tamari (Sojasauce)
1 TL Worcestersauce
½ TL Anchovisbutter
½ TL Knoblauchpulver (oder
Knoblauchzehe, frisch gepreßt)
1 EL Parmesan, gerieben

☐ Eiweiß, Essig, Zitronensaft, Tamari und Worcestersauce in einer Holzschüssel vermengen.
☐ Anchovisbutter dazugeben und gründlich mischen, bis die Sauce glatt ist.
☐ Knoblauch hinzumischen.
☐ Über gekühlten Römischen Salat (oder Kopfsalat) geben. Mit Parmesan bestreuen und nochmals durchmischen. Nach Belieben mit frisch gemahlenem Pfeffer und Croutons (geröstete Weißbrotwürfel) servieren.

Nährwertangaben pro Portion	
kcal/kJ	55,9/234,8
Kohlenhydrate	2,6 g
Eiweiß	8,5 g
Fett	0,8 g
Cholesterin	8,7 mg
Natrium	414,2 mg

Grüne Göttersauce
ergibt 1 Tasse
Portionsgröße: 2 TL

½ Tasse fettarmer körniger Frischkäse
¼ Tasse fettarmer Joghurt
1 TL Dijon Senf
2 EL Rotweinessig
1 EL Tamari (Sojasauce)
1 Prise Basilikum
1 Prise Thymian
1 EL Petersilie
1 Knoblauchzehe, gehackt
3 Frühlingszwiebeln (mit Lauch), in Würfel geschnitten
¼ Salatgurke, in Würfel geschnitten

☐ Alle Zutaten in ein Mixgerät geben.
☐ Gut durchmischen, bis die Sauce glatt ist.
☐ Kalt stellen. Als Salatsauce oder zu frischem Gemüse als Dip servieren.

Nährwertangaben pro Portion	
kcal/kJ	20,1/84,4
Kohlenhydrate	1,9 g
Eiweiß	2,3 g
Fett	0,3 g
Cholesterin	0,6 mg
Natrium	126,4 mg

Italienische Cremesauce
ergibt 1½ Tassen
Portionsgröße: 2 EL

1 Tasse fettarmer körniger Frischkäse
½ Tasse fettarmer Joghurt
1 EL Zitronensaft
1 EL Dijon Senf
2 EL Zwiebeln, klein gehackt
1 TL Worcestersauce
1 TL getrocknetes Basilikum
1 TL getrockneter Oregano
½ TL getrocknete Petersilie
¼ TL Knoblauchpulver

☐ Alle Zutaten in ein Mixgerät geben.
☐ Mischen, bis die Sauce glatt ist. Kalt stellen.
☐ Zu gartenfrischem Salat servieren.

Nährwertangaben pro Portion	
kcal/kJ	23,0/96,6
Kohlenhydrate	1,7 g
Eiweiß	2,9 g
Fett	0,4 g
Cholesterin	0,8 mg
Natrium	106,6 mg

Jeff's Cremesauce
ergibt 2 Tassen
Portionsgröße: 2 EL

1¾ Tassen fettarmer körniger
Frischkäse
4 EL Weinessig
4 TL Schnittlauch, klein gehackt
2 TL Zwiebeln, gerieben
3 Spritzer Tabasco

☐ Alle Zutaten in ein Mixgerät
geben.
☐ Gut durchmischen, bis die
Sauce glatt ist. Kalt stellen.
☐ Über gartenfrischem Salat
servieren.

Nährwertangaben pro Portion	
kcal/kJ	12,3/51,7
Kohlenhydrate	0,6 g
Eiweiß	2,1 g
Fett	0,2 g
Cholesterin	0,1 mg
Natrium	67,4 mg

Joghurt-Tomaten-Sauce
ergibt 2½ Tassen
Portionsgröße: 2 EL

¾ Tasse fettarmer Joghurt
¼ Tasse fettarmer körniger
Frischkäse
1 EL Zitronensaft
1 TL Zwiebelgewürz
½ TL getrockneter Dill
2 EL Frühlingszwiebeln, gehackt
1 TL Tamari (Sojasauce)
800-g-Dose geschälte Tomaten,
gewaschen und gehackt
Süßstoff (oder Fruchtzucker)
zum Abschmecken

☐ Alle Zutaten in ein Mixgerät
geben.
☐ Mischen, bis eine glatte
Sauce entsteht. Kalt stellen.
☐ Über gartenfrischem Salat
servieren.

Nährwertangaben pro Portion	
kcal/kJ	48,0/201,6
Kohlenhydrate	7,8 g
Eiweiß	3,1 g
Fett	0,4 g
Cholesterin	1,7 mg
Natrium	176,6 mg

»Thousand Island«-Sauce
ergibt 1½ Tassen
Portionsgröße: 2 EL

1 Tasse fettarmer körniger
Frischkäse
⅓ Tasse Ketchup
2 gehäufte EL Zwiebeln, gehackt
1 EL Zitronensaft
½ Tasse Mixed Pickles, ge-
waschen und gehackt

☐ Alle Zutaten, mit Ausnahme
der Mixed Pickles, in ein Mixgerät geben.
☐ Gut durchmischen, bis die
Sauce vollkommen glatt ist.
☐ Mixed Pickles dazugeben,
kalt stellen.

Nährwertangaben pro Portion	
kcal/kJ	27,9/117,2
Kohlenhydrate	4,0 g
Eiweiß	2,5 g
Fett	0,3 g
Cholesterin	0,1 mg
Natrium	169,4 mg

Kartoffelgerichte

Kartoffelsalat mariniert
ergibt 6 Portionen

7 – 8 neue Kartoffeln, geschnit-
ten und knackig gekocht
¾ Tasse Italienische Salatsauce
1 Tasse Blumenkohl, gekocht
1 Tasse grüne Erbsen, gekocht
1 TL Meerrettich (ohne Sahne)

☐ Dressing und Meerrettich
vermischen und über das
Gemüse gießen. Kalt stellen.

Nährwertangaben pro Portion	
kcal/kJ	107,4/451,1
Kohlenhydrate	23,1 g
Eiweiß	3,3 g
Fett	–
Cholesterin	–
Natrium	1407,3 mg

Heißer Kartoffelsalat
ergibt 6 Portionen

5 – 6 mittelgroße Kartoffeln,
geschält, gekocht und gewürfelt
3 EL Geröstete Zwiebeln[1]
½ Zwiebel, gehackt
2 TL Fruchtzucker
2 TL Tamari (Sojasauce)
1 TL Weizenvollkornmehl
1 Prise Pfeffer
9 EL Rotweinessig
3 EL Italienische Salatsauce
½ Tasse Wasser

[1] Der Autor gibt hier »Speckwürfel« an.
Siehe hierzu die Seiten 45 u. 169.

☐ Zwiebeln in einer großen beschichteten Pfanne in der Salatsauce bei mittlerer Hitze kochen,
bis sie glasig sind.
☐ Fruchtzucker, Mehl und
Pfeffer einrühren. Langsam
Tamari, 6 EL des Essigs und
Wasser hinzufügen, zum Sieden
bringen und ständig rühren, bis
die Sauce legiert. Evtl. geröstete
Zwiebeln[1] dazugeben und leicht
durchrühren.
☐ Kartoffeln hinzugeben.
Leicht umrühren, bis sie gut mit
Sauce bedeckt sind. Vom Herd
nehmen und den restlichen Essig
unterrühren. Sofort servieren.

Nährwertangaben pro Portion	
kcal/kJ	115,0/483,0
Kohlenhydrate	25,5 g
Eiweiß	2,8 g
Fett	0,3 g
Cholesterin	–
Natrium	282,0 mg

Kartoffelauflauf
ergibt 4 Portionen

3 große Kartoffeln, geschält,
gewürfelt und gekocht
¾ Tasse fettarmer körniger
Frischkäse
2 Frühlingszwiebeln (einschließ-
lich Lauch), gehackt
1 kleine Zwiebel, fein gehackt
½ TL getrockneter Dill
¾ Tasse fettarmer Joghurt
3 Knoblauchzehen, gehackt
4 Spritzer Tabasco

☐ Backofen auf 175 °C vorheizen.

□ Alle Zutaten, außer den Kartoffeln, gut vermengen.
□ Kartoffeln hinzufügen.
□ 1½-Liter-Auflaufform mit Fett bestreichen oder mit Backspray aussprühen und Kartoffelmischung in die Form geben.
□ 30 – 35 Minuten zugedeckt backen.

Nährwertangaben pro Portion

kcal/kJ	154,0/646,8
Kohlenhydrate	26,1 g
Eiweiß	9,8 g
Fett	1,2 g
Cholesterin	3,6 mg
Natrium	208,7 mg

Mit Cheddar gefüllte Kartoffeln
ergibt 4 Portionen

2 mittelgroße gebackene Kartoffeln
4 EL fettarmer körniger Frischkäse
4 EL Cheddarkäse (wahlweise Bergkäse oder Gouda), gerieben
4 EL fettarmer Joghurt
1 TL getrockneter Dill
4 EL Frühlingszwiebeln (einschließlich Lauch), gehackt
Paprika

□ Backofen auf 175 °C vorheizen.
□ Kartoffeln halbieren. Den mittleren Teil vorsichtig herausnehmen, damit die Schalen nicht brechen.
□ Joghurt, Frischkäse, Cheddar und Dill mit einem Mixer oder einer Gabel glattschlagen. Zwiebel dazugeben.

□ Gemisch in die ausgehöhlten Kartoffeln füllen. Mit Paprika bestäuben.
□ 15 – 20 Minuten im Backofen backen.

Nährwertangaben pro Portion

kcal/kJ	97,7/410,3
Kohlenhydrate	12,8 g
Eiweiß	5,3 g
Fett	2,7 g
Cholesterin	16,2 mg
Natrium	120,4 mg

»Hüttenfrittes«
ergibt 1 Portion

2 mittelgroße Kartoffeln, roh
Paprika, Schwarzer Pfeffer
Knoblauchpulver
3 TL Parmesan, gerieben

□ Kartoffeln in dünne »Chips«-Scheiben schneiden und in eine feuerfeste Form legen. (Evtl. Form mit Fett bestreichen.)
□ Paprika, Pfeffer und Parmesan darüberstreuen.
□ Backofen auf »Braten« vorheizen. Kartoffeln ca. 8 Minuten auf der einen und 3 – 5 Minuten auf der anderen Seite braten.
□ Schmeckt gut ohne Beigaben, oder mit salz- und zuckerfreiem Ketchup servieren.

Nährwertangaben pro Portion

kcal/kJ	209,7/880,7
Kohlenhydrate	42,4 g
Eiweiß	6,1 g
Fett	1,5 g
Cholesterin	9,9 mg
Natrium	101,3 mg

Hauptgerichte
Gemüse, Reis, Teigwaren

Broccoli mit Reis und Sauce Hollandaise
ergibt 6 Portionen

3 Tassen Broccoli, gekocht und zerkleinert
6 Eiweiß, steif geschlagen
1 Tasse Magermilch
2 Tassen Naturreis, gekocht
6 EL Parmesan, gerieben
5 Spritzer Tabasco
½ TL Koriander, gemahlen
1 TL Thymian
1 EL Zitronensaft

☐ Backofen auf 175 °C vorheizen.
☐ Milch zum Eischnee geben.
☐ Stufenweise 5 EL Parmesan, Tabasco, Koriander, Thymian und Zitronensaft hinzugeben. Mischung glattschlagen.
☐ Broccoli und Reis hinzugeben.
☐ Eine 3-Liter-Auflaufform mit etwas Fett ausstreichen. Die Mischung hineingeben. Mit 1 EL Parmesan bestreuen.
☐ Ca. 35 – 40 Minuten backen, bis die Oberfläche goldbraun ist.

Nährwertangaben pro Portion	
kcal/kJ	142,9/600,2
Kohlenhydrate	19,4 g
Eiweiß	10,9 g
Fett	1,6 g
Cholesterin	10,9 mg
Natrium	280,6 mg

Chili-Pie
ergibt 8 Stück
Portionsgröße: 1 Stück

Füllung
850 g Kidneybohnen (Dose), gewaschen und abgetropft
1 große Zwiebel, grob gehackt
1 große grüne Paprikaschote, grob gehackt
170 g Tomatenmark
¼ Tasse Wasser
½ Tasse Rotweinessig
2 TL Chilipulver
1 EL Tamari (Sojasauce)
1 Tasse Mais (Dosenmais gut abtropfen lassen)

Teig
½ Tasse Magermilch
1 großes Eiweiß
¾ Tasse Maismehl
¼ Tasse Weizenvollkornmehl
2 TL Backpulver

☐ Zwiebel und Paprikaschote in eine kleine Menge Wasser geben.
☐ Tomatenmark, Gewürze, Bohnen, Mais und nach Bedarf Wasser hinzufügen. Erwärmen.
☐ Für den Teig Milch und Eiweiß stehen lassen, bis sie Zimmertemperatur erreicht haben, und vermengen.
☐ Backofen auf 180 °C vorheizen.
☐ Eiweiß und Milch mit den trockenen Zutaten vermengen. Zu einem glatten Teigball kneten.
☐ Eine flache Auflaufform (25 cm ⌀) mit etwas Fett bestrei-

chen. Den Teig in die Mitte der Form geben und mit den Fingern bis zum Rand ausdrücken.

☐ Füllung hineingeben. 35 – 45 Minuten backen, bis die Kruste goldbraun ist.

Nährwertangaben pro Portion	
kcal/kJ	259,8/1091,2
Kohlenhydrate	50,6 g
Eiweiß	13,8 g
Fett	1,3 g
Cholesterin	0,4 mg
Natrium	361,2 mg

Gefüllte Kohlrouladen
ergibt 6 – 8 Portionen

3 Tassen Naturreis, gekocht
1 mittelgroßer grüner Kohlkopf
Wasser
6 EL Parmesan, gerieben
850-g-Dose Tomatensauce
3 TL Tamari (Sojasauce)
6 TL Reissirup oder Frucht-
zucker
¼ TL Pfeffer
½ TL Basilikum
⅛ TL Fenchelkörner
1 kleine Aubergine, gewürfelt
1 mittelgroße Zucchini, gewürfelt

☐ Die harten grünen Blätter und den Strunk des Kohlkopfes entfernen.

☐ Einen großen Kochtopf zu Dreiviertel mit Wasser füllen. Wasser zum Kochen bringen. Den Kohl in das Wasser geben, die angeschnittene Seite nach oben. Die äußeren Blätter vorsichtig ablösen, sobald sie weich

werden. 12 große Blätter abnehmen. Beiseite legen und abtropfen lassen. Den Rest des Kohls grob zerschneiden.

☐ Reis, 1 Tasse Tomatensauce, 2 TL Tamari, 2 TL Reissirup oder Fruchtzucker und Pfeffer vermengen.

☐ Annähernd ⅓ Tasse Reismischung in die Mitte eines jeden Kohlblattes geben. Eine Rolle formen und mit der offenen Seite (»Naht«) nach unten legen.

☐ Den kleingeschnittenen Kohl mit 1½ Tassen Wasser, Basilikum, 4 TL Reissirup oder Fruchtzucker, 1 TL Tamari und der restlichen Tomatensauce im Kochtopf vermengen. Gut durchmischen.

☐ Die Kohlrouladen mit der offenen Seite nach unten in den Topf legen.

☐ Aubergine und Zucchini zu den Rouladen geben. Die Sauce über den Kohl und das Gemüse gießen, Fenchel hinzugeben. Gut mischen.

☐ Das Ganze zum Sieden bringen. Bei niedriger Hitze zugedeckt 50 – 60 Minuten kochen lassen, bis der Kohl und das Gemüse gar sind.

Nährwertangaben pro Portion	
kcal/kJ	121,8/511,6
Kohlenhydrate	22,7 g
Eiweiß	4,6 g
Fett	1,2 g
Cholesterin	7,4 mg
Natrium	335,7 mg

Gefüllte Paprikaschoten italienisch
ergibt 4 Portionen

4 mittelgroße grüne Paprika-
schoten
1 l Wasser
⅓ Tasse italienische Salatsauce
1½ Tassen Naturreis, gekocht
450-g-Dose Tomatensauce (ohne
Salz und Zucker)
1 TL Tamari (Sojasauce)
½ TL Basilikum
1 Knoblauchzehe, zerkleinert
⅓ Tasse Zwiebeln, zerkleinert
850 g Rote Kidneybohnen (Do-
se), gewaschen und abgetropft
1 EL Petersilie, gehackt
4 EL Parmesan, gerieben

☐ Von den Paprikaschoten
oben 1 − 1½ cm abschneiden.
Kerne und Wände entfernen.
☐ Schoten in einem großen
Topf 3 Minuten sieden. Herausnehmen, auf Küchenpapier um-
gestülpt abtropfen lassen.
☐ Backofen auf 175 °C vorheizen.
☐ Restliche Zutaten mischen.
☐ Paprikaschoten in eine feuerfeste, leicht eingefettete Glas-
schüssel (20×20) geben. Mit
dem Reisgemisch füllen und
60 Minuten backen.

Nährwertangaben pro Portion	
kcal/kJ	445,7/1871,9
Kohlenhydrate	81,5 g
Eiweiß	24,8 g
Fett	3,0 g
Cholesterin	9,9 mg
Natrium	1335,7 mg

Gefüllte Tomaten
ergibt 4 Portionen

4 mittelgroße Tomaten
2 Tassen Vollkornbrösel
1½ TL Tamari (Sojasauce)
1 mittelgroße Zwiebel, zer-
kleinert
4 TL Parmesan, gerieben
1 Eiweiß, steif geschlagen
2 Tassen Mais
1 TL Knoblauchpulver
1 Prise Pfeffer

☐ Backofen auf 175 °C vorheizen.
☐ Von den Tomaten oben
½ − 1 cm abschneiden. Die Tomaten aushöhlen und mit der
Öffnung nach unten aufstellen,
so daß überschüssige Flüssigkeit
ablaufen kann.
☐ Brösel, Parmesan, Zwiebel,
Mais und Knoblauchpulver vermengen.
☐ Das Eiweiß schlagen und
dem Eischnee langsam Tamari
hinzufügen.
☐ Eischnee unter die Brösel-
mischung heben. Die Tomaten
mit diesem Gemisch füllen.
☐ Eine feuerfeste Auflaufform
(20×20) leicht einfetten. Gefüllte Tomaten in die Form geben.
20 − 25 Minuten backen.

Nährwertangaben pro Portion	
kcal/kJ	292,4/1228,1
Kohlenhydrate	56,4 g
Eiweiß	12,1 g
Fett	1,9 g
Cholesterin	6,7 mg
Natrium	693,4 mg

Imam Bayildi
(Gefüllte Auberginen)
ergibt 4 Portionen

2 mittelgroße Auberginen
(ca. 250 g)
¼ Tasse trockener Sherry
2 TL gemahlener Koriander
¼ TL Zimt
1 Prise Nelkenpfeffer
170 g Tomatenmark
½ Tasse Zwiebeln, gehackt
½ Tasse Tomaten, geschält und
zerkleinert
3 EL Rosinen
1 Knoblauchzehe, zerkleinert
2 EL Parmesan, gerieben

☐ Backofen auf 180 °C vorheizen.

☐ Auberginen halbieren und den mittleren Teil herausnehmen, einen ¾ cm dicken Rand lassen.

☐ Das Aubergineninnere zerkleinern. Gardünsten.

☐ Restliche Zutaten vermengen. Bei mittlerer Hitze ungefähr 10 Minuten kochen. Das Aubergineninnere dazugeben.

☐ Die Auberginen in eine mit wenig Fett bestrichene Auflaufform legen, das Gemisch in die Auberginenschalen geben. 40 − 45 Minuten backen.

Nährwertangaben pro Portion	
kcal/kJ	120,8/507,4
Kohlenhydrate	23,5 g
Eiweiß	5,2 g
Fett	1,6 g
Cholesterin	4,9 mg
Natrium	69,5 mg

Indischer Reis- und Gemüseauflauf
ergibt 4 Portionen

2 Tassen Naturreis, gekocht
280-g-Packung Tiefkühl-Erbsen,
gekocht und abgetropft
1½ Tassen fettarmer Joghurt
1 Tasse Sellerie, in Würfel geschnitten
¼ Tasse Zwiebeln, zerkleinert
1 TL Currygewürz
2 TL Tamari (Sojasauce)
½ TL scharfer Senf
2 EL Parmesan, gerieben
1 Eiweiß, leicht geschlagen

☐ Backofen auf 175 °C vorheizen.

☐ Alle Zutaten vermengen. Gut durchmischen.

☐ Eine 2-Liter-Auflaufform mit wenig Fett bestreichen. Das Reisgemisch in die Form geben.

☐ 25 − 30 Minuten backen.

Nährwertangaben pro Portion	
kcal/kJ	195,6/821,5
Kohlenhydrate	31,9 g
Eiweiß	9,8 g
Fett	2,1 g
Cholesterin	11,7 mg
Natrium	377,7 mg

Makkaroni und Bohnen italienisch

ergibt 4 – 6 Portionen

1 mittelgroße Zucchini, geviertelt und in dünne Scheiben geschnitten
450-g-Dose Bohnen (z. B. Weiße Bohnen), gewaschen
½ Tasse Zwiebeln, zerkleinert
¾ Tasse Tomatensauce
¾ Tasse Wasser
1 TL Tamari (Sojasauce)
½ TL Oregano
1 Knoblauchzehe, zerkleinert
2 – 3 Spritzer Tabasco
1½ Tassen Makkaroni, nach Packungsanweisung gekocht
4 EL Parmesan, gerieben

☐ Backofen auf 175 °C vorheizen.

☐ Zucchinischeiben im Topf dünsten, bis sie knackig sind.

☐ Die restlichen Zutaten vermengen, 2 EL Parmesan beiseite lassen. Zucchini hinzugeben.

☐ Eine 2-Liter-Auflaufschüssel mit wenig Fett bestreichen. Makkaroni- und Bohnengemisch in die Schüssel geben. Mit 2 EL Parmesan bestreuen.

☐ 30 Minuten backen.

Nährwertangaben pro Portion	
kcal/kJ	155,2/651,8
Kohlenhydrate	27,0 g
Eiweiß	7,4 g
Fett	2,3 g
Cholesterin	6,6 mg
Natrium	518,9 mg

Melanzane al forno (Gebackene Auberginen)

ergibt 4 – 6 Portionen

1200 g feste, möglichst kleine Auberginen
3 Knoblauchzehen, zerkleinert
2 Tassen Tomaten, fein geschnitten
170 g Tomatenmark
¼ Tasse Parmesan, gerieben
½ Tasse Vollkornbrösel
2 Eiweiß, steif geschlagen
3 EL frische Petersilie
1 TL Basilikum
Frisch gemahlener Pfeffer

☐ Auberginen waschen und der Länge nach halbieren. Das Innere herausschneiden, dabei nur eine dünne Schicht Auberginenfleisch an der Haut lassen.

☐ Die Schalen beiseite legen. Das Aubergineninnere zerkleinern.

☐ Ein wenig Wasser in einen Topf geben. Knoblauch und Auberginen hinzugeben. Bei mittlerer Hitze kochen, bis die Auberginen die Farbe wechseln.

☐ Tomaten, Petersilie, Basilikum und Pfeffer hinzugeben. Bei mittlerer Hitze 10 Minuten leicht kochen lassen.

☐ Käse, Tomatenmark und Brösel hinzugeben. Das Gemisch sollte breiig und eher dickflüssig sein.

☐ Falls erforderlich, mehr Brösel hinzufügen. Eischnee einrühren.

☐ Die Auberginen in eine leicht ausgefettete Auflaufform legen,

Mischung in die Auberginenschalen füllen.

☐ Den Backofen auf 175 °C vorheizen. 30 − 35 Minuten backen.

Nährwertangaben pro Portion	
kcal/kJ	103,3/433,9
Kohlenhydrate	20,7 g
Eiweiß	7,0 g
Fett	1,6 g
Cholesterin	6,6 mg
Natrium	195,1 mg

Moussaka
ergibt 4 Portionen

Füllung
450 g Auberginen, gewaschen,
geschält und in Würfel ge-
schnitten
¾ Tasse Zwiebeln, gehackt
3 EL Tomatenmark
½ Tasse trockener Weißwein
1 TL Tamari (Sojasauce)
¼ TL Zimt
¼ TL Nelkenpfeffer
½ TL Oregano
225 g Makkaroni, nach Pak-
kungsanleitung gekocht
170 g fettarmer körniger Frisch-
käse

Käsesauce
5 EL Weizenvollkornmehl
2 Tassen fettarme Kondensmilch
3 Eiweiß
8 EL Parmesan, gerieben

☐ Auberginen dünsten, bis sie
knackig sind. Zwiebeln mitdün-
sten.

☐ Tomatenmark, Wein, Tamari, Zimt, Nelkenpfeffer und Oregano in einem Kochtopf vermengen. Zum Kochen bringen. Auberginen dazugeben. 15 Minuten
bei niedriger Hitze leicht kochen.

☐ Für die Sauce Mehl und
Milch in einen Kochtopf geben.
Auf mittlerer Stufe unter ständigem Rühren erhitzen. Langsam
4 EL Parmesan hinzufügen. So
lange erhitzen, bis die Masse
dick wird und Blasen schlägt.

☐ 1 Tasse der Mischung abnehmen und beiseite stellen.

☐ Mischung auf mittlerer Hitze
lassen und das Eiweiß mit dem
Schneebesen unterziehen. Die
andere Hälfte der Käsesauce
hinzufügen und weiterhin mit
dem Schneebesen schlagen, bis
die Sauce glatt ist. Makkaroni
hinzugeben.

☐ Backofen auf 175 °C vorheizen. Eine Auflaufform (22×22)
mit wenig Fett bestreichen. Die
Hälfte der Makkaronimischung
in die Form geben, dann die
Auberginenmischung und den
Frischkäse hinzufügen. Restliche Makkaronimischung dazugeben. Die vorher beiseite ge-
nommene Käsesauce (1 Tasse)
über das Ganze gießen.

☐ 80 Minuten backen, bis der
Auflauf goldbraun ist.

Nährwertangaben pro Portion	
kcal/kJ	385,5/1619,1
Kohlenhydrate	53,6 g
Eiweiß	27,9 g
Fett	4,3 g
Cholesterin	20,9 mg
Natrium	592,0 mg

Pasta mit Knoblauchsauce
ergibt 4 Portionen

2 Tassen fettarmer körniger Frischkäse
4 EL fettarme Kondensmilch
¼ TL weißer Pfeffer
2 TL getrocknete Petersilie
6 – 8 Knoblauchzehen, gehackt
2 TL Tamari (Sojasauce)
225 g Spaghetti, nach Packungsanleitung gekocht
Parmesan, gerieben (wahlweise)

☐ Die ersten sechs Zutaten in ein Mixgerät geben. So lange mischen, bis eine völlig glatte Sauce entsteht.
☐ Im Wasserbad bei mittlerer Hitze erwärmen, bis sich am Rand Blasen bilden. Über die Spaghetti gießen und leicht durchrühren.
☐ Falls gewünscht, mit Parmesan bestreuen, sofort servieren.

Nährwertangaben pro Portion	
kcal/kJ	346,7/1456,1
Kohlenhydrate	56,7 g
Eiweiß	22,3 g
Fett	2,0 g
Cholesterin	0,6 mg
Natrium	554,4 mg

Ranchero Chili (Bohnentopf)
ergibt 4 – 6 Portionen

225 g Borlottobohnen, getrocknet
2 mittelgroße Zwiebeln, gehackt
2 Knoblauchzehen, zerkleinert
120-g-Dose ganze grüne Chilies, abgetropft und in kleine Stücke geschnitten
1 oder 2 getrocknete Chilischoten, klein geschnitten
1 TL Kümmel
800-g-Dose geschälte Tomaten (mit Flüssigkeit)
½ TL Oregano

☐ Bohnen über Nacht einweichen. Kochen, bis sie weich sind (ungefähr 1 Stunde).
☐ Zwiebeln und Knoblauch in Wasser kochen, bis sie weich sind.
☐ Restliche Zutaten hinzufügen und zum Kochen bringen. Bohnen dazugeben.
☐ 1 Stunde leicht kochen lassen.

Nährwertangaben pro Portion	
kcal/kJ	189,6/796,3
Kohlenhydrate	34,3 g
Eiweiß	10,4 g
Fett	0,7 g
Cholesterin	–
Natrium	166,2 mg

Ratatouille glasiert
ergibt 6 – 8 Portionen

2 mittelgroße Zucchini, in Scheiben geschnitten
2 mittelgroße Auberginen, geschält und in Scheiben geschnitten
2 große Tomaten, in dünne Scheiben geschnitten
1 kleine Zwiebel, in dünne Scheiben geschnitten
2 Tassen Naturreis, gekocht
1 TL Reissirup oder Fruchtzucker

1 EL Tamari (Sojasauce)
1 TL getrockneter Dill
½ Tasse kochendes Wasser
1 Tasse fettarmer Joghurt
2 Eiweiß
6 EL Parmesan, gerieben
1 TL Pfeilwurzelmehl

☐ Zucchini und Auberginen dünsten, bis sie knackig sind.
☐ Reissirup oder Fruchtzucker, Tamari und Dill in kochendes Wasser geben. Umrühren, bis der Reissirup bzw. Fruchtzucker sich auflöst.
☐ Backofen auf 175 °C vorheizen.
☐ Joghurt, Eiweiß, Parmesan und Pfeilwurzelmehl zu dem Wassergemisch hinzugeben. Gut durchmischen.
☐ In einer mit wenig Fett bestrichenen Backform (22×22) die Hälfte der folgenden Zutaten übereinanderschichten: Auberginen, Zucchini, Tomaten, Zwiebel und Reis.
☐ Die Hälfte der Joghurtmischung über die erste Schicht gießen. Denselben Vorgang nochmals wiederholen.
☐ 45 – 50 Minuten backen, bis die Masse stockt.

Nährwertangaben pro Portion	
kcal/kJ	158,6/666,1
Kohlenhydrate	26,7 g
Eiweiß	9,2 g
Fett	3,1 g
Cholesterin	17,1 mg
Natrium	309,8 mg

Reis und Hüttenkäse
ergibt 6 Portionen

3 Tassen Naturreis, gekocht
¼ Tasse Schalotten, gehackt
1½ Tassen fettarmer Hüttenkäse
(oder anderen körnigen Frischkäse)
1 Tasse fettarmer Joghurt
¼ Tasse fettarme Kondensmilch
1 Spritzer Tabasco
1 TL Tamari (Sojasauce)
⅓ Tasse Parmesan, gerieben
1 – 2 Knoblauchzehen,
fein gehackt

☐ Backofen auf 175 °C vorheizen.
☐ Alle Zutaten vermengen. Gut durchmischen.
☐ Eine 1½-Liter-Auflaufform mit wenig Fett bestreichen.
☐ Die Mischung in die Auflaufform geben.
☐ 25 – 30 Minuten backen.

Nährwertangaben pro Portion	
kcal/kJ	198,7/834,5
Kohlenhydrate	28,3 g
Eiweiß	13,6 g
Fett	2,6 g
Cholesterin	12,3 mg
Natrium	538,8 mg

Spinat-Käse-Pie
ergibt 6 Portionen

*300-g-Packung Tiefkühl-Blatt-
spinat, aufgetaut, abgetropft und
fein geschnitten*
1 Tasse Zwiebeln, gehackt
1½ TL getrockneter Dill
1 Prise Pfeffer
7 Eiweiß
*2½ Tassen fettarmer körniger
Frischkäse*
6 EL Parmesan, gerieben
1 TL Tamari (Sojasauce)
1 Prise Muskatnuß

☐ Backofen auf 175 °C vorheizen. Flache Auflaufform
(24×24) mit wenig Fett bestreichen.
☐ Spinat und Zwiebel mischen.
In eine große Schüssel geben.
☐ Frischkäse, Parmesan, Tamari, Dill, Pfeffer, Muskatnuß
und 2 Eiweiß in ein Mixgerät geben und vermengen. Durchmischen, bis die Masse völlig glatt
ist. Über Spinat und Zwiebel
gießen. Gut durchmischen.
☐ Das restliche Eiweiß zu steifem Schnee schlagen. Unter das
Spinatgemisch heben. In die
Auflaufform gießen.
☐ 40 − 45 Minuten backen, bis
die Pie leicht gebräunt ist.

Nährwertangaben pro Portion	
kcal/kJ	129,6/544,3
Kohlenhydrate	6,8 g
Eiweiß	19,4 g
Fett	2,6 g
Cholesterin	10,2 mg
Natrium	575,0 mg

Spinatnudel-Auflauf
ergibt 4 − 6 Portionen

*225 g Spinatnudeln (ohne Ei-
gelb), gekocht und abgetropft*
*1 mittelgroße Zwiebel, zer-
kleinert*
2 EL Margarine[1]
*¾ Tasse Champignons, blättrig
geschnitten (Dosenpilze gut abtropfen lassen)*
*2 Tassen fettarmer körniger
Frischkäse*
½ Tasse Magermilch
½ TL Basilikum
½ TL Tamari (Sojasauce)
¼ TL Thymian
1 − 2 Knoblauchzehen, gehackt
4 EL Parmesan, gerieben

☐ Backofen auf 175 °C vorheizen.
☐ Alle Zutaten, außer den Nudeln, in einer großen Schüssel
mischen. Nudeln dazugeben.
☐ Eine 2-Liter-Auflaufform
mit wenig Fett bestreichen. Die
Mischung hineingeben.
☐ 30 Minuten backen.

Nährwertangaben pro Portion	
kcal/kJ	128,9/541,4
Kohlenhydrate	12,4 g
Eiweiß	14,2 g
Fett	2,0 g
Cholesterin	7,4 mg
Natrium	706,7 mg

[1] Der Autor gibt hier »Butter Buds«
(Butterflocken, ein hier unbekanntes,
künstliches Produkt) an. Wenn Sie sie
durch Butter oder Margarine ersetzen, so verändert dies leicht die Nährwertangaben; s. hierzu auch Seite 45.

Überbackenes Gemüse italienisch

ergibt 4 Portionen

1 mittelgroße Zucchini, in dünne Scheiben geschnitten
1 mittelgroße Zwiebel, in dünne Scheiben geschnitten
2 mittelgroße Tomaten, in dünne Scheiben geschnitten
425-g-Dose Tomatensauce
1 TL Basilikum
1 TL Oregano
2 Knoblauchzehen, zerkleinert
4 EL Parmesan, gerieben

☐ Backofen auf 175 °C vorheizen.

☐ Tomatensauce, Basilikum, Oregano und Knoblauch vermengen.

☐ Eine Backform (20×20) mit wenig Fett bestreichen.

☐ Gemüse schichtweise in der Backform folgendermaßen anordnen: Zucchini, Zwiebel, Tomaten, Tomatensauce, 1 EL Parmesan. Noch zweimal wiederholen. Abschließend mit Parmesan überstreuen.

☐ 30 – 35 Minuten zugedeckt backen. Vor dem Servieren einige Minuten abkühlen lassen.

Nährwertangaben pro Portion	
kcal/kJ	98,1/412,0
Kohlenhydrate	16,7 g
Eiweiß	5,5 g
Fett	2,0 g
Cholesterin	9,9 mg
Natrium	729,4 mg

Weiße Bohnen und Pasta italienisch

ergibt 4 Portionen

450-g-Dose Cannellini (weiße Kidneybohnen), gewaschen
2 Tassen Tomaten, geschält, evtl. entkernt und zerkleinert
1 EL Rotweinessig
1 EL Knoblauch, gehackt
½ TL Salbei
½ TL Basilikum
½ TL Oregano
1 Prise Pfeffer
1 TL Fruchtzucker oder Reis-sirup
2 TL Tamari (Sojasauce)
170 g Tomatenmark
225 g Spaghetti, nach Packungsanweisung gekocht

☐ Alle Zutaten, außer den Cannellini und den Spaghetti, in einen Kochtopf geben. Gut mischen. 30 Minuten leicht kochen lassen.

☐ Bohnen dazugeben. Weitere 10 Minuten leicht kochen lassen.

☐ Über die heißen Spaghetti geben. Sofort servieren.

Nährwertangaben pro Portion	
kcal/kJ	414,0/1738,8
Kohlenhydrate	84,0 g
Eiweiß	15,9 g
Fett	1,6 g
Cholesterin	–
Natrium	228,3 mg

Zucchini, gefüllt mit Cannellini

ergibt 6 – 8 Portionen

1100 g Cannellini (2 Dosen),
abgetropft und gewaschen
4 mittelgroße Zucchini
(12 – 15 cm)
1 TL Tamari (Sojasauce)
5 EL Rotweinessig
1½ Tassen Naturreis, gekocht
4 Frühlingszwiebeln, gehackt
1 EL Petersilie, gehackt
2 Knoblauchzehen, gehackt
¼ TL Pfeffer
6 EL Parmesan, gerieben
½ TL Basilikum
1 TL Oregano
1 Prise Thymian
1 Prise Majoran
¾ Tasse Vollkornbrösel
½ TL Knoblauchpulver
Paprika

☐ Backofen auf 175 °C vorheizen.
☐ Die Bohnen einer Dose zerdrücken. 2 EL Wasser und Tamari dazugeben.
☐ Zucchini 5 Minuten in kochendes Wasser legen.
☐ Zucchini der Länge nach halbieren und das Innere herausnehmen, dabei ungefähr einen ¾ cm dicken Rand lassen. Das Innere zerkleinern.
☐ Zucchinibrei zu den zerdrückten Bohnen geben. Die übrigen Bohnen und restlichen Zutaten hinzugeben, außer den Bröseln, dem Knoblauchpulver und dem Paprika.
☐ Alles gut durchmischen. Zucchinischalen mit der Bohnenmischung füllen.
☐ Knoblauchpulver mit den Bröseln vermengen. Diese Mischung über die Zucchini streuen. Mit Paprika bestreuen.
☐ Die gefüllten Zucchini in eine mit Alufolie ausgelegte Backform (25×30) legen.
☐ 30 – 35 Minuten backen, bis die Oberfläche goldbraun ist.

Nährwertangaben pro Portion	
kcal/kJ	600,0/2520,0
Kohlenhydrate	105,8 g
Eiweiß	34,0 g
Fett	1,3 g
Cholesterin	7,4 mg
Natrium	232,2 mg

Zucchini-Würfel

ergibt 2 – 3 Dutzend etwa 2½ cm
große Würfel
Portionsgröße: 1 Würfel

3 Tassen Zucchini, in Würfel geschnitten
¾ Tasse Weizenvollkornmehl
¼ Tasse Weizenkeime, geröstet
½ Tasse Parmesan, gerieben
1 TL Backpulver
1 EL Margarine[1]
½ Tasse Zwiebeln, fein gehackt
2 TL getrocknete Petersilie
1 EL Tamari (Sojasauce)
½ TL Majoran
2 Spritzer Tabasco
2 Knoblauchzehen, fein gehackt
6 Eiweiß

[1] Der Autor gibt hier »Butterflocken« an. Siehe hierzu Erläuterungen auf den Seiten 45 und 198.

☐ Backofen auf 175 °C vorheizen. Backform (30×25×5) mit wenig Fett bestreichen.
☐ Tamari, Tabasco und Eiweiß vermengen, zu Schnee schlagen.
☐ Die trockenen Zutaten vermischen. Alle Zutaten vermengen. In die Backform gießen.
☐ 25 – 30 Minuten backen, bis der Auflauf goldbraun ist.

Nährwertangaben pro Portion	
kcal/kJ	26,5/111,3
Kohlenhydrate	3,6 g
Eiweiß	2,0 g
Fett	0,6 g
Cholesterin	2,2 mg
Natrium	84,9 mg

Geflügel, Teigwaren und Reis mit Geflügelsauce, Fleisch

Chili-Huhn
ergibt 6 Portionen

170 g Tomatenmark
¼ Tasse Zwiebeln, gehackt
¼ Tasse Weinessig
¼ Tasse Worcestersauce
1 TL scharfer Senf
1 TL Chilipulver
4 Knoblauchzehen, gehackt
2 EL Parmesan, gerieben
2 EL Fruchtzucker
½ Tasse Magermilch
½ Tasse Hühnchenbrust, gekocht und in Würfel geschnitten
1 Tasse Mais
450 g Bohnen (Dose, z. B. Kidneybohnen), abgetropft und gewaschen

☐ Alle Zutaten in einem großen Topf vermengen.
☐ 30 Minuten leicht kochen lassen.

Nährwertangaben pro Portion	
kcal/kJ	179,1/752,2
Kohlenhydrate	32,7 g
Eiweiß	9,2 g
Fett	1,9 g
Cholesterin	11,1 mg
Natrium	503,3 mg

Coq-au-vin-Auflauf
ergibt 6 Portionen

170 g dünne Nudeln (ohne Eigelb), nach Packungsanweisung gekocht
1 Tasse Hähnchenbrust, gekocht und in Würfel geschnitten
½ Tasse Perlzwiebeln
½ Tasse frische Champignons, blättrig geschnitten
¾ Tasse fettarmer körniger Frischkäse
1 Tasse fettarmer Joghurt
1 Tasse trockener Sherry
1 TL Tamari (Sojasauce)
¼ TL Knoblauchpulver
1 EL getrocknete, gehackte Zwiebeln
1 Prise Pfeffer
1 Prise Currygewürz

☐ Backofen auf 175 °C vorheizen.
☐ Frischkäse, Joghurt, Sherry, Tamari, Knoblauchgewürz, getrocknete Zwiebeln, Pfeffer und Currygewürz in einem Mixgerät vermengen. Durchmischen, bis die Masse völlig glatt ist.

☐ Nudeln, Perlzwiebeln, Pilze und Hähnchenbrust vorsichtig zusammenmischen. Sauce darübergießen und leicht durchmischen.
☐ Eine 2-Liter-Auflaufform mit wenig Fett bestreichen. Mischung in die Form gießen.
☐ 30 – 35 Minuten backen.

Nährwertangaben pro Portion	
kcal/kJ	253,8/1066,0
Kohlenhydrate	20,4 g
Eiweiß	16,8 g
Fett	1,7 g
Cholesterin	36,5 mg
Natrium	248,9 mg

Curry-Hähnchen
ergibt 4 Portionen

225 g Hähnchenbrust, in Würfel geschnitten
Pfeffer
1¾ Tassen Hühnerbrühe, entfettet
1 EL Tamari (Sojasauce)
¾ Tasse Zwiebeln, fein gehackt
½ Tasse Sellerie, klein gewürfelt
1 TL Knoblauch, gehackt
1½ EL Currygewürz
½ Tasse Rosinen
⅔ Tasse Banane, in feine Würfel geschnitten
2 TL Tomatenmark
¼ TL Zimt
1 Lorbeerblatt
1½ Tassen Äpfel, in Würfel geschnitten
½ Tasse fettarme Kondensmilch
4 Tassen Naturreis, gekocht

☐ Hähnchenwürfel mit Pfeffer bestreuen.
☐ ¼ Tasse Hühnerbrühe und Tamari in einen großen Topf geben. Hähnchen dazugeben und bräunen.
☐ Zwiebeln, Sellerie und Knoblauch dazugeben. Kurz kochen. Mit Curry bestreuen. Restliche Zutaten, außer den Äpfeln und der Kondensmilch, hinzugeben.
☐ Zudecken und 10 Minuten kochen. Äpfel hinzufügen und weitere 5 Minuten kochen.
☐ Kondensmilch hinzugeben. Gut durchwärmen.
☐ Über Reisportion servieren.

Nährwertangaben pro Portion	
kcal/kJ	434,2/1823,6
Kohlenhydrate	83,0 g
Eiweiß	22,7 g
Fett	1,3 g
Cholesterin	51,7 mg
Natrium	1008,2 mg

Hähnchenauflauf
ergibt 4 Portionen

170 g feine Nudeln (ohne Eigelb), nach Packungsanweisung gekocht
1 Tasse Hähnchenbrust, gekocht und in Würfel geschnitten
2 EL trockener Sherry
1 Tasse fettarmer Joghurt
½ Tasse fettarmer körniger Frischkäse
4 EL Parmesan, gerieben
⅓ Tasse Ketchup
1 Prise Pfeffer

1 Prise Muskatnuß
¼ Tasse Vollkornbrösel

☐ Backofen auf 175 °C vorheizen.

☐ Sherry, Joghurt, Frischkäse, Parmesan, Ketchup, Pfeffer und Muskatnuß in einem Mixgerät vermengen. Mischen, bis eine glatte Sauce entsteht.

☐ Nudeln, Hähnchen und Sauce in einer großen Schüssel vermischen. In eine mit etwas Fett bestrichene 1½-Liter-Auflaufform geben. Mit Bröseln bestreuen.

☐ 25 – 30 Minuten backen.

Nährwertangaben pro Portion	
kcal/kJ	212,1/890,8
Kohlenhydrate	23,3 g
Eiweiß	17,0 g
Fett	3,5 g
Cholesterin	36,4 mg
Natrium	509,0 mg

Hähnchen-Mais-Frittata
ergibt 6 Portionen

225 g Hähnchenbrust, gehäutet, gekocht und in feine Würfel geschnitten
1½ Tassen Mais
10 Eiweiß, steif geschlagen
1 EL Petersilie, fein gehackt
½ TL Tamari (Sojasauce)
½ TL Selleriegewürz
3 EL Parmesan, gerieben
⅓ Tasse fettarme Kondensmilch
1 Prise weißer Pfeffer

☐ Alle Zutaten in einer großen Schüssel vermengen.

☐ Mischung in eine beschichtete Pfanne geben. Bei mittlerer Hitze unter leichtem Rühren kochen, bis die Eimasse stockt.

Nährwertangaben pro Portion	
kcal/kJ	126,2/530,0
Kohlenhydrate	10,8 g
Eiweiß	18,0 g
Fett	1,3 g
Cholesterin	38,4 mg
Natrium	282,1 mg

Hähnchen süß-sauer
ergibt 4 Portionen

450 g Hähnchenbrust, enthäutet und in ca. 1 cm große Würfel geschnitten
½ – 1 Tasse Wasser
3 EL Tamari (Sojasauce)
2 EL Fruchtzucker
5 EL Kirschmarmelade (Diabetikermarmelade)
3 EL Maisstärke oder Pfeilwurzelmehl
½ Tasse Essig
570-g-Dose ungesüßte Ananasstücke
1 mittelgroße Paprikaschote, in ca. 1 cm breite Streifen geschnitten
1 mittelgroße Zwiebel, geviertelt und in Scheiben geschnitten
1½ Tassen Naturreis, gekocht

☐ Den Saft von den Ananasstücken in einen Becher abgießen. Soviel Wasser zu dem Ananassaft hinzugeben, daß man 2½ Tassen erhält. Die Maisstärke oder das Pfeilwurzel-

mehl in dem Saft auflösen. In
einen großen Topf geben.
Fruchtzucker, Kirschmarmelade, Essig und 2 EL Tamari
hinzugeben.

□ Unter ständigem Rühren
zum Kochen bringen, bis die
Sauce eingedickt ist. Ananas-
stückchen, Paprikaschote und
Zwiebeln hinzugeben. Herdplatte auf mittlere Stufe herunter-
stellen. So lange kochen, bis
Zwiebeln und Paprikaschoten
gar, aber nicht zu weich sind.

□ In eine beschichtete Pfanne
ungefähr ½ Tasse Wasser und
1 EL Tamari gießen. Hähnchen
hinzugeben. Bei mittlerer Hitze
15 – 20 Minuten kochen lassen,
bis das Hähnchen gar ist. Falls
notwendig, Wasser hinzufügen.

□ Gleichmäßige Schichten von
Reis, Hähnchen und süß-saurer
Sauce in kleine Auflaufschäl-
chen geben, sofort servieren.

Nährwertangaben pro Portion	
kcal/kJ	410,4/1723,7
Kohlenhydrate	70,6 g
Eiweiß	29,3 g
Fett	2,0 g
Cholesterin	100,0 mg
Natrium	761,8 mg

Makkaroni und Käse
»Lombardo«
ergibt 6 – 8 Portionen

*1 Tasse Hähnchenfleisch, ge-
kocht und in Würfel geschnitten*
*225 g Vollkornteigwaren
(Muscheln, Makkaroni oder
Rigatoni)*
*2 Tassen fettarmer körniger
Frischkäse*
¼ TL scharfer Senf
*⅔ TL Cheddar- oder Gouda-
käse, gerieben*
⅓ Tasse fettarme Kondensmilch
¾ Tasse Vollkornbrösel
1 EL Parmesan, gerieben
1 Prise Paprika

□ Backofen auf 175 °C vorheizen.

□ Eine 2-Liter-Auflaufschüssel
mit wenig Fett bestreichen.

□ Den Frischkäse pürieren.
Langsam den Cheddarkäse und
den Senf dazugeben. Im Mixgerät mischen, bis die Masse glatt
ist. Beiseite stellen.

□ Teigwaren nach Packungsanleitung kochen. Abtropfen
lassen.

□ Hähnchenfleisch und
Käsepüree unter die gekochten
Teigwaren mischen. Kondens-
milch dazugeben.

□ Die Mischung in die Auflauf-
schüssel geben.

□ Den Parmesan mit den Bröseln mischen. Über den Auflauf
streuen.

□ 20 – 25 Minuten backen, bis
der Auflauf heiß ist und sich
Blasen bilden.

Nährwertangaben pro Portion	
kcal/kJ	279,1/1172,2
Kohlenhydrate	30,3 g
Eiweiß	23,2 g
Fett	6,2 g
Cholesterin	57,8 mg
Natrium	474,3 mg

Reis mit Hähnchen
ergibt 1 Portion

1 Tasse Naturreis, gekocht
50 g Hähnchenbrust, gekocht
1 TL Tamari (Sojasauce)
1 EL Parmesan, gerieben
1 TL Zitronensaft
Wasser

☐ In eine beschichtete Pfanne Zitronensaft, Tamari, Reis und Hähnchen geben. Herdplatte auf mittlere Hitze stellen.
☐ Schnell und unter ständigem Rühren kochen. Bei Bedarf etwas Wasser hinzufügen. Parmesan darüberstreuen. Leicht umrühren, um Reis und Hähnchen zu bedecken. Sofort servieren.
(Je nach Geschmack während des Kochens beliebig frische Gemüsesorten dazugeben, z. B. Sellerie, Pilze, Karotten, Zwiebeln usw.)

Nährwertangaben pro Portion	
kcal/kJ	264,2/1109,6
Kohlenhydrate	38,8 g
Eiweiß	18,8 g
Fett	1,8 g
Cholesterin	59,9 mg
Natrium	610,3 mg

Tini Linguini
(Spaghetti mit pikanter Sauce)
ergibt 4 Portionen

1 Tasse fettarmer körniger Frischkäse
½ Tasse fettarmer Joghurt
½ Tasse Parmesan, gerieben
2 EL getrocknete, gehackte Zwiebeln
1 TL Selleriesamen (oder grob geriebener Sellerie)
1 Gemüsebrühwürfel
¼ TL Knoblauchpulver
¼ TL Currygewürz
½ TL Anchovispaste
1 Tasse Hähnchenbrust, gekocht und in Würfel geschnitten
225 g Spaghetti, nach Packungsanleitung gekocht
Petersilie

☐ Die ersten neun Zutaten in einem Mixgerät vermengen, bis die Masse völlig glatt ist.
☐ Hähnchen hinzugeben. Im Wasserbad bei mittlerer Hitze erwärmen. Falls die Sauce zu dick wird, etwas Magermilch hinzufügen.
☐ Sauce über die Spaghetti geben. Mit frischer Petersilie garnieren.

Nährwertangaben pro Portion	
kcal/kJ	416,8/1750,6
Kohlenhydrate	55,0 g
Eiweiß	33,1 g
Fett	5,3 g
Cholesterin	74,1 mg
Natrium	801,3 mg

Kalbfleisch Scallopini
ergibt 4 Portionen

12 dünne Scheiben Kalbfleisch
Weizenvollkornmehl
Pfeffer
1 mittelgroße Zwiebel, grob
gehackt
1 Tasse frische Champignons,
blättrig geschnitten
1 Tasse weißer Burgunder
3 Tassen fettarme Kondensmilch
2 Gemüsebrühwürfel
2 TL Zitronensaft
4 – 6 EL magerer Mozzarella-
käse, gerieben

☐ Backofen auf 175 °C vorheizen.
☐ Kalbfleischscheiben auf beiden Seiten mit Pfeffer bestreuen.
In Mehl wenden, bis sie leicht
bedeckt sind.
☐ Die Kalbfleischscheiben in
einer beschichteten Pfanne bei
mittlerer Hitze anbräunen. Aus
der Pfanne nehmen. Vier Auf-
laufformen evtl. leicht einfetten
und das Kalbfleisch in die Formen verteilen.
☐ In der Pfanne Zwiebel und
Pilze braten, bis die Zwiebel
leicht gebräunt ist.
☐ Die Gemüsebrühwürfel in
der Kondensmilch auflösen.
Zitronensaft hinzufügen. Den
Wein über Zwiebel und Pilze gießen und 2 – 3 Minuten kochen.
Die Milchmischung hinzugeben.
Das Ganze leicht kochen, bis
sich Blasen bilden.
☐ Über das Kalbfleisch gießen.
Mit Mozzarella bestreuen.

☐ Im Backofen erhitzen, bis der
Käse geschmolzen ist.

Nährwertangaben pro Portion	
kcal/kJ	431,6/1812,7
Kohlenhydrate	34,1 g
Eiweiß	40,2 g
Fett	8,5 g
Cholesterin	96,0 mg
Natrium	945,8 mg

Fisch

Fischmarinade
ergibt 4 Portionen

500 g Schwertfisch (oder Filet
einer jeden anderen milden,
weißen Fischsorte)
¾ Tasse trockener Sherry
1 EL Tamari (Sojasauce)
1 TL Knoblauchpulver
1 Tasse Champignons, gut gewa-
schen und blättrig geschnitten

☐ Sherry, Tamari und Knoblauch verrühren. Die Pilze hinzugeben.
☐ Die Fischfilets in eine flache
Schüssel legen. Marinade über
den Fisch gießen. Mehrere Stunden in den Kühlschrank stellen.
Dabei den Fisch 3 – 4mal wenden und immer wieder mit
Marinade bedecken.
☐ Den Backofen auf Braten
stellen. Fisch und Pilze aus der
Schüssel nehmen und in eine
flache, feuerfeste und leicht eingefettete Form geben. Form auf
die oberste Stufe des Backofens
geben (ca. 12 cm von oben).

Ca. 8 Minuten auf der einen Seite braten, Fischfilets umdrehen und 5 Minuten auf der anderen Seite braten (die Bratzeit richtet sich nach der Dicke der Fischfilets).
☐ Zu Naturreis und gedünstetem Gemüse servieren.

Nährwertangaben pro Portion

kcal/kJ	241,3/1013,5
Kohlenhydrate	4,4 g
Eiweiß	30,6 g
Fett	6,4 g
Cholesterin	52,5 mg
Natrium	311,2 mg

Krabbenfleisch au gratin
ergibt 4 Portionen

350 g Krabbenfleisch (Crabmeat), gekocht
4 Tassen Naturreis, gekocht
1 Tasse Parmesan, gerieben
1 Tasse fettarmer Joghurt
1 Tasse fettarmer körniger Frischkäse
4 EL trockener Sherry
¼ TL Currygewürz
1 Prise Muskatnuß

☐ Backofen auf 175 °C vorheizen.
☐ Alle Zutaten, außer dem Reis und dem Krabbenfleisch, in einem Mixgerät vermengen. Durchmischen, bis eine völlig glatte Sauce entsteht.
☐ Den Reis auf vier leicht eingefettete Auflaufförmchen verteilen. Das Krabbenfleisch dazugeben. Die Sauce darübergießen.

☐ 15 – 20 Minuten backen, bis sich Blasen bilden.

Nährwertangaben pro Portion

kcal/kJ	448,8/1885,0
Kohlenhydrate	46,0 g
Eiweiß	36,3 g
Fett	9,2 g
Cholesterin	160,6 mg
Natrium	1836,3 mg

Tomaten-Lachs-Auflauf
ergibt 6 Portionen

200 g Lachs, in kleine Stücke geschnitten
3 Tassen Vollkornbrösel
2 Tassen Tomaten, zerkleinert
2 Eiweiß, steif geschlagen
¼ Tasse Zwiebeln, zerkleinert
1 TL Tamari (Sojasauce)
¼ TL Pfeffer
1 TL Worcestersauce
2 TL Zitronensaft
¼ Tasse Weißwein

☐ Backofen auf 175 °C vorheizen.
☐ Eiweiß steif schlagen.
☐ Restliche utaten hinzugeben. Gut durchmischen.
☐ Eine 1½-Liter-Auflaufform mit etwas Fett bestreichen.
☐ Mischung in die Form geben.
☐ 30 – 35 Minuten backen.

Nährwertangaben pro Portion

kcal/kJ	166,4/698,9
Kohlenhydrate	15,6 g
Eiweiß	10,6 g
Fett	4,6 g
Cholesterin	49,8 mg
Natrium	296,6 mg

Thunfischauflauf Supreme
ergibt 6 Portionen

170 g mittelgroße Nudeln (ohne Eigelb), gekocht
200-g-Dose weißer Thunfisch (in Wasser), abgetropft
⅔ Tasse frische Champignons, gewaschen und geschnitten
½ TL Knoblauchpulver
½ TL getrockneter Dill
½ TL Selleriesamen (oder grob geriebener Sellerie)
1 Prise Pfeffer
2 Tassen fettarmer Joghurt
6 EL Parmesan, gerieben
¼ Tasse fettarme Kondensmilch
3 EL trockener Sherry
½ Tasse Vollkornbrösel

☐ Backofen auf 175 °C vorheizen.
☐ Thunfisch, Pilze und Nudeln vorsichtig vermischen.
☐ Die restlichen Zutaten vermengen, außer den Bröseln. Verrühren, bis eine glatte Sauce entsteht. Über Thunfisch und Nudeln gießen. Gut mischen.
☐ Eine 2-Liter-Auflaufform mit wenig Fett bestreichen. Mischung in die Form geben. Mit den Bröseln bestreuen.
☐ Zugedeckt 30 − 35 Minuten backen, bis sich Blasen bilden.

Nährwertangaben pro Portion	
kcal/kJ	212,2/891,2
Kohlenhydrate	20,4 g
Eiweiß	18,8 g
Fett	3,4 g
Cholesterin	37,0 mg
Natrium	288,3 mg

Thunfisch »Haas«
ergibt 6 Portionen

200-g-Dose weißer Thunfisch (in Wasser), abgetropft
2 EL weiße Zwiebeln, gehackt
½ Tasse + 2 EL Haas' Mayonnaise-Aufstrich (s. Seite 176)
1 mittelgroße Selleriestange, grob geschnitten
1 Prise Pfeffer
1 mittelgroße Tomate, zerkleinert (wahlweise)

☐ Die ersten fünf Zutaten vermengen. Gut durchmischen.
☐ Auf Vollkornbrot streichen. Mit der zerkleinerten Tomate garnieren.

Nährwertangaben pro Portion	
kcal/kJ	80,3/337,3
Kohlenhydrate	2,2 g
Eiweiß	13,1 g
Fett	0,6 g
Cholesterin	21,1 mg
Natrium	165,3 mg

Thunfisch-Muffins
ergibt 6 Portionen

2 Tassen Naturreis, gekocht
3 EL Parmesan, gerieben
¼ TL Pfeffer
5 gehäufte EL fettarmer Joghurt
200-g-Dose weißer Thunfisch (in Wasser), abgetropft und klein gezupft
½ Tasse Sellerie, zerkleinert
¼ Tasse + 1 EL Frühlingszwiebeln, gehackt (einschließlich Lauch)
1 EL Petersilie

2 TL Tamari (Sojasauce)
1 EL Zitronensaft
3 Eiweiß, steif geschlagen

☐ Backofen auf 175 °C vor-
heizen.
☐ Alle Zutaten, außer dem
Eiweiß, vermengen und durch-
mischen.
☐ Das Eiweiß zu steifem
Schnee schlagen. Unter die rest-
lichen Zutaten heben.
☐ Sechs Muffinformen mit
Backspray besprühen. Mit der
Thunfischmischung füllen.
☐ 35 – 40 Minuten backen, bis
die Muffins oben goldbraun sind.
Mit einem Messer aus der Form
lösen.

Nährwertangaben pro Portion	
kcal/kJ	163,1/685,0
Kohlenhydrate	19,2 g
Eiweiß	14,5 g
Fett	1,2 g
Cholesterin	26,9 mg
Natrium	356,0 mg

Nachspeisen

Bratäpfel
ergibt 10 Portionen

10 mittelgroße Äpfel
2½ Tassen Rosinen
3 Bananen, in Scheiben ge-
schnitten
2 TL Zimt
1½ TL Nelkenpfeffer
1 TL Pfeilwurzelmehl oder Mais-
stärke
Saft von 5 großen Orangen oder
1½ Tassen Orangensaft
1½ Tassen Wasser
10 Backpflaumen, entsteint
6 TL Rumaroma (Cointreau
kann auch verwendet werden)

☐ Orangensaft, Wasser, Zimt,
Nelkenpfeffer, Pfeilwurzelmehl
(oder Maisstärke) und Alkohol
in einem großen Topf vermengen. Unter ständigem Rühren
zum Kochen bringen. Sauce
eindicken.
☐ Backofen auf 190 °C vorheizen.
☐ Das Kerngehäuse der Äpfel
ausstechen. Äpfel in eine Backschüssel legen und mit Rosinen
füllen. Restliche Rosinen in die
Backschüssel geben.
☐ Backpflaumen vierteln und
um die gefüllten Äpfel legen.
10 Bananenscheiben beiseite
legen, den Rest um die Äpfel
garnieren.
☐ Die Saftmischung über die
Äpfel und in das gefüllte Kerngehäuse gießen.

☐ Auf jeden Apfel 1 Bananen-
scheibe legen.

☐ 1 Stunde backen, dabei alle
15 Minuten die Äpfel mit dem
Saft übergießen. Beim Backen
zudecken.

Nährwertangaben pro Portion	
kcal/kJ	269,3/1131,1
Kohlenhydrate	69,7 g
Eiweiß	1,9 g
Fett	1,2 g
Cholesterin	–
Natrium	12,8 mg

Gebackene Bananen
ergibt 6 Portionen

2 große reife Bananen
340-g-Dose ungesüßte Ananas-
stücke
¼ Tasse Backpflaumensaft
½ Tasse ungesüßter Apfelsaft
1 TL Zimt
1 TL Muskatnuß
½ Tasse Rosinen

☐ Backofen auf 175 °C vorheizen.

☐ Alle Säfte mischen (auch den
Saft der Ananasstücke).

☐ Zimt und Muskatnuß dazugeben.

☐ Eine feuerfeste Backform
(20×20) mit Backspray aussprühen. Bananen in Scheiben
schneiden und in der Form verteilen. Ananasstücke und Rosinen dazugeben.

☐ Saftmischung über die Bananen, Ananasstücke und Rosinen
gießen.

☐ 20 – 25 Minuten backen, bis
sich Blasen bilden.

Nährwertangaben pro Portion	
kcal/kJ	187,2/786,2
Kohlenhydrate	48,7 g
Eiweiß	1,4 g
Fett	0,5 g
Cholesterin	–
Natrium	11,0 mg

Bananen-Nudel-Eiercreme
ergibt 10 Portionen

225 g breite Nudeln (ohne Ei)
6 – 7 Bananen, geschält und in
Scheiben geschnitten
1 Tasse Rosinen
4 Tassen fettarme Kondensmilch
7 Eiweiß, leicht geschlagen
1 TL Zimt
3 EL Fruchtzucker
2½ TL Vanille-Extrakt

☐ Nudeln nach Packungsanleitung kochen, abtropfen lassen.
Bananen und Rosinen hinzufügen. Durchmischen.

☐ Milch im Wasserbad er-
hitzen, bis sich seitlich Blasen
bilden.

☐ Eiweiß und Zimt leicht schla-
gen. Langsam unter ständigem
Rühren die Milch hinzufügen.
Zurück in das Wasserbad geben.
Fruchtzucker hinzufügen und
auflösen. Unter häufigem Rüh-
ren kochen, bis die Mischung am
Löffel hängen bleibt (15 – 20
Minuten).

☐ Vanille-Extrakt hinzugeben.
Vom Herd nehmen. Mischung

über Nudeln und Früchte gießen. Dabei leicht schütteln, damit sich alles gut vermengt.
☐ In eine Schüssel (24×30) füllen. 6 – 12 Stunden kalt stellen. Am besten ist es, das Gericht über Nacht kalt zu stellen.

Nährwertangaben pro Portion	
kcal/kJ	220,1/924,4
Kohlenhydrate	43,9 g
Eiweiß	11,7 g
Fett	0,5 g
Cholesterin	0,8 mg
Natrium	149,8 mg

Preiselbeer-Dessert
ergibt 5 Tassen
Portionsgröße: 2 EL

450 g Preiselbeeren
1 Tasse Fruchtzucker
1⅔ Tassen Wasser
1 EL geriebene Orangenschale
⅓ Tasse Orangensaftkonzentrat
1 Tasse dunkle Rosinen
½ Tasse helle Rosinen
2 mittelgroße Äpfel, geschält und zerkleinert

☐ Preiselbeeren, Fruchtzucker und Wasser in einen großen Topf geben. Zum Sieden bringen.
☐ Orangenschale, Orangensaftkonzentrat und Rosinen hinzugeben. 15 Minuten leicht kochen lassen.
☐ Äpfel hinzufügen. Vom Herd nehmen. Zugedeckt in den Kühlschrank stellen.

Nährwertangaben pro Portion	
kcal/kJ	90,7/380,9
Kohlenhydrate	23,6 g
Eiweiß	0,7 g
Fett	0,2 g
Cholesterin	–
Natrium	6,1 mg

Reis-Früchte-Eiercreme
ergibt 4 – 6 Portionen

2 Tassen Naturreis, gekocht
2½ Tassen fettarme Kondensmilch, abgekocht
4 Eiweiß, steif geschlagen
¼ Tasse Fruchtzucker oder Reissirup
1 TL Zimt
½ TL Muskatnuß
½ TL Vanille-Extrakt
280-g-Dose Ananasstücke, gut abgetropft und klein gehackt
½ Tasse Rosinen

☐ Backofen auf 160 °C vorheizen.
☐ Heiße Milch über den Reis gießen und umrühren, bis alles gut vermengt ist.
☐ Fruchtzucker oder Reissirup, Zimt, Muskatnuß, Vanille-Extrakt, Ananas und Rosinen hinzufügen.
☐ Eischnee vorsichtig unterheben.
☐ Zwei feuerfeste Backformen (je 20×20) mit wenig Fett ausstreichen. Mischung in die Formen geben.
☐ 50 – 60 Minuten backen.

☐ Mit einem Messer in der Mitte einstechen; wenn an der Messerspitze keine Eiermasse haften bleibt, ist das Dessert fertig.

Nährwertangaben pro Portion	
kcal/kJ	222,8/935,8
Kohlenhydrate	43,7 g
Eiweiß	11,4 g
Fett	0,2 g
Cholesterin	0,8 mg
Natrium	258,3 mg

Nudelpudding
ergibt 10 – 12 Portionen

225 g breite Nudeln (ohne Ei)
5 Eiweiß, steif geschlagen
2 Tassen Rosinen
450-g-Dose Ananas (mit Saft), klein gehackt
¼ Tasse Fruchtzucker
⅔ Tasse fettarme Kondensmilch

☐ Nudeln nach Packungsanleitung kochen und abtropfen lassen.
☐ Backofen auf 190 °C vorheizen.
☐ Das Eiweiß steif schlagen. Nach und nach Fruchtzucker und Kondensmilch hinzufügen.
☐ Die abgetropften Nudeln wieder in den Kochtopf geben. Eimischung, Ananas mit Saft und Rosinen dazugeben. Durchmischen.
☐ Eine Backform (24×30) mit wenig Fett ausstreichen. Mischung in die Form gießen.
☐ 45 – 60 Minuten backen, bis die Oberfläche goldbraun ist.

Nährwertangaben pro Portion	
kcal/kJ	176,3/740,5
Kohlenhydrate	39,0 g
Eiweiß	5,1 g
Fett	0,8 g
Cholesterin	0,1 mg
Natrium	42,8 mg

Französischer Apfelauflauf
ergibt 8 – 10 Portionen

6 Tassen Äpfel, in dünne Scheiben geschnitten
3 EL Pfeilwurzelmehl
1½ TL Zimt
1 TL Nelkenpfeffer
1 EL Zitronensaft
2 TL Vanille-Extrakt
⅔ Tasse Fruchtzucker
½ Tasse Rosinen (mit kochendem Wasser übergießen, so daß sie »dicker« werden)
½ Tasse fettarme Kondensmilch
5 Eiweiß, steif geschlagen
225 g breite Nudeln (ohne Ei)

☐ Backofen auf 175 °C vorheizen.
☐ Die ersten sechs Zutaten und ⅓ Tasse Fruchtzucker in einem Kochtopf vermengen und bei mittlerer Hitze erwärmen. Gelegentlich umrühren, um sicherzugehen, daß das Pfeilwurzelmehl sich auflöst und die Sauce leicht eindickt. Rosinen hinzufügen.
☐ Nudeln nach Packungsanleitung kochen.
☐ Das Eiweiß steif schlagen. Unter weiterem Schlagen den restlichen Fruchtzucker und die Kondensmilch hinzufügen.

□ Obstmischung mit Nudeln vermengen. Eischnee unterheben. Eine feuerfeste Form (24×30) mit wenig Fett ausstreichen. Mischung hineingeben.

□ 30 − 35 Minuten backen, bis der Auflauf goldbraun ist.

Nährwertangaben pro Portion	
kcal/kJ	335,3/1408,3
Kohlenhydrate	82,5 g
Eiweiß	5,6 g
Fett	1,1 g
Cholesterin	0,1 mg
Natrium	59,0 mg

Kürbis-Pie ohne Kruste
ergibt 8 Stück
Portionsgröße: 1 Stück

¾ Tasse Fruchtzucker
½ Tasse Weizenvollkornmehl
¼ TL Backpulver
¼ TL Natron
370 g fettarme Kondensmilch
1 TL Zimt
3 Eiweiß, steif geschlagen
1 TL Nelkenpfeffer
½ TL Muskatnuß
½ TL Vanille-Extrakt
450-g-Dose Kürbis

□ Backofen auf 175 °C vorheizen.

□ Eine flache Auflaufform (24 cm Ø) mit Backspray einsprühen oder mit etwas Fett bestreichen.

□ Alle Zutaten, außer dem Eiweiß, vermengen. So lange rühren, bis eine glatte Masse entsteht. Den Eischnee unterheben.

□ In die Auflaufform gießen. 45 − 50 Minuten backen. Beim Einstechen mit einem Holzstab darf kein Teig haften bleiben.

Nährwertangaben pro Portion	
kcal/kJ	144,7/607,7
Kohlenhydrate	28,8 g
Eiweiß	6,5 g
Fett	0,2 g
Cholesterin	0,4 mg
Natrium	111,2 mg

Festtagskuchen
ergibt 12 Stück
Portionsgröße: 1 Stück

1½ Tassen Kirschen
1½ Tassen Ananasstücke, klein gehackt
½ Tasse Datteln, zerkleinert
½ Tasse Backpflaumen, zerkleinert
1 Tasse Muskatrosinen
¾ Tasse Äpfel, in Würfel geschnitten
1 EL Orangensaftkonzentrat
5 EL Cognac
1½ Tassen Fruchtzucker
½ Tasse fettarme Kondensmilch
2 Tassen Weizenvollkornmehl
1½ Tassen Weizenkeime, geröstet
3 EL Backpulver
1½ TL Zimt
¾ TL Muskatnuß
4 Eiweiß, steif geschlagen

□ Früchte, Cognac, Orangensaftkonzentrat, Fruchtzucker und Gewürze vermengen. Gut mischen und einige Tage in einem Krug lagern.

☐ Alle trockenen Zutaten mischen.
☐ Mit der Obstmischung gut vermengen.
☐ Den Eischnee unterheben.
☐ Eine Napfkuchenform mit Backspray einsprühen.
☐ 50 − 60 Minuten backen.

Nährwertangaben pro Portion	
kcal/kJ	323,3/1357,9
Kohlenhydrate	60,7 g
Eiweiß	12,4 g
Fett	3,7 g
Cholesterin	10,4 mg
Natrium	258,4 mg

Haferflocken-Fruchtriegel
ergibt 4 Portionen

½ *Tasse fettarmer Joghurt*
⅔ *Tasse Fruchtzucker*
¼ *Tasse fettarme Kondensmilch*
1 Tasse Weizenvollkornmehl
½ *TL Backpulver*
1 Tasse Haferflocken
¼ *Tasse Weizenkeime, geröstet*
2 EL Weizenvollkornmehl
170 g Fruchtstückchen
(Orangeat, Zitronat etc.)
½ *Tasse Diabetiker-Orangen-marmelade*

☐ Backofen auf 175 °C vorheizen.
☐ Joghurt, Fruchtzucker und Kondensmilch verrühren.
☐ Mehl, Backpulver, Haferflocken und Weizenkeime vermengen. Zu der Joghurtmischung geben und gut durchmischen.

☐ In einer getrennten Schüssel 2 EL Mehl über die Fruchtstückchen streuen. Orangenmarmelade dazugeben. Gut vermischen.
☐ Eine Backform (20×20) mit Backspray einsprühen. Die Hälfte der Joghurt-Mehl-Mischung in die Form geben, die Fruchtmischung darüberstreichen. Die restliche Joghurt-Mehl-Mischung darübergeben und gleichmäßig verteilen.
☐ 30 − 35 Minuten backen. Vor dem Schneiden abkühlen lassen.

Nährwertangaben pro Portion	
kcal/kJ	625,1/2625,4
Kohlenhydrate	135,5 g
Eiweiß	16,8 g
Fett	4,8 g
Cholesterin	2,4 mg
Natrium	91,1 mg

Literaturverzeichnis

ACKMAN, R.G., et al. 1980. »Marine docosenoic acid isomer distribution in the plasma of Greenland Eskimos.« *Am. J. Clin. Nutr.* 33:1814.

ADAMS, M., et al. 1982. »Effect of a supplement on dietary intakes of female collegiate swimmers.« *Physic. and Sportsmed.* 10:122.

ADNER, M.M., and CASTELLI, William P. 1980. »Elevated high-densitiy lipoprotein levels in marathon runners.« *JAMA* 243:534.

ALBRINK, M.J., et al. 1979. »Effect of high- and low-fiber diets on plasma lipids and insulin.« *Am. J. Clin. Nutr.* 32:1486.

ALLEN, L., et al. 1978. »Reduction of renal calcium reabsorbation in man by consumption of dietary protein.« *Fed. Am. Soc. Exp. Biol.* ——:1345.

ALLAN, L.H., et al. 1979. »Protein-induced hypercalciuria: a longer term study.« *Am. J. Clin. Nutr.* 32:741.

ANDERSON, B. 1980. »Delayed menarche and amenorrhea in ballet dancers.« *N. Eng. J. Med.* 303:1125.

ASMUSSEN, E., et al. 1975. »A follow-up longitudinal study of selected physiologic functions in former physical education students – after forty years.« *J. Amer. Ger. Soc.* 23:442.

BAKER, E.R., et al. 1982. »Amenorrhea associated with running mileage and age.« *Physic. and Sportsmed.* 10:201.

BANG, H.O., et al. 1980. »The composition of the Eskimo food in Northwestern Greenland.« *Am. J. Clin. Nutr.* 33:2657.

BARNES, L. 1980. »Measuring anaerobic threshold simplified.« *Physic. and Sportsmed.* 8:15.

——. 1980. »Olympic drug testing: improvements without progress.« *Physic. and Sportsmed.* 8:21.

BASS, A., et al. 1975. »Biochemical and histochemical changes in energy supply-enzyme pattern of muscles of the rat during old age.« *Gerontologia* 21:31.

BEAUDIN, P., et al. 1978. »Heart rate response and lactic acid concentration in squash players.« *Res. Quart.* 49:406.

BEISEL, W., et al. 1981. »Single-nutrient effects on immunologic functions.« *JAMA* 245:53.

BENYO, R. 1979. »The heat is on for 1980.« *Runner's World*(October):77.

BISS, K., et al. 1971. »Some unique biologic characteristics of the Masai of East Africa.« *N. Eng. J. Med.* 284:694.

BLAIR, S., et al. 1980. »Blood lipid and ECG responses to carbohydrate loading.« *Physic. and Sportsmed.* 8:69.

215

BLAKE, D., et al. 1981. »The importance of iron in rheumatoid disease.« *Lancet* (i):1142.

BLANKENSHIP, J.W., et al. 1977. »The effect of diet on the serum cholesterol and triglyceride levels and the red blood cell 2,3-diphosphoglycerate level.« *Fed. Proc.* 36:1104.

BOLTON, R.P., et al. 1981. »The role of dietary fiber in satiety, glucose, and insulin: studies with fruit and fruit juice.« *Am. Clin. Nutr.* 34:211.

BOLTON, S., et al. 1981. »Caffeine: its effects, uses und abuses.« *J. Appl. Nutr.* 33:35.

BORHANI, N. 1980. »The case for diet modification to retard atherosclerosis.« *J. Card. Med.* (December):1085.

BORTZ, W. 1982. »The runner's high.« *Runner's World* 58.

BRAY, G., et al. 1981. »Hepatic sodium-potassium-dependent atpase in obesity.« *N. Eng. J. Med.* 304:1580.

BRONSGEEST-SCHOUTE, D.C., et al. 1979. »Dependence of the effect of dietary cholesterol and experimental conditions on serum lipids in man. I. Effects of dietary cholesterol in a linoleic acid-rich diet.« *Am. J. Clin. Nutr.* 32:2183.

———. 1979. »Dependence of the effect of dietary cholesterol and experimental conditions on serum lipids in man. III. The effect on serum cholesterol of removal of eggs from the diet of free-living habitually egg-eating people.« *Am. J. Clin. Nutr.* 32:2193.

BRUDER, R. 1978. »The traditional carbo-loading methods are helpful but nature knows best.« *Runner's World* 50.

BRUNZELL, J., et al. 1971. »Improved glucose tolerance with high carbohydrate feeding in mild diabetics.« *N. Eng. J. Med.* 284:521.

———. 1980. »Triglycerides and coronary heart disease.« *N. Eng. J. Med.* 303:1060.

BUCCOLA, V.A., and STONE, William J. 1972. »Effects of jogging and cycling programs on physiological and personality variables in aged men.« *Res. Quart.* 46:135.

BURKE, M. 1980. »Cholesterol, triglyceride, and lipoprotein studies: strategies for clinical use.« *Postgrad. Med.* 67:263.

BURSTYN, P. 1981. »Sodium potassium and blood pressure.« *Lancet* i:328.

BUSKIRK, E.R. 1977. »Diet and athletic performance.« *Postgrad. Med.* 61:229.

BYRD, R., et al. 1974. »Jogging in middle-aged men: effect on cardiovascular dynamics.« *Arch. Phys. Med. Rehabil.* 55:301.

CALDWELL, F. 1981. »Circuit-running program brings fitness gains.« *Physic. and Sportsmed.* 9:22.

———. 1982. »Menstrual irregularity in athletes: the unanswered question.« *Physic. and Sportsmed.* 10:142.

CALLOWAY, D.H., and YATES-ZEZULKA, A. 1980. »Amino acid scores and protein allowances.« *Am. J. Clin. Nutr.* 33:1319.

———, and ZANNI, E. 1980. »Energy requirements and energy expenditure of elderly men.« *Am. J. Clin. Nutr.* 33:2088.

CAREW, T., et al. 1976. »A mechanism by which high-density lipoproteins may slow the atherogenic process.« *Lancet* i:1315.

CARROLL, K.K., and HUFF, M.W. 1977. »Influence of dietary fat and protein on plasma cholesterol levels in the early postnatal period.« *Adv. in Exp. Med. and Biol.* 82:638.

CASDORPH, H., and CONNOR, W. E. 1972. »Nutrition for endurance competition.« *JAMA* 222:1062.

CERNA, O. and GINTER, E. 1978. »Blood lipids and vitamin-C status.« *Lancet* i:1055.

CHAPMAN, E., et al. 1972. »Joint stiffness: effects of exercise on young and old men.« *J. Gerontol.* 27:218.

CHEN, L.H., 1981. »An increase in vitamin-C in rats.« *Amer. J. Clin. Nutr.* 34:1036.

CHEN, W. L., and ANDERSON, J. W. 1979. »Effects of plant fiber in decreasing plasma total cholesterol and increasing high-density lipoprotein cholesterol (40671).« *Proc. Soc. Exper. Biol. and Med.* 162:310.

————. 1981. »Soluble and insoluble plant fiber in selected cereals and vegetables.« *Am. J. Clin. Nutr.* 34:1077.

CHOQUETTE, G., and FERGUSON, R. 1973. »Blood pressure reduction in 'borderline' hypertensives following physical training.« *Canan. Med. Assoc. J.* 108:699.

CLARK, H., et al. 1971. »Nitrogen retention of adult human subjects fed a high protein rice.« *Am. J. Clin. Nutr.* 24:324.

CLAUSEN, J. P. 1977. »Effect of physical training on cardiovascular adjustments to exercise in man.« *Physiol. Revs.* 4:779.

COHEN, B.I. 1982. »Safety of phenylpropanolamine.« *Lancet* ii:96.

COHEN, I.J. 1980. »Unexpected gain from jogging.« *Lancet* ii:154.

COLEMAN, E. A. 1981. »Skinfold estimates of body fat in major league baseball players.« *Physic. and Sportsmed.* 9:77.

————. 1982. »Physiological characteristics for major league baseball players.« *Physic. and Sportsmed.* 10:51.

COMMENTARY. 1974. »Vegetarian Diets.« *J. Am. Diet. A.* 65:121.

CONLEY, D.L., et al. 1981. »Training for aerobic capacity and running economy.«*Physic. and Sportsmed.* 9:107.

CONNOR, W. E., et al. 1978. »The plasma lipids, lipoproteins, and diet of the Tarahumara Indians of Mexico.« *Am. J. Clin. Nutr.* 31:1131.

————. 1979. »Too little or too much: the case for preventative nutrition.« *Am. J. Clin. Nutr.* 32:1975.

COREA, L., et al. 1981. »Plasma potassium during exercise.« *Lancet* ii:1292.

COSTILL, D.L. 1981. »Anaerobic threshold: the metabolic changes that occur between LSD and speed work.« *Runner* 78.

————. 1982. »A racer's edge?« *Runner* 70. – »Physiology.« *Runner* 54.

————. 1980. »The right stuff: examining key elements of running talent.« *Runner* 84.

———. 1977. »Sweating: its composition and effects on body fluids.« *Ann. New York Acad. Sci.* 301:120.

———, et al. 1982. »Dietary potassium and heavy exercise: effects on muscle water and electrolytes.« *Am. J. Clin. Nutr.* 36:266.

———, and HIGDON, Hal. 1980. »Get a load of this.« *Runner* 68.

———, and HIGDON, Hal. 1981. »If you weigh too much you run the risk of running slower.« *Runner* 62.

———, and HIGDON, Hal. 1981. »Fat chance.« *Runner* 62.

———, and HIGDON, Hal. 1982. »Feast but not famine.« *Runner* 64.

———, and HIGDON, Hal. 1982. »Facts on food.« *Runner* 66.

CRAIG, I.H., et al. 1980. »Effects of modified fat diets on LDL-HDL ratio.« *Lancet:* 2:799.

CRAPO, P.A., et al. 1980. »Postprandial hormonal responses to different types of complex carbohydrate in individuals with impaired glucose tolerance.« *Am. J. Clin. Nutr.* 33:1723.

CRENSHAW, J. 1980. »Hypoglycemia – what's causing it?« *Consultant.* (November):163.

CURETON, K., and SPARILIN, O. 1980. »Distance running performance and metabolic responses to running in men and women with excess weight experimentally equated.« *Med. Sci. Sports Exer.* 12:288.

DAHL, L.K. 1972. »Salt and hypertension.« *Am. J. Clin. Nutr.* 25:231.

DEMER, L.L., et al. 1981. »Short-term effects of a lacto-ovo-vegetarian diet on plasma lipids and lipoproteins.« *Arteriosclerosis.* 1:83.

DETRY, J., and BRUCE, R. 1971. »Effects of physical training on exertional S-T-segment depression in coronary heart disease.« *Circulation* 44:390.

DEVRIES, H.A. 1981. »Tranquilizer effect of exercise: a critical review.« *Physic. and Sportsmed.* 9:47.

DRESENDORFER, R. H., et al. 1982. »Plasma mineral levels in marathon runners during a 20-day road race.« *Physic. and Sportsmed.* 10:113.

———. 1980. »Physiological profile of a master runner.« *Physic. and Sportsmed.* 8:49.

DRINKWATER, B.L. 1981. »Menstrual changes in athletes.« *Physic. and Sportsmed.* 9:99.

DUNN, K. 1981. »Twin studies and sports: estimating the future?« *Physic. and Sportsmed.* 9:131.

DYERBERG, J., and BANG, H.O. 1979. »Haemostatic function and platelet polyunsaturated fatty acids in Eskimos.« *Lancet* ii:433.

DYERBERG, J., et al. 1978. »Eicosapentaenoic acid and prevention of thrombosis and atherosclerosis?« *Lancet* ii:117.

EDITORIAL. 1977. »High blood lipid levels can be good or bad – depending on the lipid.« *JAMA* 237:1067.

———. 1977. »High density lipoprotein and coronary heart disease.« *Scand. J. Clin. Lab. Invest.* 37:191.

ENGER, S., et al. 1977. »High density lipoproteins (HDL) and physical activity: the influence of physical exercise, age and smoking on HDL-cholesterol and the HDL-total cholesterol.« *Scand. J. Clin. Lab. Invest.* 37:251.

ERMINI, M., et al. 1971. »The aging of skeletal (striated) muscle by changes of recovery metabolism.« *Gerontologia* 17:300.

ERNST, N., et al. 1980. »Changes in plasma lipids and lipoproteins after a modified fat diet.« *Lancet* ii:111.

――, et al. 1980. »The association of plasma high-density lipoprotein cholesterol with dietary intake and alcohol consumption.« *Circ.* 62:41.

FARDY,P., et al. 1978. »A comparison of habitual lifestyle, aerobic power and systolic time intervals in former athletes and non-athletes.« *J. Sports Med.* 18:287.

FARTHING, M.J.G., et al. 1980. »Essential fatty acid deficiency after prolonged treatment with elemental diet.« *Lancet* ii:1088.

FEIGIN, R. D., et al. 1971. »Rhythmicity of plasma amino acids and relation to dietary intake.« *Am. J. Clin. Nutr.* 24:329.

FERSTLE, J. 1982. »Drinking problems.« *Runner* 83.

――. 1981. »Meeting of the minds: the annual gathering of the American College of Sports Medicine.« *Runner* 14.

FISHER, H., et al. 1971. »Reassessment of amino acid requirements of young women on low nitrogen diets. II. Leucine, methionine, and valine.« *Am. J. Clin. Nutr.* 24:1216.

FLYNN, M.A., et al. 1979. »Effect of dietary egg on human serum cholesterol and triglycerides.« *Am. J. Clin. Nutr.* 32:1051.

FORGAG, M.T. 1979. »Carbohydrate loading – review.« *J. Amer. Diet. Assoc.* 75:42.

FOX, E.L., et al. 1975. »Frequency and duration of interval training programs and changes in aerobic power.« *J. Appl. Physiol.* 38:481.

FRANKLIN, B.A., and RUBENFIRE, M. 1980. » Losing weight through exercise.« *JAMA* 244:377.

――, et al. 1981. »Characteristics of national-class race walkers.« *Physic. and Sportsmed.* 9:101.

FUJISAWA, K. 1974. »Some observations on the skeletal musculature of raged rats. Part 1. Histological aspects.« *J. Neuro. Sci.* 22:353.

GASQUE, D., and GASQUE, P. 1979. »Food for exercise.« *Runner's World* (17 December).

GOLDBERG, I.K. 1980. »L-tyrosine in depression.« *Lancet* ii:364.

GOLDSTEIN, R. G. 1982. »California breathing.« *Runner* 14.

GONEN, B., et al. 1981. »Diet alters HDL metabolism.« *Arteriosclerosis* 1:85.

GONZALES, E. R. 1982. »Premature bone loss found in some nonmenstruating sportswomen.« *JAMA* 248:513.

GORDON, T. 1978. »Risk factors and HDL.« *Circulation* 57:1032.

――. 1977. »High density lipoprotein as a protective factor against coronary heart disease.« *Am. J. Med.* 62:707.

GRUNDY, S., 1975. »Effects of polyunsaturated fats on lipid metabolism in patients with hypertriglyceridemia.« *J. Clin. Invest.* 55:269.

HAGAN, R.D., et al. 1981. »Marathon performance in relation to maximal aerobic power a. training indices.« *Med. Sci. Sports Exer.* 13:185.

HAGE, P. 1982. »Diet and exercise programs for coronary heart disease: better late than never.« *Physic. and Sportsmed.* 9:121.

———. 1982. »Caffeine, testosterone banned for Olympians.« *Physic. and Sportsmed.* 10:15.

HALL, J.A., et al. 1982. »Effects of diet and exercise on peripheral vascular disease.« *Physic. and Sportsmed.* 10:90.

HARTUNG, G. H., et al. 1980. » Relation of diet to high-density-lipoprotein cholesterol in middle-aged marathon runners, joggers, and inactive men.« *N. Eng. J. Med.* 302:357.

HAYMES, E. M., and DICKINSON, A. L. 1980. »Characteristics of elite male and female ski racers.« *Med. Sci. Sports Exer.* 12:153.

HEANEY, R.P., et al. 1978. »Menopausal changes in calcium balance performance.« *J. Lab. Clin. Med.* 92:953.

HERMANSEN, L., and WACHTLOVA, M. 1971. »Capillary density of skeletal muscle in well-trained and untrained men.« *J. Appl. Physiol.* 30:860.

HERVEY, G.R., et al. 1981. »Effects of methandienane on the performance and body composition of men undergoing athletic training.« *Clin. Sci.* 60:457.

HICKSON, R.C., et al. 1980. »Strength training effects on aerobic power and short-term endurance.« *Med. Sci. Sports Exer.* 12:336.

HIRAI, A., et al. 1980. »Eicosapentaenoic acid and platelet function in Japanese.« *Lancet* ii:1132.

HOLLOSZY, J., and BOOTH, F. 1976. »Biochemical adaptations to endurance exercise in muscle.« *Ann. Rev. Physiol.* 38:273.

HORTON, E.S. 1982. »Effects of low energy diets on work performance.« *Am. J. Clin. Nutr.* 35:1228.

HOWLEY, E.T. and GOVER, M.E. 1974. »The caloric costs of running and walking one mile for men and women.« *Med. Sci. Sports Exer.* 6:235.

HULLEY, S., et al. 1980. »Epidemiology as a guide to clinical decisions: the association between triglyceride and coronary heart disease.« *N. Eng. J. Med.* 302:25.

ISMAIL, A.H., and MONTGOMERY, D.L. 1979. »The effect of a four month physical fitness program on a young and an old group matched for physical fitness.« *Eur. J. Appl. Physiol.* 40:137.

JACKSON, R.L., et al. 1978. »The role of dietary polyunsaturated fat in lowering blood cholesterol in man.« *Cir. Res.* 42:447.

JAUSMAN, P. 1978. »Effect of dietary cholesterol on serum cholesterol.« *Am. J. Clin. Nutr.* 31:1970.

JENKINS, P.J., et al. 1978. »Severity of coronary atherosclerosis related to lipoprotein concentration.« *Brit. Med. J.* 5:388.

JEROME, J. 1980. »The last ounce of strength.« *Quest* April:26.

———. 1982. »Don't pity the aging runner.« *Running* 26.

KARLSSON, J. and SALTIN, B. 1971. »Diet, muscle glycogen, and endurance performance.« *J. Appl. Physiol.* 31:203.

KASCH, F.W., and WALLACE, J.P. 1976. »Physiological variables during 10 years of endurance exercise.« *Med. Sci. Sports Exer.* 6:5.

KATCH, V.L., et al. 1980. »Muscular development and lean body weight in body builders and weight lifters.« *Med. Sci. Sports Exer.* 12:340.

KAVANAGH, T. 1977. »The effects of continued training on the aging process.« *Ann. New York Acad. Sci.* 301:656.

KEITH, R.E., et al. 1980. »Dietary vitamin-C supplementation and plasma vitamin-E levels in humans.« *Am. J. Clin. Nutr.* 33:2394.

KELLEY, M. 1980. »Physical conditioning and fibrinolysis.« *N. Eng. J. Med.* 303:757.

KELSAY, J.L., et al. 1979. »Effect of fiber from fruits and vegetables on metabolic responses of human subjects.« *Am. J. Clin. Nutr.* 32:1876.

KEYS, A., et al. 1974. »Bias and misrepresentation revisited: perspective on saturated fat.« *Am. J. Clin. Nutr.* 27:188.

KIEHM, T.G., et al. 1976. »Beneficial effects of a high carbohydrate, high fiber diet on hyperglycemic diabetic men.« *Am. J. Clin. Nutr.* 29:895.

KIESLING, S. 1982. »Souped-up bodies.« *Review* 35.

KIESSLING, K.H., et al. 1974. »Enzyme activities and morphometry in skeletal muscle of middle-aged men after training.« *Scand. J. Clin. Lab. Invest.* 33:63.

KILBOM, A. 1971. »Physical training in women.« *Scand J. Clin. Lab. Invest.* 28 (supp. 119):1.

KNOCKEL, J. P. 1977. »Potassium deficiency during training in the heat.« *Ann. New York Acad. Sci.* 301:175.

KOLETSKY, S., and PUTERMAN, D.I. 1976. »Effect of low calorie diet on the hyperlipidemia, hypertension, and life span of genetically obese rats.« *Proc. Soc. Exper.. Biol. and Med.* 151:368.

KRAMSCH, D.M., et al. 1981. »Prevention of primate atherosclerosis by agents not affecting atherogenic serum lipids.« *Arteriosclerosis* 1:58.

KRUSE, B. 1982. »Blood doping.« *Runner's World* 58.

KUMMEROW, F.A. 1974. »Current studies on relation of fat to health.« *JAOCS* 51:255.

———. 1979. »Nutrition imbalance and angiotoxins as dietary risk factors in coronary heart disease.« *Am. J. Clin. Nutr.* 32:58.

———. 1976. »Additive risk factors in atherosclerosis.« *Am. J. Clin. Nutr.* 29:579.

———. 1977. »The influence of egg consumption on the serum cholesterol level in human subjects.« *Am. J. Clin. Nutr.* 30:664.

KUNTZLEMAN, C.T. 1981. »Aerobic shopping: absolutely everything burns some calories.« *Runner* 96.

LAFONTAINE, T.P., et al. 1981 »The maximal steady state versus selected running events.« *Med. Sci. Sports Exer.* 13:190.

LAKIN, M. 1980. »Jogger's liver.« *N. Eng. J. Med.* 303:589.

LARRSON, L., and KARLSSON, J. 1978. »Isometric and dynamic endurance as a function of age and skeletal muscle characteristics.« *Acta. Physiol. Scand.* 104:129.

——. 1978. »Histochemical and biochemical changes in human skeletal muscle with age in sedentary males, age 22–65 years.« *Acta. Physiol. Scanda.* 103:31.

LARRSON, L. 1979. »Muscle strength and speed of movement in relation to age and muscle morphology.« *J. App. Physiol.* 46:451.

LEGWOLD, G. 1982. »Does aerobic dance offer more fun than fitness?« *Physic. and Sportsmed.* 10:147.

——. 1982. »Do morning exercisers lose more weight?« *Physic. and Sportsmed.* 10:28.

LEMON, P.W.R. and NAGLE, F.J. 1981. »Effects of exercise on protein an amino acid metabolism.« *Med. Sci. Sports Exer.* 13:141.

LEON, A.S., et al. 1979. »Effects of a vigorous walking program on body composition, and carbohydrate and lipid metabolism of obese young men.« *Am. J. Clin. Nutr.* 32:1776.

LEWIS, S., et al. 1976. »Effects of physical activity on weight reduction on obese middle-aged women.« *Am. J. Clin. Nutr.* 29:151.

LINKSWILER, H., et al. 1974. »Calcium retention of young adult males as affected by level of protein and of calcium intake.« *Trans. N. Y. Acad. Sci.* 36:333.

LIPSON, A., and MARGOLIS, S. 1981. »Effects of eggs ingestion on serum cholesterol, triglycerides, LDL- and HDL-cholesterol.« *Arteriosclerosis.* 1:72.

LOPEZ, A., et al. 1974. »Effect of exercise and physical fitness on serum lipids and lipoproteins.« *Arteriosclerosis.* 20:1.

McBEAN, L., and SPECKMANN, E. 1974. »A recognition of the interrelationship of calcium with various dietary components.« *Am. J. Clin. Nutr.* June:603.

MACDOUGALL, J.D., et al. 1977. »Biochemical adaptation of human skeletal muscle to heavy resistance training and immobilization.« *J. Appl. Physiol.* 43:700.

MAKHEJA, A., et al. 1979. »Inhibition of platelet aggregation and thromboxane synthesis by onion and garlic.« *Lancet* ii:781.

MARCUS, A. 1978. »The role of lipids in platelet function: with particular reference to the arachidonic acid pathway.« *J. Lipid Res.* 19:793.

MARGEN, S., et al. 1974. »Studies in calcium metabolism. I. The calciuretic effect of dietary protein.« *Am. J. Clin. Nutr.* 27:584.

MARON, B., et al. 1980. »Sudden death in young athletes.« *Circ.* 62:218.

MAURER, A. 1982. »Aspirin for runner's wall.« *Omni* 45.

MEMORANDA. 1979. »Protein and energy requirements: a joint FAOWHO memorandum.« *Bull. World Health Organ* 57:65.

MICKELSEN, O., et al. 1979. »Effects of a high fiber bread diet on weight loss in college-age males.« *Am. J. Clin. Nutr.* 32:1703.

MILVY, P. 1977. »The marathon: physiological, medical, epidemiological, and psychological studies.« *Ann. New York Acad. Sci.* 301:1.

MIRKIN, G. 1981. »Losing weight for good: count miles, not calories.« *Runner* 16.

———. 1973. »Carbohydrate loading: a dangerous practice.« *JAMA* 223:1511.

MONTGOMERY, D.L. 1981. »Heart rate response racquetball.« *Physic. and Sportsmed.* 9:59.

———. 1982. »The effect of added weight on ice hockey performance.« *Physic. and Sportsmed.* 10:91.

MORE, M. 1981. »Carbohydrate loading: eating through the wall.« *Physic. and Sportsmed.* 9:97.

MORGANROTH, J., et al. 1975. »Comparative left ventricular dimensions in trained athletes.« *Ann. Int. Med.* 82:521.

MORRIS, A.F. 1982. »Sleep disturbances in athletes.« *Physic. and Sportsmed.* 10:75.

MULTIPLE RISK FACTOR INTERVENTION TRIAL GROUP. 1978. »The multiple risk factor intervention trial.« *Ann. N. Y. Acad. Sci.* 304:293.

MURASE, Y., et al. 1981. »Longitudinal study of aerobic power in superior athletes.« *Med. Sci. Sports Exer.* 13:180.

NALIN, D. 1976. »Onion, garlic, and atherosclerosis.« *Lancet* ii:575.

NEEDLEMAN, P., et al. 1977. »Coronary tone modulation: formation and actions of prostaglandins, endoperoxides, and thromboxanes.« *Science* 195:409.

NELSON, R.A. 1982. »Nutrition and physical performance.« *Physic. and Sports Med.* 10:55.

NIKKILA, E.A., et al. 1981. »Effect of physical inactivity on plasma lipoproteins: decrease of high-density lipoproteins and apolipoproteins A-1 in immobilized patients.« *Arteriosclerosis* 1:89.

NILSSON, B. E., and WESTLIN, Nils E. 1971. »Bone density in athletes.« *Clin. Ortho.* 77:179.

NORMAN, James. 1976. »The Tarahumaras: Mexico's long distance runners.« *National Geographic* (May):702.

NUTTALL, F. Q. 1980. »Dietary recommendations for individuals with diabetes mellitus, 1979: summary of report from the food and nutrition committee of the American Diabetes Association.« *Am. J. Clin. Nutr.* 33:1311.

O'BRIEN, B.D., and REISER, R. 180. »Human plasma lipid responses to red meat, poultry, fish, and eggs.« *Am. J. Clin. Nutr.* 33:2573.

O'BRIEN, J.R., et al. 1976. »Effect of a diet of polyunsaturated fats on some platelet-functions tests.« *Lancet* ii:995.

———. 1976. »Acute platelet changes after large meals of saturated and unsaturated fats.« *Lancet* ii:878.

OLSEN, E. 1982. »Fitness repart from the morgue.« *Runner* 57.

———. 1982. »Triathlon fever.« *Runner* 54.

———. 1982. »Nutrition.« *Runner* 56.

OSTRANDER, L. D., et al. 1981. »Blood glucose and risk of coronary heart disease.« *Arteriosclerosis* 1:33.

OTT, D.B., and LACHANCE, P.A. 1979. »Retinoic acid – a review.« *Am. J. Clin. Nutr.* 32:2522.

PATTEN, R. L., et al. 1980. »Associations of plasma high-density lipoprotein cholesterol with clinical chemistry data.« *Circulation* 62:31.

PERMUTT, M. A. 1980. »Is it really hypoglycemia? If so, what should you do?« *Med. Times.* 108:35.

PERSKY, V., et al. 1979. »Uric acid: a risk factor for coronary heart disease?« *Circulation* 59:969.

PETO, R. 1981. »Cancer, cholesterol, carotene, and tocopherol.« *Lancet* ii:97.

PLOWMAN, S., et al. 1979. »Age and aerobic power in women: a longitudinal study.« *J. Gerontol.* 34:512.

POLLOCK, M.L., et al. 1976. »Physiologic responses of men 49 to 65 years of age to endurance training.« *J. Amer. Ger. Soc.* 24:97.

PORTER, M., et al. 1977. »Effect of dietary egg on serum cholesterol and triglyceride of human males.« *Am. J. Clin. Nutr.* 30:490.

POSNER, J. 1982. »How to live forever.« *Playboy* 188.

QUINTAO, E., et al. 1971. »Effects of dietary cholesterol on the regulation of total body cholesterol in man.« *J. Lipid Res.* 12:233.

RANDALL, F. 1982. »Getting to the heart of the matter.« *Runner* 40.

RATELLE, A., and FEDO, M. 1982. »Cycling and running.« *Runner's World* 61.

REDWOOD, D. R., et al. 1972. »Circulatory and symptomatic effects of physical training in patients with coronary-artery disease and angina pectoris.« *N. Eng. J. Med.* 286:959.

REGISTER, U.D., and SONNENBERG, L.M., 1973. »The vegetarian diet.« *J. Am. Diet. A.* 62:253.

REISER, R. 1973. »Saturated fat in the diet and serum cholesterol concentration: a critical examination of the literature.« *Am. J. Clin. Nutr.* 26:524.

REISER, S., et al. 1979. »Isocaloric exchange of dietary starch and sucrose in humans. I. Effects on levels of fasting blood lipids.« *Am. J. Clin. Nutr.* 32:1659.

RICHARDSON, D.P., et al. 1979. »Quantitative effect of an isoenergetic exchange of fat for carbohydrate on dietary protein utilization in healthy young men.« *Am. J. Clin. Nutr.* 32:2217.

RICKMAN, F., et al. 1974. »Changes in serum cholesterol during the Stillman diet.« *JAMA* 228:54.

ROSS, M.H. 1972. »Length of life and caloric intake.« *Am. J. Clin. Nutr.* 25:834.

ROTH, M. 1977. »Dietary behavior and longevity.« *Nutr. Rev.* 35:257.

SACKS, F. M., et al. 1975. »Plasma lipids and lipoproteins in vegetarians and controls.« *N. Eng. J. Med.* (29 May):1148.

———. 1974. »Blood pressure in vegetarians.« *Am. J. Epidemiol.* 100:390.

SAKULA, A., et al. 1980. »Vitamin-A and cancer.« *Lancet* ii:1029.

SALTIN, B., et al. 1974. »Phosphagen and carbohydrate metabolism during exercise in trained middle-aged men.« *Scand J. Clin. Lab. Invest.* 33:71.

Santosham, M., et al. 1980. »Hyperkalemia and glucose-electrolyte solutions.« *Lancet* ii:583.

Saris, S., et al. 1982. »Lack of effect of nonsteroidal anti-inflammatory drugs on exercise-induced hyperkalemia.« *New Eng. J. Med.* 307:559.

Sawka, M.N., et al. 1980. »Competition is a factor in blood lactate concentration.« *Physic. and Sportsmed.* 8:13.

Schaefer, E.F., et al. 1981. »Effects of cholesterol-lowering diets on lipoprotein cholesterol levels.« *Arteriosclerosis* 1:90.

Sedwick, A.W., et al. 1974. »The effects of physical training on the day and night long-term heart rates of middle aged men.« *Europ. J. Appl. Physiol.* 33:307.

Sheehan, G. 1981. »The moral minority.« *Physic. and Sportsmed.* 9:33.

———. 1980. »Running à la mode.« *Physic. and Sportsmed.* 8:33.

Shekelle, R., et al. 1981. »Diet, serum cholesterol, and death from coronary heart disease: the Western Electric study.« *N. Eng. J. Med.* 304:65.

———. 1981. »Dietary vitamin-A and risk of cancer in the Western Electric study.« *Lancet* ii:1185.

Shorey, R.L., et al. 1976. »Efficacy of diet and exercise in the reduction of serum cholesterol and triglyceride in free-living adult males.« *Am. J. Clin. Nutr.* 29:512.

Siess, W., et al. 1980. »Platelet-membrane fatty acids, platelet aggregation, and thromboxane formation during a mackerel diet.« *Lancet* 1:441.

Smith, E. L. 1982. »Exercise for prevention of osteoporosis: a review.« *Physic. and Sportsmed.* 10:72.

———, et al. 1981. »Physical activity and calcium modalities for bone mineral increase in aged women.« *Med. Sci. Sports Exer.* 13:60.

Smith, M.P., et al. 1982. »Exercise intensity, dietary intake, and high-density lipoprotein cholesterol in young female competitive swimmers.« *Am. J. Clin. Nutr.* 36:251.

Solomon, L. 1979. »Bone density in aging Caucasian and African populations.« *Lancet* ii:1326.

Spence, D.W., et al. 1980. »Descriptive profiles of highly skilled women volleyball players.« *Med. Sci. Sports Exer.* 12:299.

Stewart, L. 1981. »The drink of choice among runners: beer.« *Runner's World* 68.

Stewart, P.J., and Posen, G. A. 1980. »Case report: acute renal failure following a marathon.« *Physic. and Sportsmed.* 8:61.

Strahinich, J. 1982. »The endorphin puzzle.« *Runner* 48.

Suominen, H., et al. 1977. »Effect of eight weeks' physical training of muscle and connective tissue of the M. Vastus lateralis in 69-year-old men and women.« *J. Gerontol.* 32:33.

Thaler, P. 1982. »At the races.« *Runner* 84.

Thompson, R. G., et al. 1979. »Triglyceride concentrations: the disaccharide effect.« *Science* 206:838.

THOMPSON, W. R., et al. 1982. »Physiological and training profiles of ultramarathoners.« *Physic. and Sportsmed.* 10:61.

THORNGREN, M., and GUSTAFSON, A. 1981. »Effects of 11-week increase in dietary eicosapentaenoic acid on bleeding time, lipids, and platelet aggregation.« *Lancet* ii:1190.

TOWN, G., et al. 1980. »The effect of rope skipping rate on energy expenditure on males and females.« *Med. Sci. Sports Exer.* 12:295.

TRUSWELL, A.S. 1977. »Dietary fat and heart-disease.« *Lancet* ii:1173.

———. 1978. »Diet and plasma lipids – a reappraisal.« *Am. J. Clin. Nutr.* 31:977.

TUCKER, J. B. 1982. »The rhythms of running.« *Runner* 50.

TZANKOFF, S.P., et al. 1972. »Physiological adjustments to work in older men as affected by physical training.« *J. Appl. Physiol.* 33:346.

VACCARO, P., et al. 1981. »Physiological characteristics of master female runners.« *Physic. and Sportsmed.* 9:105.

———. 1981. »Physiological characteristics of female master swimmers.« *Physic. and Sportsmed.* 9:75.

VAHOUNY, G.V., et al. 1981. »Lymphatic absorption of shellfish sterols and their effect of cholesterol absorption.« *Am. J. Clin. Nutr.* 35:507.

VEGROESEN, A. 1977. »Physiological effects of dietary linoleic acid.« *Nutr. Rec.* 35:1.

VONLOSSONCYM, T.O., et al. 1978. »The effect of a fish diet on serum lipids in healthy human subjects.« *Am J. Clin. Nutr.* 31:1340.

WADE, J., et al. 1981. »Evidence for a physiological regulation of food selection and nutrient intake in twins.« *Am. J. Clin. Nutr.* 34:143.

WAHREN, J., et al. 1974. »Influence of age on the local circulatory adaptation to leg exercise.« *Scand. J Clin. Lab. Invest.* 33:79.

WALD, N., et al. 1980. »Vitamin-A and cancer.« *Lancet* ii:1144.

WALKER, A.R.P. 1972. »The human requirement of calcium: should low intakes be supplemented?« *Am. J. Clin. Nutr.* 25:518.

———. 1972. »The influence of numerous pregnancies and lactations on bone dimensions in South African Bantu and Caucasian mothers.« *Clin. Sci.* 42:189.

WALKER, R. M., and LINKSWILER, H. M. 1972. »Calcium retention in the adult human male as affected by protein intake.« *J. Nutr.* 102:1297.

WALKER, W. 1977. »Changing United States life-style and declining vascular mortality: cause or coincidence?« *N. Eng. J. Med.* 297:163.

WATT, E., et al. 1976. »Effect of dietary control and exercise training on daily food intake and serum lipids in postmyocardial infarction patients.« *Am. J. Clin. Nutr.* 29:900.

WEISSMANN, G. 1972. »Lyosomal mechanism of tissue injury in arthritis.« *N. Eng. J. Med.* 286:141.

WELTMAN, A., et al. 1980. »Caloric restriction and/or mild exercise: effects on serum lipids and body composition.« *Am. J. Clin. Nutr.* 33:1002.

WERTH, J. 1980. »A little wine for thy heart's sake.« *Lancet* ii:1141.

WHITE, A.J., and FINN, R. 1980. »Meat induced hypercholesterolemia.« *Lancet* ii:922.

WILLIAMS, M. H. 1981. »Blood doping: an update.« *Physic. and Sportsmed.* 9:59.

WILLIAMS, M. H., et al. 1981. »The effect of induced erythrocythemia upon 5-mile treadmill run time.« *Med. Sci. Sports Exer.* 13:169.

WILMORE, J., and HASKEL, W. 1972. »Body composition and endurance capacity of professional football players.« *J. Appl. Physiol.* 33:564.

WINTSCH, S. 1981. »Beading the heat.« *Science* 80.

WISCHNIA, R. 1980. »DMSO – is it the magic formula or the perfect chemical hoax?« *Runner's World* (November):63.

WISSLER, R. W. 1978. »Current status of regression studies.« *Athero. Rev.* 3:213.

———. 1979. »Evidence for regression of advanced atherosclerotic plaques.« *Arteriosclerosis* 5:398.

———, and VESSELINOVITCH, D. 1976. »Studies of regression of advanced atherosclerosis in experimental animals and man.« *Ann. N. Y. Acad. Sci.* 275:363.

YOUNG, V., et al. 1975. »Total human body protein synthesis in relation to protein requirements at various ages.« *Nature* 253:192.

ZILVERSMIT, Donald B. 1979. »Atherogenesis: a postprandial phenomenon.« *Circulation.* 60:473.

ZIMMERMAN, B. 1980. »Exercise, diet, and high-density lipoprotein cholesterol.« *N. Eng. J. Med.* 303:223.

———. 1980. »Brain peptides – new synaptic messengers?« *Lancet* ii:895.

———. 1980. »The link between cholesterol and cancer.« *Lancet* ii:243.

———. 1980. »Triglycerides and CHD: new data on a continuing controversy.« *Mod. Med.* (15, 30 November):72.

———. 1980. »Fish-oil diet.« *Science Digest* (November-December):108.

———. 1976. »The multiple risk factor intervention trial.« *JAMA* 235:825.

———. 1981. »High-density lipoprotein.« *Lancet* I:478.

———. 1981. »Steroid bust, Plucknett loses his record.« *Time* 61.

———. 1980. »Urinary calcium and dietary protein.« *Clin. Nutr.* 38:9.

———. 1981. »Thinness, delayed menarche, and irregular cycles.« *N. Eng. J. Med.* 305:229.

———. 1979. »Do onions and garlic prevent thrombi?« *Mod. Med.* 23.

———. 1980. »Better running: Bill Rodgers training table, a week in the life of a diet.« *Runner* 21.

———. 1980. »Exercise a. menstrual function.« *Physic. a. Sportsmed.* 8:41.

———. 1979. »Cave men ate their veggies.« *Sci. Digest. Spec.* 98.

———. 1982. »Fight infections with exercise.« *Science* 6.

———. 1982. »Drug abuse in sports: denial fuels the problem.« *Physic. and Sportsmed.* 10:114.

———. 1982. »Confusion about blood fats and exercise.« *Health Letter* 20:5.

———. 1982. »Active women need more vitamin-B2.« *Medical Update* 6:3.

———. 1982. »The exercise and heart attack question.« *Health Letter* 20:7.

Stichwortverzeichnis

Zum leichteren Auffinden sind alle Rezeptangaben *kursiv* gedruckt

Notizen

Notizen

Notizen

Notizen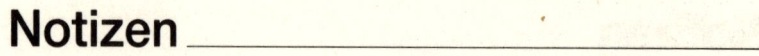

Notizen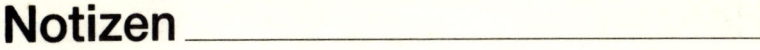